Roland Jentschura

POWER STATT „SAUER"

Unser Säure-Basen-Haushalt entscheidet

J

Die Ratschläge in diesem Buch sind vom Autor und vom Verlag sorgfältig erwogen und geprüft. Dennoch kann keine Garantie übernommen werden. Sie sollen bei bestehenden gesundheitlichen Problemen und Krankheiten auch nicht den Besuch bei einem Arzt oder Heilpraktiker ersetzen. Eine Haftung des Autoren oder des Verlages und seiner Beauftragten für Personen-, Sach- und Vermögensschäden ist ausgeschlossen.

Die Deutsche Bibliothek – CIP-Einheitsaufnahme

Jentschura, Roland
Power statt sauer

[Säure-Basen-Haushalt u. Säure-Basen-Balance des Sportlers, Vermeidung von Sportlersäuren, basenbildende Mineralisierung vor dem Sport, aktive Entsäuerung und Regeneration nach dem Training oder Wettkampf, Jentschura, Roland. Münster Verlag Peter Jentschura, 2021]

1. Auflage Juni 2021

ISBN: 978-3-933874-50-4

Inhaltsverzeichnis

Teil 2

Vorwort

Sportlicher Erfolg ist basisch!

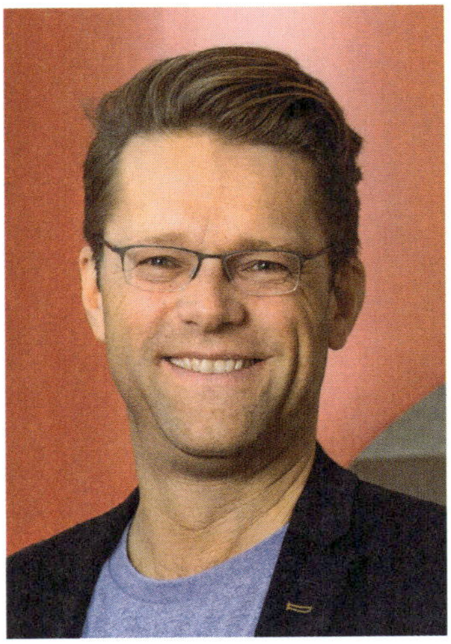

Roland Jentschura, *1971
Dipl. Oecotrophologe
(Ernährungswissenschaftler)

Kennen Sie auch jemanden, der unzufrieden, frustriert oder sauer ist, weil er seine Ziele nicht erreicht, sportlich einfach nicht mehr weiterkommt, vielleicht sogar Rückschritte macht und ständig verletzt oder andauernd krank ist? Oder kennen Sie jemanden, der seinen geliebten Sport gar nicht mehr ausüben kann, weil er körperlich auf der Strecke geblieben ist?

Ohne es zu wissen, sind die Betroffenen meist nicht nur mental, sondern vor allem körperlich „sauer“: Ihr Säure-Basen-Haushalt ist chronisch mit Säuren überlastet oder umgangssprachlich ausgedrückt „übersäuert“. Tatsächlich wirken Säuren im Körper wie Sand im Getriebe: Sie verringern die Leistung. Sie lassen den Motor Mensch heiß laufen bis zu Entzündungen. Sie fördern den Verschleiß bis zu Ermüdungsbrüchen. Säuren verhindern jede erfolgreiche Regeneration, jede durch das Training beabsichtigte Leistungssteigerung und jede erhoffte Superkompensation.

Fast alle Sportler wissen, dass „der saure Muskel zumacht“ und dass übertriebenes Training bei mangelhafter Regeneration ins Übertraining führt, mit den Folgen von Leistungsabfall, zunehmendem Muskelkater und Muskelschmerzen, zunehmender Verletzungs- und Infektanfälligkeit. Aber in meinen Gesprächen mit Betroffenen, mit aktiven und ehemaligen Sportlern, mit Trainern, Betreuern und Ärzten ist der dafür verantwortliche Säure-Basen-Haushalt nach wie vor eine große Unbekannte. Dabei entscheidet sich der sportliche Erfolg wesentlich im Zusammenspiel von Säuren und Basen.

Timo Bracht (Triathlon) und Lizz Görgl (Alpin) waren jahrzehntelang Spitzensportler auf Weltklasseniveau und haben im Gegensatz zu vielen anderen Athleten ihre sportliche Karriere gesund beendet! Roland Abächerli (Mountainbike) war nach einem schweren Unfall und mehreren Operationen im Jahr 2007 in der Saison 2008 wieder Schweizer Meister und holte Bronze bei der Weltmeisterschaft. Maik Thies war „Mister Universe“ 2018 in der Kategorie „Muscle Model“ nach Bandscheibenvorfällen und seinem vermeintlichen Karriereaus 2014. Jetzt coacht er mental, für Ernährung und einen starken Säure-Basen-Haushalt erfolgreiche Athleten wie Stephanie Schneider und

Alexander Gassner: Stephanie Schneider (Bob) war Weltcupsiegerin 2019/2020 und unter anderem Vizeweltmeisterin im Monobob 2021 – und das trotz ihres Bandscheibenvorfalls und scheinbaren Karriereaus 2018! Alexander Gassner (Skeleton) steht wieder auf den Weltpodesten, holte Bronze bei der EM sowie Bronze und Silber auf Weltmeisterschaften, errang unter anderem zwei Weltcupsiege 2020/2021 und wurde 2. im Gesamtweltcup – nach seinen Verletzungen 2018 und seinem vermuteten Karriereaus! Nicole Best (Triathlon) steht mit 50 Jahren ständig auf dem Siegertreppchen! Karoline Dorr (Berglauf, Marathon) läuft mit über 60 immer wieder in die Top 10 in der Gesamtwertung! Uwe Lellinger finishte mit 70 die Challenge Roth, ein deutsches Pendant zum Ironman auf Hawaii!

Dies sind nur einige Beispiele von Sportlern, die bewusst oder unbewusst auf ihre Säure-Basen-Balance geachtet haben und damit nicht nur sehr erfolgreich, sondern auch gesund geblieben sind.

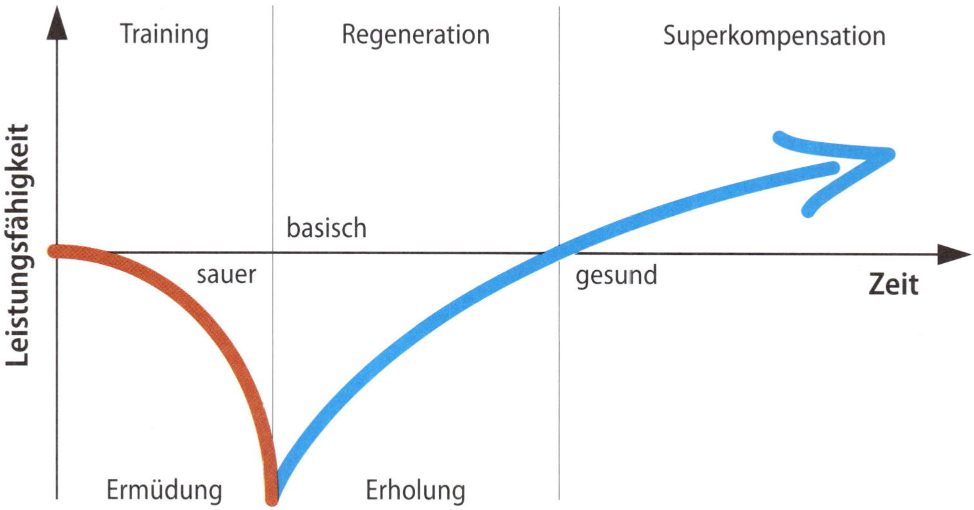

Mithilfe dieses Ratgebers werden Sie Ihren Körper sehr viel besser verstehen und als Trainer Ihre Sportler sehr viel besser betreuen können. Sie werden im ersten Teil erfahren, was die Hauptverursacher einer Übersäuerung sind, was zu viele Säuren im Körper anrichten und wie entscheidend das Gleichgewicht zwischen Säuren und Basen für Ihre Leistungsfähigkeit ist – im Sport, aber auch im Alltag und in Ihrem gesamten Leben! Im zweiten Teil stelle ich Ihnen die effektivsten Maßnahmen zur Vermeidung sowie zur Behebung einer chronischen Übersäuerung vor und wie Sie mit den drei Leitlinien gesunden, erfolgreichen Sports Ihre Leistung basisch optimieren.

Mit sportlichen Grüßen
Ihr Roland Jentschura

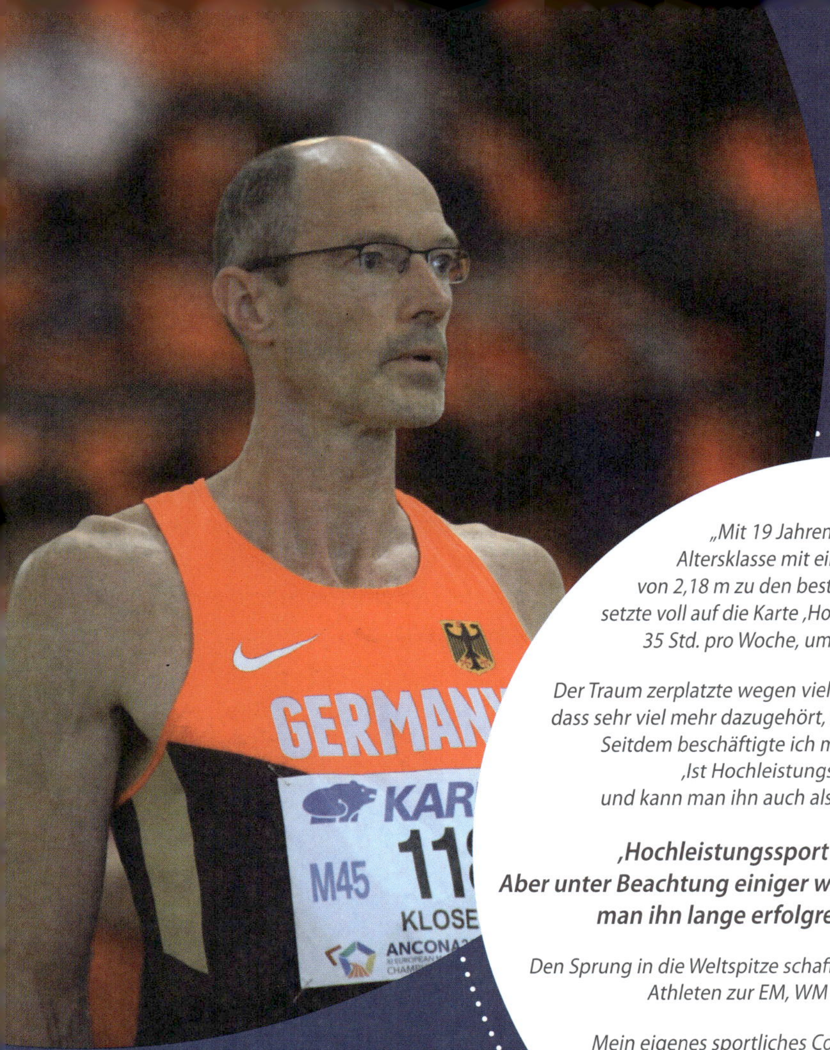

Foto: Andreas Klose

„Mit 19 Jahren gehörte ich in meiner Altersklasse mit einer übersprungenen Höhe von 2,18 m zu den besten Hochspringern Europas. Ich setzte voll auf die Karte ‚Hochleistungssport' und trainierte ca. 35 Std. pro Woche, um in die Weltspitze zu kommen.

Der Traum zerplatzte wegen vieler Verletzungen und mit der Erkenntnis, dass sehr viel mehr dazugehört, als nur einen Trainingsplan zu verfolgen. Seitdem beschäftigte ich mich intensiv mit der Fragestellung: ‚Ist Hochleistungssport überhaupt gesund und kann man ihn auch als Trainer gesundheitlich vertreten?'

‚Hochleistungssport ist auf Dauer nicht gesund. Aber unter Beachtung einiger wesentlicher Gesundheitsfaktoren kann man ihn lange erfolgreich betreiben und vertreten.'

Den Sprung in die Weltspitze schaffte ich dann zunächst als Trainer und führte Athleten zur EM, WM und zu Olympischen Spielen.

Mein eigenes sportliches Comeback startete ich mit Anfang 40. 7 Jahre später gelang mir mit der Bronze-Medaille bei der Europa-Meisterschaft der Sprung in die Weltspitze. Weitere zwei Jahre später zählte ich zu den weltbesten Hochspringern und Mehrkämpfern meiner Altersklasse."

Andreas Klose

***1966, Leichtathlet**

- Schwerpunkt Hochsprung und Mehrkampf
- Sport-, Physio- und Manualtherapeut
- Diagnostiker, Trainer und Berater im Leistungssport, Hochleistungssport und im Gesundheitswesen
- Referent und Ausbilder für Ärzte, Sport-, Bewegungs- und Physiotherapeuten im Bereich der „Medizinischen Trainingstherapie" (MTT), „Krankengymnastik am Gerät" (KGG) und Leistungsdiagnostik (LD)
- Dozent an der Universität Münster (Institut für Sportwissenschaft)

www.andreas-klose.de

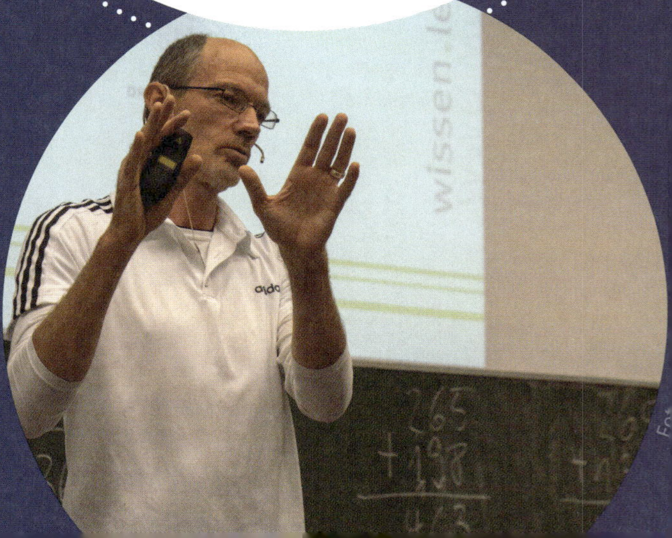

Teil 1

Training ist schädlich!

Warum können wir dadurch besser werden?

Unser Blut muss immer basisch bleiben!

Warum sind wir dennoch chronisch latent übersäuert, und welche Folgen hat das für unsere Gesundheit und für unsere sportliche Leistungsfähigkeit?

Mit dem Basiswissen rund um Ihren Säure-Basen-Haushalt werden Sie verstehen und erkennen, wo Sie etwas optimieren können und sollten, um nicht auf der Strecke zu bleiben, sondern um persönliche Bestleistungen zu erzielen, und wie Sie dabei gesund bleiben.

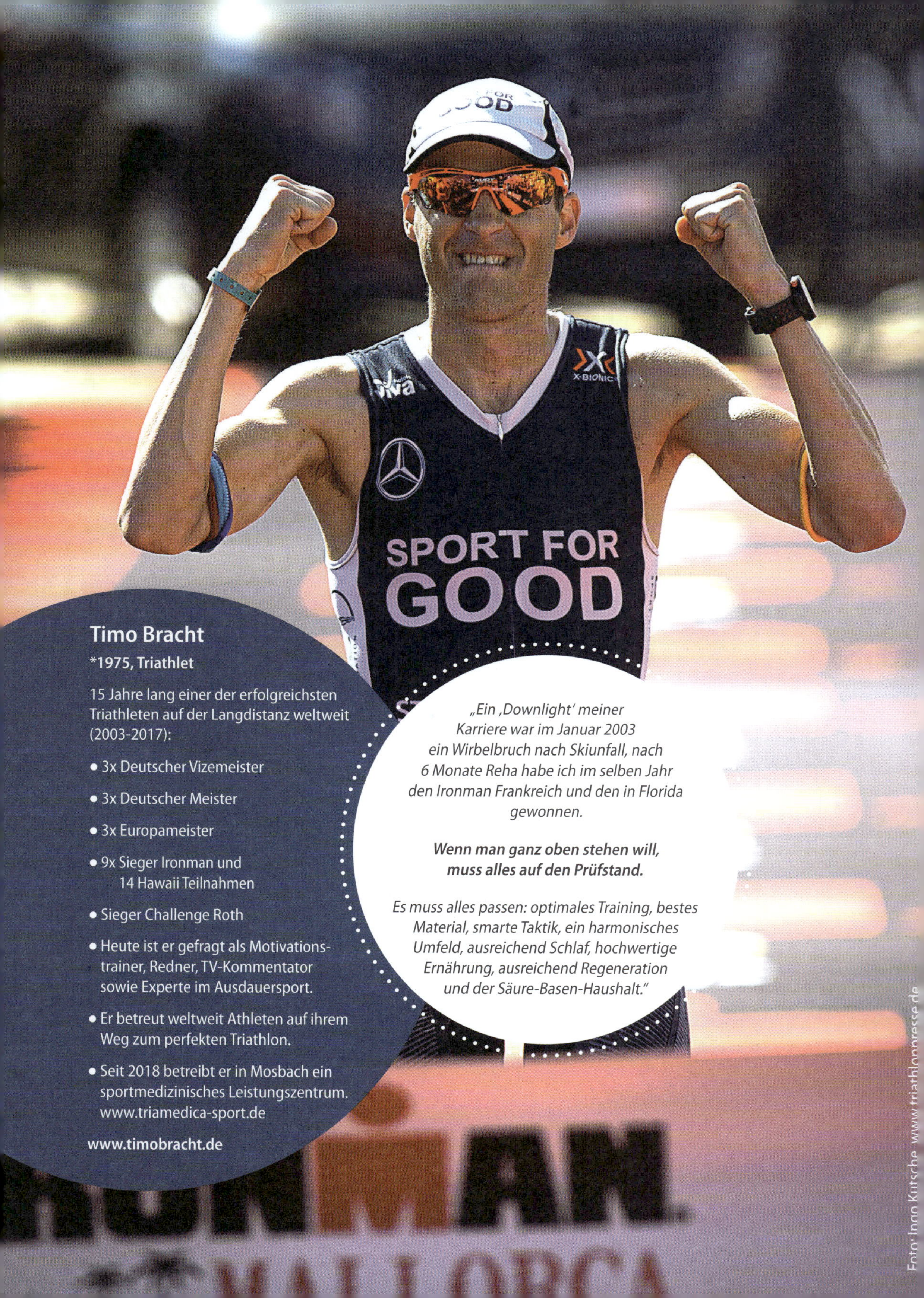

Timo Bracht

***1975, Triathlet**

15 Jahre lang einer der erfolgreichsten Triathleten auf der Langdistanz weltweit (2003-2017):

- 3x Deutscher Vizemeister
- 3x Deutscher Meister
- 3x Europameister
- 9x Sieger Ironman und 14 Hawaii Teilnahmen
- Sieger Challenge Roth
- Heute ist er gefragt als Motivationstrainer, Redner, TV-Kommentator sowie Experte im Ausdauersport.
- Er betreut weltweit Athleten auf ihrem Weg zum perfekten Triathlon.
- Seit 2018 betreibt er in Mosbach ein sportmedizinisches Leistungszentrum. www.triamedica-sport.de

www.timobracht.de

„Ein ‚Downlight' meiner Karriere war im Januar 2003 ein Wirbelbruch nach Skiunfall, nach 6 Monate Reha habe ich im selben Jahr den Ironman Frankreich und den in Florida gewonnen.

Wenn man ganz oben stehen will, muss alles auf den Prüfstand.

Es muss alles passen: optimales Training, bestes Material, smarte Taktik, ein harmonisches Umfeld, ausreichend Schlaf, hochwertige Ernährung, ausreichend Regeneration und der Säure-Basen-Haushalt."

Foto: Ingo Kutsche www.triathlonpresse.de

Training ist wichtig – Regeneration ist entscheidend

Wer Ziele erreichen und Erfolge feiern möchte, der braucht Willenskraft, Disziplin und Durchhaltevermögen, denn er muss viel trainieren. Je nach Sportart und Zielsetzung muss er sogar jahrelang sehr intensiv trainieren!

Aber das intensive Training allein macht nicht automatisch erfolgreich, sondern es bewirkt möglicherweise genau das Gegenteil.

Ich treffe immer wieder Sportler, die seit Jahren nach den neuesten wissenschaftlichen Erkenntnissen, Methoden und mit der neuesten Technik trainieren, aber körperlich verlieren! Zudem höre ich leider viel zu oft davon, wie gerade Nachwuchstalente, aber selbst Spitzensportler in Nationalmannschaften, nicht nur übertrainiert, sondern kaputttrainiert und dann körperlich sowie mental zerstört entlassen werden!

Wer ambitioniert oder sogar leistungsorientiert Sport treibt, und auch wer solche Sportler betreut (!), muss heute mehr denn je auf den Säure-Basen-Haushalt achten. Denn intensives Training an und erst recht über der individuellen anaeroben Schwelle belastet unseren Organismus sowie unsere Säure-Basen-Balance auf vielfältige Weise und schadet zunächst einmal unserem Körper!

Intensives Training:

- senkt unsere Leistungsfähigkeit, schwächt und zerstört Zellen, Gewebe und Strukturen, wie es unter anderem mit einem erhöhten Creatin-Kinase-Wert (CK-Wert) messbar wird. Creatin-Kinase (CK), auch als Kreatinkinase bezeichnet, ist ein wichtiges Enzym* für den Energiestoffwechsel der Muskelzellen. Es wird bei deren Zerstörung freigesetzt und dadurch im Blut messbar;

- verändert den Blutstrom unter anderem zugunsten der Muskulatur und zu Lasten der Verdauung;

- verschlechtert die Fließfähigkeit unseres Blutes;

- ist Stress für den Körper, der z. B. in erhöhten Adrenalin- und Cortisol-Werten messbar wird.

- reizt und schwächt unser Immunsystem. Unter Belastung steigt zwar zunächst die Anzahl der Immunzellen. Jedoch gerade nach erschöpfenden Belastungen sinkt insbesondere die Zahl der Lymphozyten und der natürlichen Killerzellen (NK-Zellen) unter ihre Ausgangswerte und sie können für Stunden in ihrer Funktion beeinträchtigt sein;

* Enzyme sind Proteine, die als Katalysatoren biochemische Rektionen im Stoffwechsel extrem beschleunigen und überhaupt erst ermöglichen.

- fördert entzündliche Prozesse, wie sie durch einen erhöhten C-reaktiven Protein-Entzündungswert (CRP-Wert) und bei chronischen Entzündungen durch einen erhöhten hochsensitiven C-reaktiven Protein-Entzündungswert (hsCRP-Wert) messbar werden;
- verbraucht neben Kalorien und Eiweiß große Mengen wertvoller Vitalstoffe wie Mineralstoffe, Vitamine und sekundäre Pflanzenstoffe, wie z. B. Antioxidantien;
- übersäuert den Körper. Unter Belastung entstehen im Stoffwechsel zahlreiche Stoffwechselprodukte und Säuren wie Milchsäure, säurebildendes Kohlenstoffdioxid (CO_2, umgangssprachlich besser bekannt und deshalb nachfolgend auch einfachheitshalber bezeichnet als „Kohlensäure"), „aktivierte Essigsäure" (Acetyl-CoA), Harnstoff, Harnsäure, Ammoniak und vieles mehr.

Intensives Training übersäuert, schwächt und schadet also erst einmal unserem Körper, und zwar umso mehr, je länger und je intensiver trainiert wird.

Aber das ist genau richtig und wichtig, denn Training im Sinne von körperlicher Belastung jeglicher Art liefert uns seit jeher den erforderlichen „Reiz" zur Regeneration und zur Anpassung an diese Belastung, also zur Verbesserung unserer Leistungsfähigkeit. Training ist der Auslöser zur sportlichen Leistungssteigerung.

Im Gegensatz zu Maschinen, die durch Belastung verschleißen, können wir Menschen regenerieren. Und noch viel besser: Wir können superkompensieren! Wir sind genetisch so programmiert, dass wir, ausgelöst durch Belastungen (= Training), schneller, stärker, ausdauernder, belastbarer, koordinierter, also in jeder Hinsicht besser werden!

Diese Regeneration und Leistungssteigerung erfolgen aber – wenn überhaupt – nach dem Training. Individuelles, intensives Training ist der Startknopf zum Erfolg oder der Anfang vom Ende! Je nachdem, ob wir den sauren, zerstörerischen Trainingsreiz erfolgreich bis zur Superkompensation umgesetzt bekommen oder nicht. Wer sich dafür noch nicht einmal die erforderliche Zeit nimmt, wird sportlich nicht besser, sondern schlechter. Er läuft Gefahr, ins Übertraining zu geraten und auf der Strecke zu bleiben. Wir können „an Widerständen wachsen", aber auch zerbrechen, wie es bei Ermüdungsbrüchen dann tatsächlich der Fall ist.

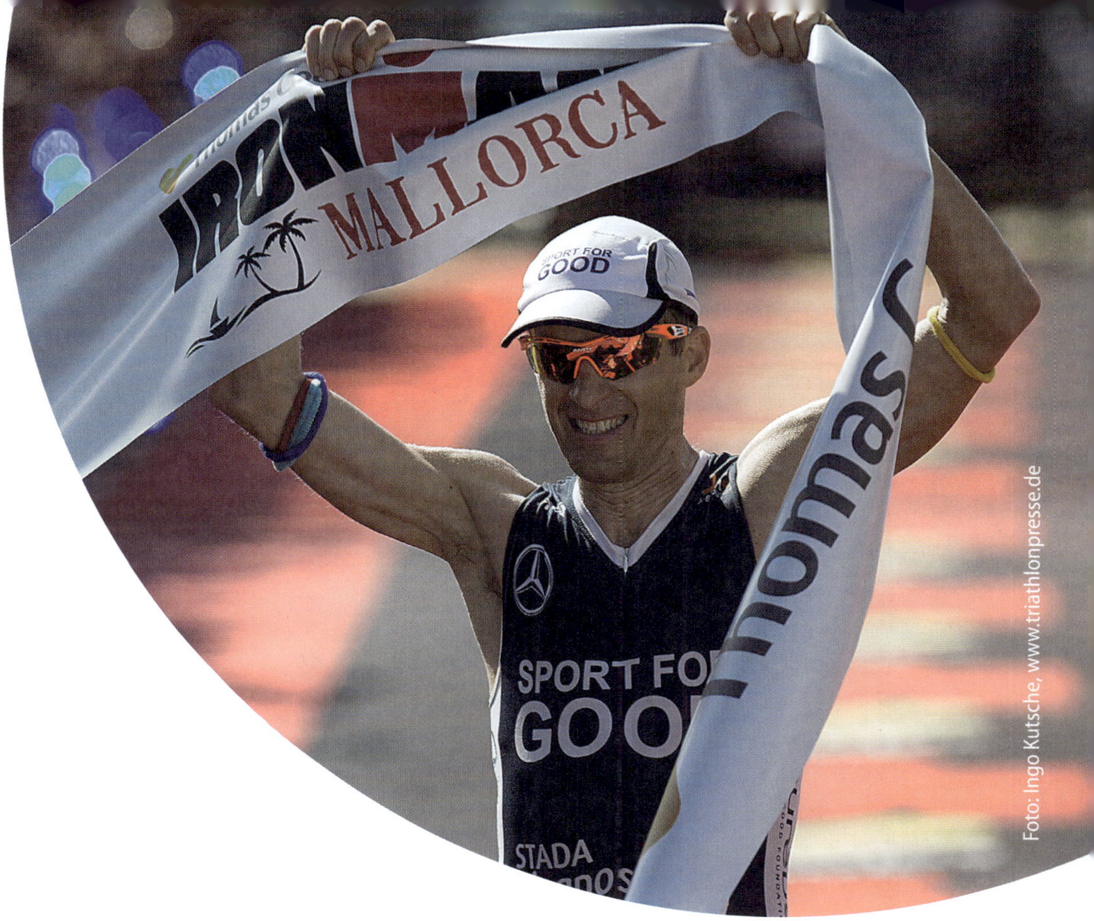

Foto: Ingo Kutsche, www.triathlonpresse.de

Aus jahrzehntelangen Forschungen, aus unzähligen Gesprächen und aus dem Erfahrungsaustausch mit Sportlern, Trainern, Betreuern und Sportwissenschaftlern sowie auf Basis der Erkenntnisse meines Vaters Dr. h. c. Peter Jentschura sind die „drei Leitlinien gesunden, erfolgreichen Sports" erwachsen:

Wenn Sie diese Regeln beachten, legen Sie eine tragfähige Basis für persönliche Bestleistungen und dauerhaften Erfolg bei nachhaltiger Gesundheit in der Säure-Basen-Balance.

Die drei Leitlinien gesunden, erfolgreichen Sports!

Erstens: Vor dem Sport basenbildend mineralisieren!

Zweitens: Nach dem Sport basisch entsäuern!

Drittens: Kontinuierlich regenerieren!

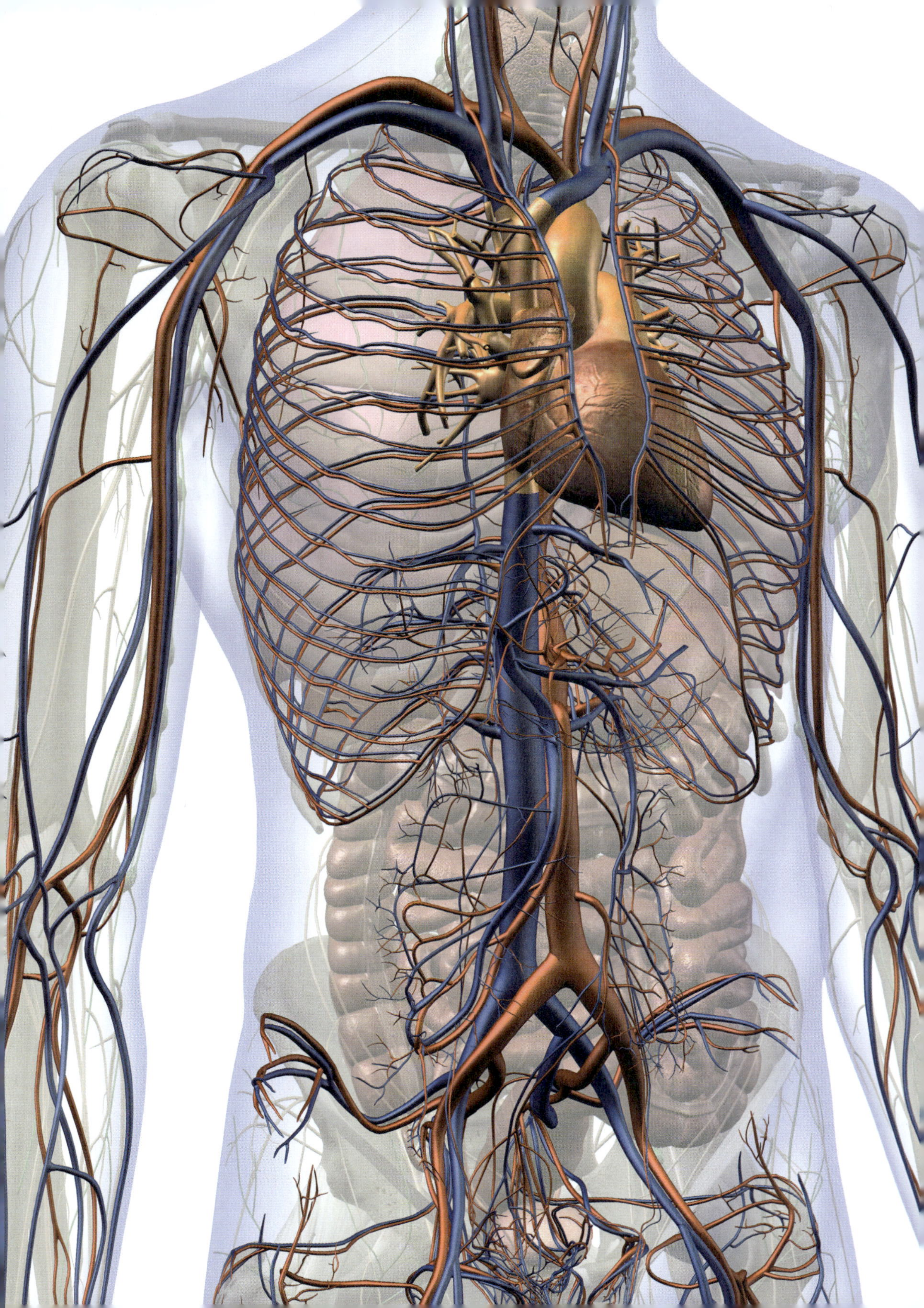

Erfolgsfaktor Blut

Zu Recht wird das Blut als der „Saft des Lebens“ bezeichnet: Ohne Blut läuft gar nichts – und schon gar nicht im Sport. Die entscheidende Rolle der Säure-Basen-Balance für die abrufbare Leistungsfähigkeit, für die Regenerations- und für die Superkompensationsfähigkeit, genauso wie andererseits für die zahlreichen Probleme rund um den Sport, erschließt sich über das Verständnis von der Funktionsweise des Blutes.

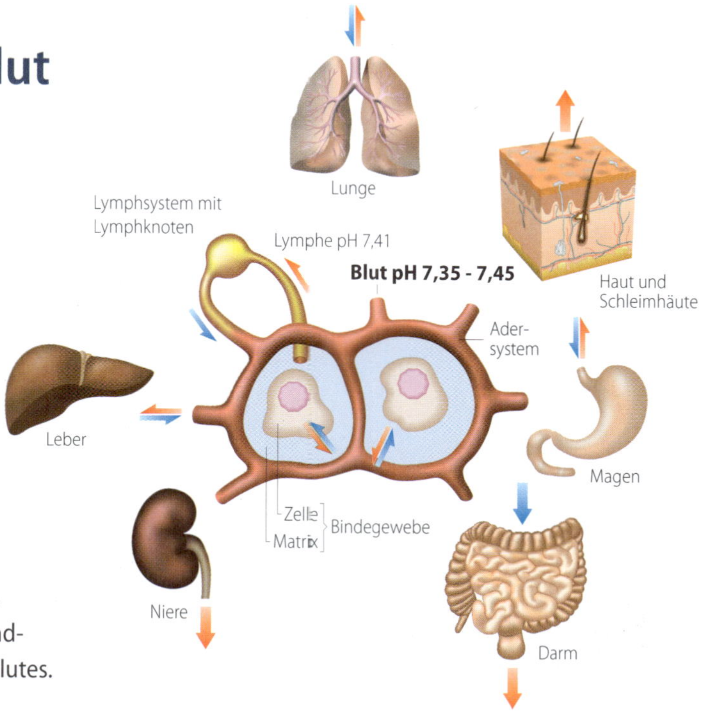

Versorgung der Zelle sowie Entsorgung ihrer Stoffwechselendprodukte und Säuren

Basisches Blut – die Basis für gesunden, erfolgreichen Sport

Sechs bis sieben Liter Blut müssen permanent in unserem gut 100.000 Kilometer langen Adersystem zirkulieren, um 30 bis 40 Billionen Zellen zu versorgen und miteinander zu einer perfekt funktionierenden Einheit zu verbinden.

Zum einen muss jede einzelne Zelle ständig über das Blut mit Sauerstoff und Nährstoffen versorgt sowie von Kohlensäure, Milchsäure, Harnstoff, Harnsäure und anderen Stoffwechselendprodukten* befreit werden.

* Stoffwechselendprodukte heißen Substanzen, die der Organismus nicht weiter abbauen kann, nicht mehr braucht und die er ausscheiden muss.

Zum anderen muss das Blut kontinuierlich alle Zellen miteinander verbinden, denn im Körper herrscht Arbeitsteilung. Die Zellen in bestimmten Geweben und Organen erfüllen bestimmte Aufgaben, von denen wiederum andere Zellen, Gewebe und Organe profitieren und abhängig sind. Das zentrale „Organ“ Blut führt die Einzelleistungen jeder Zelle zu einer Gesamtleistung des Organismus zusammen.

Für seine vielfältigen Funktionen benötigt das Blut zwingend und kontinuierlich einen leicht basischen (= alkalischen) pH-Wert zwischen pH 7,35 und pH 7,45. Lediglich in diesem basischen Bereich können unsere Roten Blutkörperchen, die Erythrozyten, einwandfrei arbeiten. Sie sind unsere Sauerstoff- und Kohlensäuretransporter und machen im Blut bis zu 99 Prozent der Blutzellen aus. Deutlich wird unsere Abhängigkeit von einer kontinuierlichen Sauerstoffzufuhr und die Notwendigkeit einer effizienten Kohlensäureentsorgung durch die Erkenntnis, dass die Erythrozyten 70 bis 80 Prozent aller unserer Körperzellen ausmachen!

Nur zwischen pH 7,35 und pH 7,45 sind die Erythrozyten gesund, einzeln, frei beweglich und elastisch verformbar, sodass sie auch durch die kleinsten Blutgefäße, die Kapillaren, passen. Das bedeutet ganz praktisch: Ausschließlich in diesem basischen Milieu ist das Blut so dünnflüssig, dass es optimal zirkulieren und seine Transportfunktionen der Ver- und Entsorgung erfüllen kann. Nur wenn das Blut über diese optimale Alkalität verfügt, ist es in der Lage, maximale Mengen an Sauerstoff und Nährstoffen zu den Zellen hin zu befördern. Nur wenn es selbst basisch ist, kann es saure Stoffwechselendprodukte von den Zellen und Geweben wegtransportieren, z. B. aus der Muskulatur heraus zu den Ausscheidungsorganen.

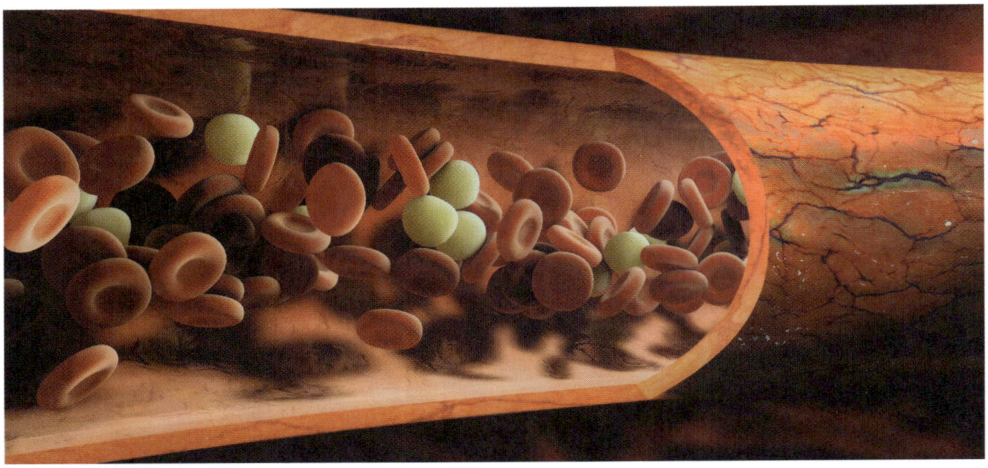

Foto: adike (shutterstock.com)

Je höher die Qualität des Blutes und je besser die Durchblutung ist, desto besser funktionieren:

- die Versorgung der Zellen mit Nährstoffen und Sauerstoff
- die Entsäuerung der Zellen und Gewebe
- die Leistung jeder einzelnen Zelle
- die Regeneration des Organismus
- die Leistungssteigerung des Körpers
- die Gesamtleistung des Sportlers
- die Immunabwehr
- die Gesundheit insgesamt

Damit sollte klar sein, dass Ihre sportlichen Erfolge von Ihrem Blut und Ihrer Durchblutung abhängig sind – ebenso wie Ihre Misserfolge.

Saures Blut – das schnelle Ende des Sports

Sinkt der pH-Wert des Blutes unter pH 7,35, handelt es sich um die medizinisch sogenannte und auch relevante „Azidose". Dann besteht die Gefahr, dass bei einem weiteren Absinken des pH-Wertes die Erythrozyten bis zur sogenannten Erythrozytenstarre versteifen und/oder so stark miteinander verklumpen und das Blut dermaßen eindickt, dass es seine Fließfähigkeit verliert. Am wortwörtlichen Ende kann das Blut nicht mehr zirkulieren. Ohne Durchblutung stoppt in den betroffenen Geweben schlagartig der Nachschub an Sauerstoff und Nährstoffen. Ebenso abrupt endet der Abtransport der Säuren und Stoffwechselendprodukte und damit das Leben. Was nicht durchblutet wird, stirbt innerhalb weniger Sekunden bis Minuten ab. Im Bein entsteht dadurch eine Thrombose, in der Lunge eine Embolie, im Herzen ein Infarkt und im Gehirn ein Schlaganfall.

„Sport ist Mord!" Dieser Spruch wird zwar den zahlreichen gesundheitlichen Vorteilen des Sports nicht gerecht. Aber er kann sich bewahrheiten, wenn wir unsere sportlichen Aktivitäten so sehr übertreiben, dass wir die Säuren, die dann reichlich entstehen, nicht mehr in den Griff bekommen und der pH-Wert im Blut lebensbedrohlich absinkt!

Jährlich sterben in Deutschland etwa 900 Sportler an einem plötzlichen Herztod – ohne Herzfehler. Die Todesfälle gehen gewiss nicht alle auf das Konto der Azidose. Bezeichnenderweise sind aber fast ausschließlich Männer betroffen, wohingegen Frauen in ihrem Säure-Basen-Haushalt eine Art „Lebensversicherung" haben, wie wir noch sehen werden. Ebenso bezeichnend ist, dass bei den Sportarten mit den meisten Toten der Triathlon an der Spitze steht. Läufer und andere Ausdauersportler sind ebenfalls oft betroffen.

Seit Jahren erscheinen aber auch jedes Frühjahr aufs Neue die Schlagzeilen und Todesanzeigen zum Beispiel von Hobby-Tennisspielern oder -Fußballern, die „plötzlich und unerwartet" beim Sonntagsspiel gestorben sind! Aus der Perspektive des Säure-Basen-Haushaltes ist es allerdings keine Überraschung, wenn „U-Boot-Athleten" nach langer Trainingspause und einem insgesamt ungesund verlebten Winter an einem Frühlingssonntag beim Spiel „auftauchen", Vollgas geben und dann völlig übersäuert sterben. So etwas sollte jedoch nicht passieren. Es ist allerhöchste Zeit, sich und andere zu informieren und es gar nicht erst so weit kommen zu lassen.

Die Alkalität unseres Blutes zwischen pH 7,35 und 7,45 ist lebenswichtig, aber keine Selbstverständlichkeit! Basisches Blut ist auch kein statischer Zustand, sondern das Ergebnis permanenter, dynamischer Regulationsprozesse! Zum Schutz der lebenswichtigen Balance zwischen Säuren und Basen ist in unserem Körper der bereits mehrfach erwähnte sogenannte Säure-Basen-Haushalt verantwortlich. An diesem sind zahlreiche Puffersysteme, Mechanismen und Organe beteiligt, wie wir sie im Laufe des Buches besprechen werden. Diese sollen dafür sorgen, dass unser Blut unter allen

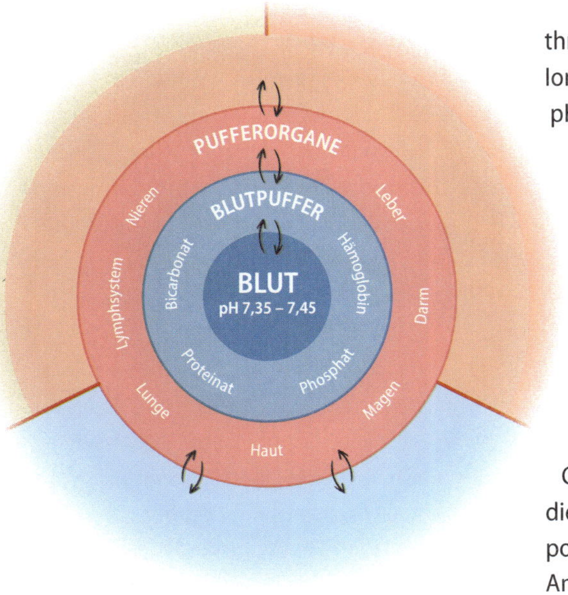

Umständen in dem pH-Bereich zwischen 7,35 bis 7,45 und damit basisch bleibt – koste es, was es wolle!

Zwar kostet uns die sogenannte latente (= versteckte) Übersäuerung, die nicht anhand von auffälligen Blut-pH-Werten erkennbar ist, im Gegensatz zur „Azidose", nicht gleich das Leben, aber sie kostet uns unsere Leistungsfähigkeit. Sie kostet uns unsere Erfolge und auf Dauer unsere Regenerationsfähigkeit, Gesundheit, Schönheit und Lebensqualität!

Übersäuertes Blut – das schleichende Ende des Sports

Bei der latenten Übersäuerung befindet sich das Blut innerhalb des Normbereiches, aber an der unteren Toleranzgrenze von pH 7,35. Die Blutpuffer sind an ihren Grenzen. Die Erythrozyten nehmen immer mehr Säuren (H^+-Ionen) in sich auf und verlieren bei sinkenden pH-Werten ihre Elastizität, Flexibilität und Verformbarkeit. Stattdessen werden sie immer starrer und steifer und passen immer schlechter durch die sehr engen Blutgefäße.

Unter dem Dunkelfeld-Mikroskop wird außerdem erkennbar, dass die Erythrozyten bei sinkenden pH-Werten zunehmend aneinander haften bis zur sogenannten Geldrollenbildung. Dadurch sind einerseits die Oberflächen der Erythrozyten für Transportzwecke und den Stoffaustausch blockiert. Andererseits passen sie nochmals schlechter durch die Kapillaren.

Ein besonders von Ausdauersportlern angestrebter hoher Hämatokrit-Wert im Blut, als Indikator für viele Erythrozyten, die viel Sauerstoff transportieren könnten, nützt nichts, wenn diese Transporter aufgrund niedriger pH-Werte in Geldrollen blockiert sind und stattdessen den Blutfluss behindern.

Letztlich wird das Blut immer dickflüssiger, fließt immer langsamer und kann immer weniger transportieren. Die Versorgung der Zellen, Gewebe und Organe mit Nährstoffen und vor allem mit Sauerstoff verschlechtert sich. Gleichzeitig ist der Abtransport von Kohlensäure, Milchsäure und allen weiteren sauren Stoffwechselendprodukten erschwert.

Schleichend und meist über Jahre, aber unter Belastung schlagartig, bricht ab einem gewissen Grad der Unterversorgung und insbe-

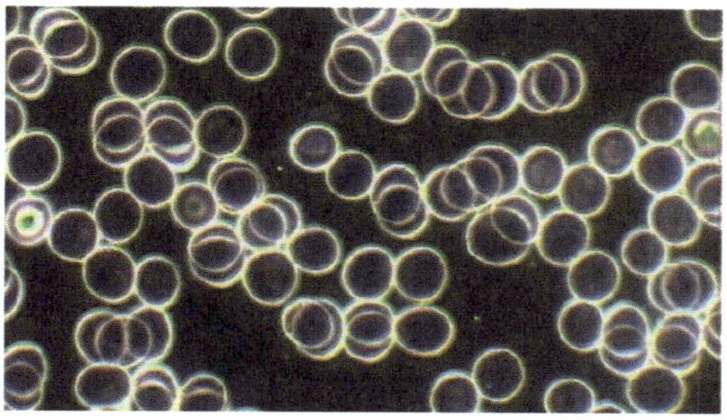

Im leicht basischen Bereich zwischen pH 7,35 und pH 7,45 sind die Erythrozyten, unsere Roten Blutkörperchen, einzeln, frei beweglich und elastisch. Das Blut kann optimal fließen, Nähr- und Sauerstoff bringen und Schadstoffe abtransportieren. Die Erythrozyten sind flache, rotierende und schwimmende Blutkörperchen.

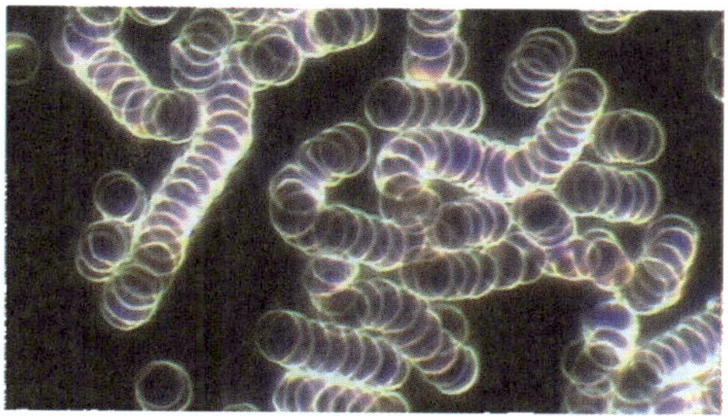

Bei sinkenden pH-Werten des Blutes in Richtung pH 7,3 verklumpen die Erythrozyten zu regelrechten Geldrollen. Die Gesamtoberfläche der Erythrozyten ist dann stark verkleinert. Dadurch sind u. a. der Sauerstoff- und Kohlensäuretransport stark eingeschränkt.

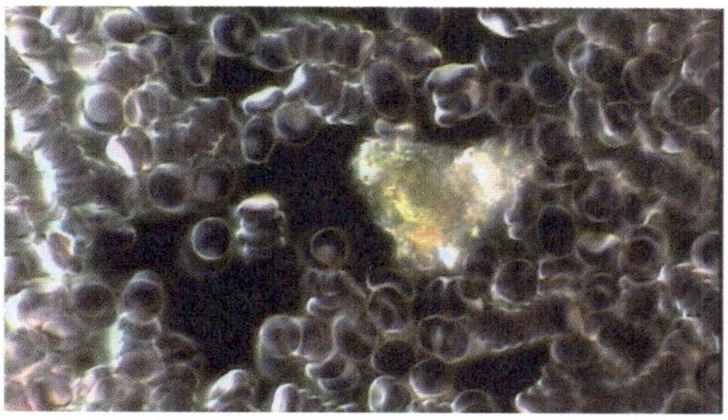

Ein Hinweis auf Pilzbelastungen im Körper aufgrund längerfristig saurer und anaerober Bedingungen.

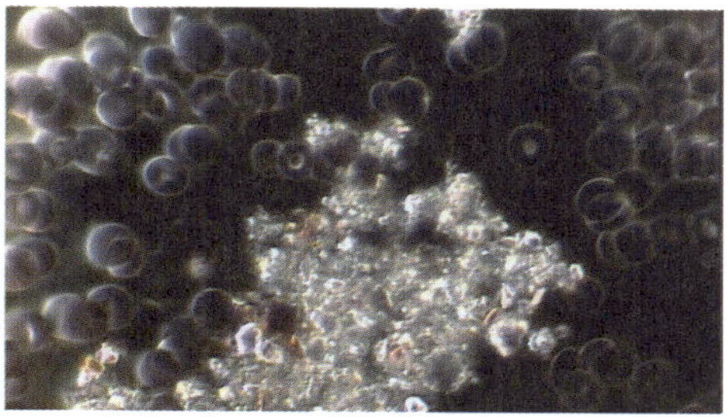

„Schwermetalle" leuchten bunt im Blut, oft zu beobachten nach dem häufigen Verzehr von Fisch aus dem Mittelmeer und aus konventionellen Aquakulturen.

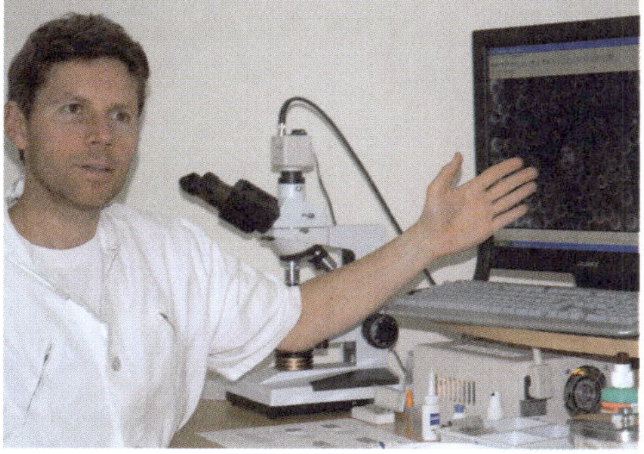

Christian Harzenmoser
kantonal approbierter Natur- und Sportheilpraktiker aus Niederteufen in der Schweiz mit eigener Praxis seit über 25 Jahren untersucht Blut unter dem Dunkelfeldmikroskop. Er ist aktiver Triathlet, mehrfacher Teilnehmer an Europa- und Weltmeisterschaften.

www.naturarzt-harzenmoser.ch

sondere aufgrund der Übersäuerung in immer mehr Zellen die Leistungsfähigkeit komplett ein, weil die anaerobe und ohne genügend Sauerstoff säurebildende Energieproduktion eingestellt wird. Dahinter steckt ein Selbstschutzmechanismus der Zelle beziehungsweise des Säure-Basen-Haushaltes: Die an der Energiegewinnung beteiligten Enzyme werden über den niedrigen pH-Wert deaktiviert und ausgeschaltet. Dieser Mechanismus soll verhindern, dass die Zelle und letztlich der Organismus Mensch an der Übersäuerung sterben. Praktisch bedeutet das, dass die Muskulatur „zumacht" und die säurebildende Energiegewinnung stoppt, damit das Blut basisch bleiben kann.

Den Vorgang der latenten Übersäuerung bis hin zum säurebedingten Leistungsabbruch erleben Sportler im Schnelldurchlauf beim Laktat-Stufentest. Dabei wird aufgrund der kontinuierlich steigenden Belastung der kontinuierlich steigende Energiebedarf nach fünf bis zehn Minuten überwiegend anaerob befriedigt, weil Sauerstoff nur begrenzt nachgeliefert werden kann. Je weniger Sauerstoff der Zelle jedoch zur Verfügung steht, desto mehr Säuren entstehen.

Laktat-Stufentest zur Leistungsmessung

Ein Laktat-Stufentest wird z. B. auf einem Laufband oder einem Fahrradergometer durchgeführt. Dabei wird die Belastung kontinuierlich gesteigert, meistens so lange, bis der Sportler nicht mehr kann. Parallel wird die Bildung und Anhäufung von Milchsäure als Laktat im Blut gemessen. Dadurch lässt sich eine Laktat-Leistungskurve erstellen, aus der man die individuelle Ausdauerleistungsfähigkeit ablesen kann.

Insbesondere Kohlensäure, Milchsäure und saure H^+-Protonen aus den Muskelzellen reichern sich zunächst im Bindegewebe der Muskeln und schließlich im Blut an. Sind die verfügbaren Transport- und Pufferkapazitäten des Blutes erschöpft, beginnt der pH-Wert des Blutes zu sinken. Die Erythrozyten werden starrer, und es kommt zur „Geldrollenbildung". Die Fließ- und die Transportfähigkeit des Blutes nehmen ab. Während dadurch der Nachschub an Sauerstoff ebenso wie der Abtransport der Säuren immer geringer werden, steigt die Säurebildung aufgrund der steigenden Belastung und der anaeroben Energiegewinnung extrem an. Nahezu schlagartig stauen sich jetzt die Säuren im Bindegewebe der Muskulatur bis in die Muskelzellen zurück. Die Muskeln beginnen zu „brennen". Die Muskulatur „macht zu". Die Leistung und der Sportler brechen zusammen.

Extreme Leistungen wie ein Ironman sind insofern *keine* „reine Kopfsache", sondern sie entscheiden sich im Säure-Basen-Haushalt! Mit dem Kopf hält man nur das Brennen der Säuren länger aus. Letztlich macht der saure Muskel zu und der Athlet bricht zusammen, mit dem Gefühl zu sterben. Das passiert tatsächlich bei ungewohnten und übertriebenen Belastungen sehr viel häufiger, als allgemein bekannt ist. Die meisten überleben zum Glück, wenn auch mit tagelang schweren Beinen und schmerzenden Muskeln!

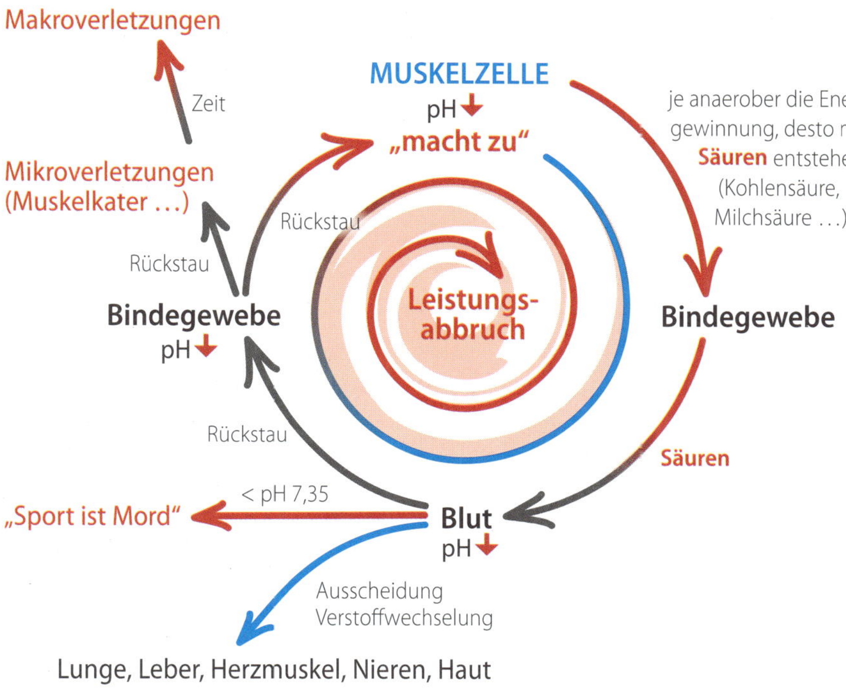

Einmalige und selbst regelmäßige latente Übersäuerungen, wenn auch nicht so extrem wie beim Laktat-Stufentest, gehören zum Training als beabsichtigter und erforderlicher „Reiz" zur Regeneration und Superkompensation dazu, ebenso wie natürlich zum Wettkampf. Die tagelang schweren Beine, steifen Glieder und der Muskelkater nach derartigen Belastungen deuten jedoch schon auf zeitlich und körperlich weitreichendere Konsequenzen der latenten Übersäuerung hin. Kommen dann noch weitere der im Folgenden beschriebenen übersäuernden Faktoren hinzu, kann die latente Übersäuerung chronisch werden.

Mit der „chronisch latenten Übersäuerung" ist die Zeit vor der Azidose gemeint. Meist sind es viele Jahre. Wenn ich im Folgenden von „Übersäuerung" spreche, ist immer diese schon lange andauernde versteckte Übersäuerung gemeint. In dieser Phase schafft es unser Säure-Basen-Haushalt noch, das chronische Übermaß an Säuren und Schadstoffen zu kompensieren. Dieses Kompensieren hat jedoch weitreichende Symptome der Übersäuerung zur Folge, die wir als solche verstehen müssen und nicht als typische Begleit- und Verschleißerscheinungen beim Sport oder als Alterungsprozesse. Denn genau diese Symptome kosten uns auf Dauer unsere Erfolge, unsere Regenerationsfähigkeit, Schönheit und Gesundheit!

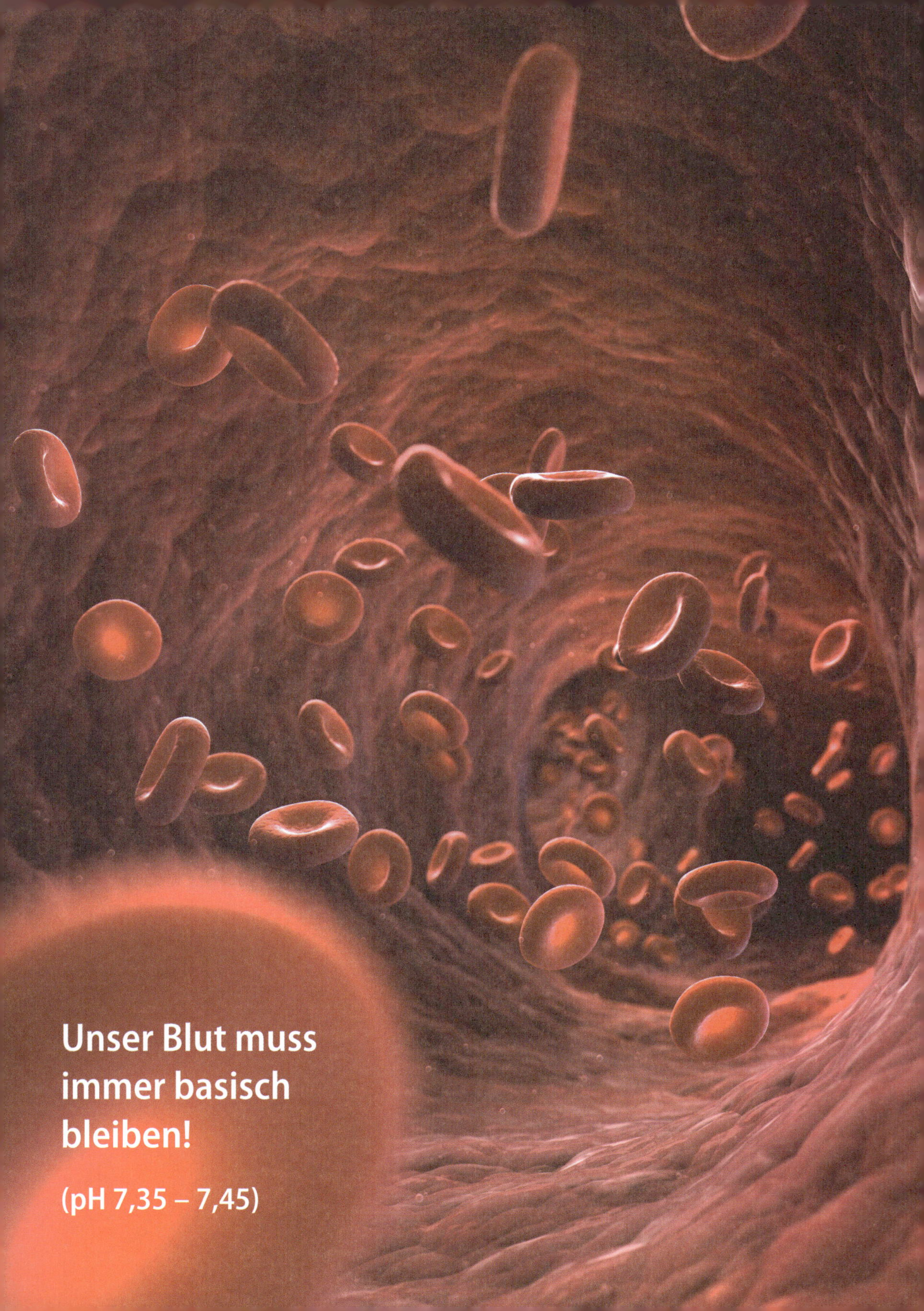
Unser Blut muss immer basisch bleiben!
(pH 7,35 – 7,45)

Ursachen der chronisch latenten Übersäuerung

Unser Blut muss immer basisch bleiben. Nur in dem leicht basischen pH-Bereich zwischen 7,35 und 7,45 kann unser Blut zirkulieren und funktionieren. Eine Übersäuerung darf folglich niemals in den pH-Werten des Blutes messbar werden. Dafür sorgt unser Säure-Basen-Haushalt mit seinen verschiedenen Puffer- und Entsäuerungssystemen und -organen. Dieser hat sich über Jahrtausende auf Basis der natürlichen Belastungen entwickelt. Aber was heute „normal" ist, ist *nicht* „natürlich" und zwar nicht nur beim Sport, sondern in unserem ganz normalen, alltäglichen Leben. Dabei spielt der moderne Lebensstil unserer hochtechnisierten westlichen Welt eine Schlüsselrolle, wie Sie in diesem Kapitel erfahren werden.

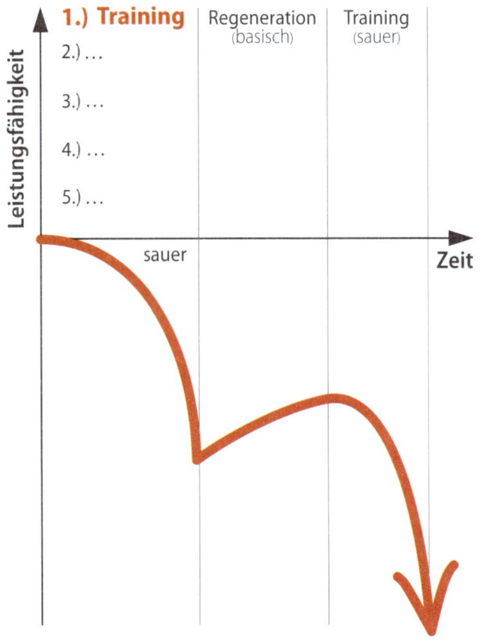

Zu viel Training – übertrieben, übersäuert, übertrainiert

Wie bereits beschrieben, führt mehr oder weniger jedes Training, als erforderlicher Reiz zur Regeneration und Leistungssteigerung, zunächst einmal in die Übersäuerung und zu einem Vitalstoffverlust.

Zahlreiche Sportler trainieren so oft, so intensiv und/oder auch so lange, dass sie sehr viele Vitalstoffe, wie Mineralstoffe, Vitamine und sekundäre Pflanzenstoffe, in ihrem beschleunigten Stoffwechsel verbrauchen und auch ausschwitzen. Diese fehlen ihnen anschließend zur Regeneration. Und wenn sie nicht wieder aufgefüllt werden, fehlen sie ihnen auf Dauer auch schon während des Trainings zur optimalen, effektiven und zudem säurearmen Energiegewinnung ebenso wie zur Verstoffwechselung der Säuren, die unter Belastung immer reichlich entstehen. Ohnehin kann das Blut nicht direkt und unbegrenzt Säuren abtransportieren, da es basisch bleiben muss. Folglich stauen sich bei einem chronischen Vitalstoffmangel im Bindegewebe immer mehr Säuren zurück und sammeln sich dort an.

Die Verstoffwechselung dieser „Sportlersäuren" (siehe Kasten) belastet den Säure-Basen-Haushalt vieler Sportler zeitlich weit über die eigentliche Belastung hinaus. Während dieser Zeit sind sowohl die Kapazitäten der Säurepuffer verringert als auch die pH-Werte des Bindegewebes und auch des Blutes niedrig.

Säuren, die beim Sport entstehen

Die typischen **„Sportlersäuren"** entstehen bei der Energiegewinnung, und zwar umso mehr, je intensiver und länger der Sport betrieben wird:

Kohlenstoffdioxid (CO_2, Kohlensäure):

- aus der gesteigerten Energiegewinnung aus Kohlenhydraten (= Zucker) und Fett mithilfe von Sauerstoff
- Kohlenstoffdioxid wirkt säurebildend und wird umgangssprachlich auch als „Kohlensäure" bezeichnet, zumal es im Blut vor allem den sogenannten Kohlensäure-Bicarbonat-Puffer beansprucht. Mindestens dieser Puffer ist bei intensivem Sport voll ausgelastet, wenn nicht sogar überlastet, zumal auch die Ausscheidungskapazitäten der Lunge für Kohlenstoffdioxid begrenzt sind.
- Insgesamt stellt allein das Kohlenstoffdioxid eine nicht zu unterschätzende Belastung der Pufferkapazitäten des Blutes und des Bindegewebes dar. Gleichzeitig werden mit der Lunge auch die Bronchien und sämtliche Atemwege und -organe enorm beansprucht.

Milchsäure (Laktat):

- aus der gesteigerten, anaeroben Glukoseverbrennung (Glukose ist der Zucker aus den Kohlenhydraten)

Aktivierte Essigsäure (Acetyl-CoA), Keto(n)-säuren u. a.:

- aus der gesteigerten „unvollständigen" Fettverbrennung ohne Glukose (wie sie später noch genauer beschrieben wird), denn „Fette verbrennen im Feuer der Kohlenhydrate!"

Harnstoff, Harnsäure aus Purinen und Schwefelsäure aus den Aminosäuren Methionin und Cystein:

- aus vermehrtem Zellsterben, wie bei blauen Flecken, im Kontakt- und Kampfsport, einem Sturz und bei Verletzungen. Selbst bei einem Marathon und erst recht bei einem Ironman o. ä. sterben Milliarden Zellen;
- aus der gesteigerten Energiegewinnung aus Eiweiß, speziell wenn das Muskelglykogen verbraucht ist und immer noch Energie benötigt wird. Dazu kann es kommen, wenn etwa ein Sportler im Trainingslager die ganze Zeit in einer zu hohen Intensität oder Trainingsgruppe trainiert;
- aus übermäßigem Eiweißkonsum*, besonders bei gleichzeitig zu geringem Verzehr von Kohlenhydraten und Fetten. Dieser Mangel an Kohlenhydraten zwingt den Organismus dazu, selbst Glukose aus Eiweiß herzustellen (Gluconeogenese), weil Erythrozyten und bestimmte Areale im Gehirn auf Glukose als Energieträger angewiesen sind;
- aufgrund häufigen Konsums einfacher, kurzkettiger Kohlenhydrate und eines folglich permanent erhöhten Insulinspiegels, der die Ausscheidung der Harnsäure über die Nieren vermindert;
- aufgrund nachlassender Leber- und Nierenfunktionen durch Vitalstoffmangel und mit zunehmendem Alter.

* 2,0 g/kg Körpergewicht sollten auch von Kraftsportlern zum Muskelaufbau nicht langfristig überschritten werden.

Die pH-Werte befinden sich zwar noch im vermeintlich gesunden Bereich, allerdings für lange Zeit an den unteren Toleranzgrenzen.

Dazu wissen Sie bereits: Je niedriger der Blut-pH-Wert ist, desto schlechter sind die Transport- und die Fließfähigkeit des Blutes. Ein frühes Indiz der Übersäuerung ist die schlechte Durchblutung mit auffallend kalten Händen und Füßen nach sportlicher Belastung. Als weitere Zeichen sind dann, wie bereits beschrieben, hohe und nur langsam sinkende CK-, CRP, hsCRP-, Harnstoff-, Harnsäure- und die weiteren Werte zu verstehen. Entsprechend lang und länger sind die Regenerationszeiten.

Sind die Säuren vom letzten Training noch nicht verstoffwechselt, die verbrauchten Vitalstoffe noch nicht wieder aufgefüllt und konnte der Körper auch zeitlich noch nicht erfolgreich regenerieren, so führen weitere intensive Trainingseinheiten immer schneller, immer häufiger und für immer längere Zeit in die Übersäuerung. An Superkompensation und Leistungssteigerung braucht dann niemand mehr zu denken. Stattdessen wird der Leistungsabfall bis hin zum Übertraining immer wahrscheinlicher.

Fazit: Übertriebenes Training kann schon für sich allein in die chronisch latente Übersäuerung und letztlich ins Übertraining führen. Dies gilt besonders, wenn noch weitere übersäuernde Faktoren hinzukommen und entsäuernde, regenerative Maßnahmen unterlassen werden.

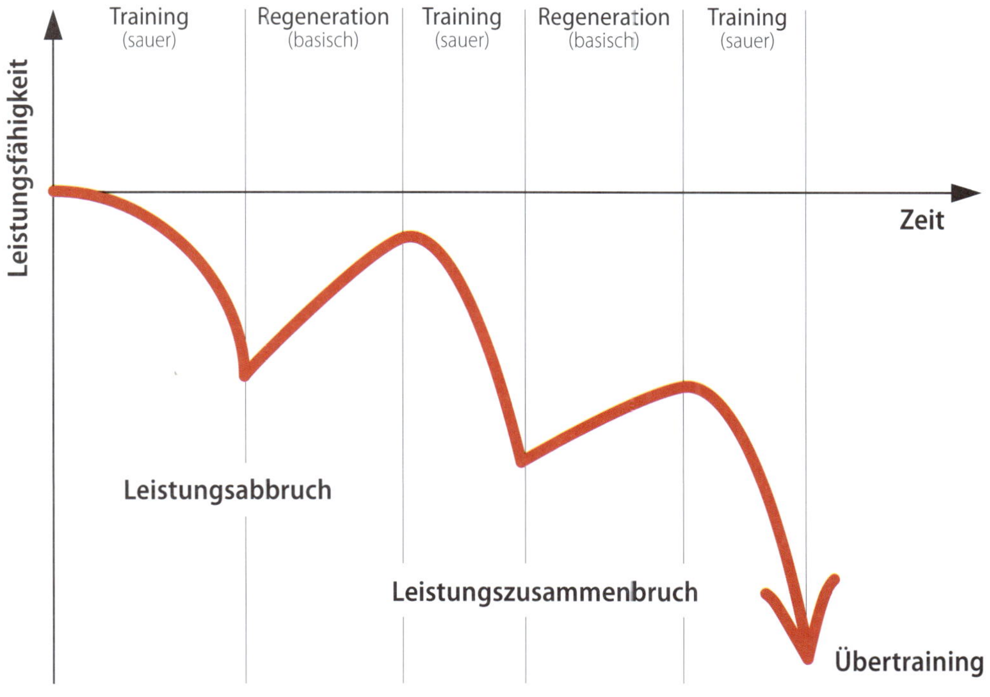

Zu wenig Bewegung – „Sitzen ist das neue Rauchen!"

Fatal im Sport ist die Kombination von häufigem, intensivem Training mit stundenlangem Bewegungsmangel im Alltag. Das ist vielen Sportlern, Trainern und Betreuern nicht bewusst. Sie glauben, sich rund um das Training nur auszuruhen und nichts weiter aktiv für die Regeneration tun zu müssen. Dabei ist Bewegungsmangel schon für sich allein schädlich!

Über Jahrtausende und bis vor ein paar Jahrzehnten haben wir uns von Sonnenaufgang bis Sonnenuntergang fast ununterbrochen bewegt. Damit meine ich nicht, dass wir uns die ganze Zeit so belastet haben wie in einem intensiven Training. Wir waren einfach nur den Großteil unserer wachen Zeit auf den Beinen, um etwas zu essen, Brennholz, Baumaterial usw. zu sammeln, kurz, um unseren Alltag zu bewältigen – ohne Maschinen, die uns die Arbeit abnahmen oder uns von A nach B brachten. Etliche Kilometer, auch schon mal 15 und mehr, sind wir fast täglich und über den Tag verteilt querfeldein, über Stock und Stein bzw. zur Arbeit, zum Einkaufen, zur Schule oder sonst wohin gelaufen, im Sinne von „gegangen", nicht im Sinne von „gerannt". Und dabei haben wir uns auch immer wieder gebückt, nach etwas gereckt und gestreckt.

Das war keinesfalls so anstrengend wie ein intensives Training. Aber ich möchte Ihnen bewusst machen, dass wir uns den ganzen Tag über sehr abwechslungsreich bewegt haben. Unser Körper hat sich an diese kontinuierliche Bewegungsvielfalt nicht nur gewöhnt, sondern er hat sich danach entwickelt! Unser Körper funktioniert so, wie er heute funktioniert, weil wir ihn über Jahrtausende viel und vielfältig bewegt haben:

Die reichliche, tägliche Bewegung unterstützt wesentlich unseren Blutfluss und entscheidend auch unseren Lymphfluss. Da wir uns immer viel bewegt haben, ist in unserem Herz-Kreislauf-System unser Herz als zentrale Pumpe im Schwerpunkt auf die Versorgung unseres Organismus mit arteriellem Blut, mit Sauerstoff und Nährstoffen ausgerichtet. Unser Herz drückt in erster Linie das Blut in den Körper, aber es saugt es nur unwesentlich wieder zurück.

Das venöse Blut aus dem Körperkreislauf wird, insbesondere aus unseren Beinen und damit gegen die Schwerkraft, durch die Kontraktion der Muskulatur und die dadurch aktivierten „venösen Muskelpumpen" zum Herzen zurücktransportiert. In den Venen, gerade in unseren Beinen, befinden sich in regelmäßigen Abständen Venenklappen. Wenn wir laufen und uns bewegen, spannen sich die Muskeln an und drücken auf die Venen. Dann schließt die untere Venenklappe wie ein Rückschlagventil, während sich die obere Klappe öffnet. So kommt das Blut wieder zurück zum Herzen, und wir haben eine perfekte Durchblutung. Nur mit ausreichender moderater Bewegung zusätzlich zum Training haben wir eine gesunderhaltende, regenerationsfördernde und leistungssteigernde Durchblutung sowie einen optimalen Lymphfluss.

Unterschätzte Lymphe

Etwa zwei Liter Lymphe bilden sich täglich aus der Zwischenzellflüssigkeit unserer Gewebe und werden über die Lymphgefäße zu den Lymphknoten abgeleitet. Dort werden die enthaltenen abgestorbenen Zellen, Eiweiß- und Fremdkörper, Fette und Stoffwechselendprodukte herausgefiltert und verstoffwechselt. Viren, Bakterien und andere Erreger werden eliminiert. Somit ist das Lymphsystem Teil unseres Entsäuerungs-, Entgiftungs- und auch Immunsystems.

Effektiv transportieren und funktionieren kann das Lymphsystem jedoch nur mit ausreichend Bewegung. Dazu zählt auch die tiefe Atmung. Die Lunge ist die zentrale Lymphpumpe. Das Ein- und Ausatmen pumpt die Lymphe 24 Stunden am Tag, so wie das Herz es für das Blut tut. Aus den Extremitäten, aus unseren Armen und Beinen, wird die Lymphe jedoch, so wie das Blut, nur mit ausreichend Bewegung abtransportiert.

Heute sitzen immer mehr Menschen den größten Teil des Tages in Verkehrsmitteln, in Schulen, Unis, Büros und zu Hause, oder sie stehen bei der Arbeit fast nur auf einer Stelle. Dadurch fließt das Blut in den Beinen, aber auch insgesamt, zu langsam und transportiert zu wenig Sauerstoff und Nährstoffe zu den Zellen hin und gleichfalls zu wenig Kohlensäure, Milchsäure, Harnsäure und andere saure Stoffwechselendprodukte von den Zellen und Geweben weg zu den Ausscheidungsorganen. Entsprechend belastet ist die Lymphe. Diese fließt jedoch bei flacher Atmung und Bewegungsmangel ebenfalls zu langsam, sodass auch das Lymphsystem als Reinigungssystem des Körpers kaum arbeiten und funktionieren kann.

Je länger die Inaktivität anhält, desto mehr leiden die Gewebe, gemäß dem Spruch: „Sitzen ist das neue Rauchen!" Langes Sitzen ist, weil es die Durchblutung und den Lymphfluss behindert, mindestens so schädlich wie Rauchen, erst recht für Sportler!

Sportler, die vor ihrem Training oder dem Wettkampf lange gesessen oder gestanden haben, sind schon zu Beginn der Belastung entsprechend unterversorgt und übersäuert. Davon sind, wie gesagt, besonders unsere Beine betroffen. Das Gleiche gilt aber auch für den gesamten, unzureichend durchbluteten und mangelhaft von Lymphe durchflossenen Organismus. Intensives Training führt unter diesen Voraussetzungen schnell in die Übersäuerung.

Tipp: Je länger Sie vor dem Training gesessen haben, desto länger sollten Sie sich aufwärmen!

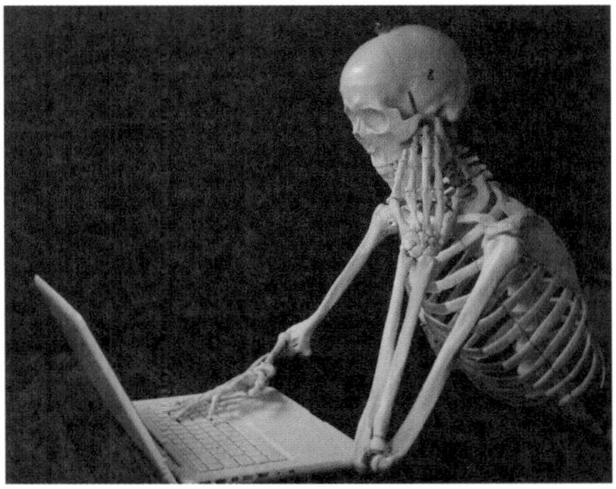

Stillstand ist Rückschritt!

Nach einer intensiven, säurebildenden Trainingseinheit ist eine erfolgreiche Entsäuerung und Regeneration der Zellen, Gewebe und Strukturen sitzend oder stehend kaum möglich! Aufgrund der schlechten Durchblutung fehlen in den betroffenen Geweben der erforderliche Sauerstoff und die Nährstoffe zur Regeneration. Außerdem belasten die angestauten Säuren von der letzten Trainingseinheit stundenlang die Gewebe und verhindern allein schon dadurch eine erfolgreiche Regeneration. Denn der Stoffwechsel und die daran beteiligten Zellen und Enzyme zur Regeneration und für einen Leistungsaufbau funktionieren pH-Wert-abhängig! Niedrige pH-Werte hemmen zum Beispiel die regenerativen Fibroblasten im Gewebe, die Chondrozyten im Knorpel sowie die knochenaufbauenden Osteoblasten. Stattdessen fördern sie degenerative Prozesse und aktivieren zum Beispiel die knochenabbauenden, die knochenklauenden Osteoklasten.

Schwache und reißende Gewebe sowie Knochen- und Knorpelabbau sind wesentlich sauer verursacht. Ein Aufbau hingegen erfolgt nur in einem basischen Milieu. Regeneration ist basisch und braucht dafür als einen wesentlichen Faktor eine gute Durchblutung!

Wer rastet, der rostet!

Zerstörerisch ist der heutige Bewegungsmangel besonders für unsere Gelenke, denn diese sind nicht durchblutet. Wenn wir sie unzureichend bewegen, ist der zur Regeneration erforderliche Stoffaustausch sowohl innerhalb der Gelenkflüssigkeit als auch innerhalb der Knorpelflüssigkeit und in den Bandscheiben enorm eingeschränkt oder kaum vorhanden. Während Sauerstoff und regenerative Nährstoffe nur unzureichend in die Gelenke gelangen, kristallisiert die nicht abtransportierte Harnsäure bei niedrigen pH-Werten verstärkt aus. Gefördert wird das Auskristallisieren noch durch niedrigere Temperaturen, zum Beispiel bei kalten Händen, Füßen und Knien. Gemäß dem Spruch: „Wer rastet, der rostet!" haben die Betroffenen mit den Säurekristallen „Rost" in ihren Gelenken und im wahrsten Sinne des Wortes „Sand im Getriebe" und einen umso größeren Verschleiß, je intensiver sie trainieren.

Je größer ein Gelenk ist und je weiter es vom Herzen entfernt ist, desto schneller ist es bei Bewegungsmangel unterversorgt und übersäuert. Als unser größtes Gelenk ist unser Knie am häufigsten von Arthrose betroffen, gefolgt von Hüftgelenksarthrose.

Tipp: Aktive und passive Regeneration kombinieren

10.000 Schritte täglich gelten für jeden Menschen, auch für Sportler, als Faustregel zur Gesunderhaltung! Je intensiver trainiert wird, umso weniger sitzen oder auf der Stelle stehen sollte der Sportler, und desto wichtiger ist die aktive Regeneration im Sinne von durchblutungsfördernden Maßnahmen. Je intensiver trainiert wird, desto mehr Schritte sollte der Sportler pro Tag machen. Darüber hinaus sollten Sportler Wärme-/Kälte-Anwendungen nutzen, gezielt ihre Bindegewebe dehnen und gezielt ihre Gelenke über eine möglichst große Gelenkamplitude mobilisieren. Zusätzliche passive Maßnahmen, wie z. B. die Beine hochzulegen, sodass Blut und Lymphe abfließen können, entsäuernde basische Fuß- und Vollbäder, basische Strümpfe und Stulpen oder basische Behandlungen oder Massagen unterstützen eine optimale Regeneration.

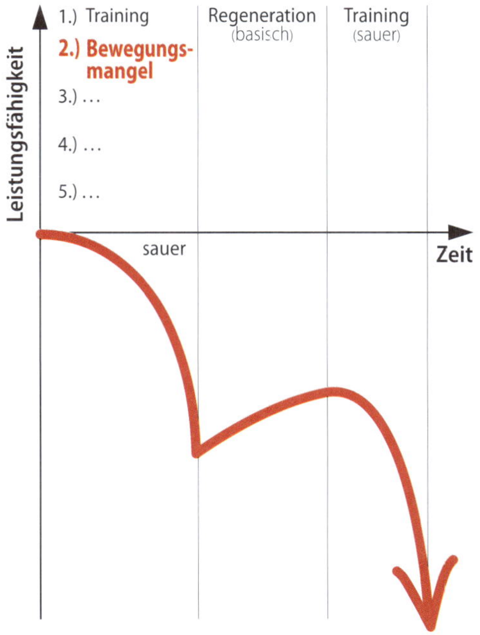

Fazit: Bewegungsmangel ist schon für sich allein schädlich aufgrund der dadurch unzureichenden Durchblutung und Entlastung über die Lymphe. Infolgedessen sind sowohl die Entsäuerung als auch die Nährstoffversorgung und die Regeneration der betroffenen Gewebe mangelhaft. Intensives Training und häufige Wettkämpfe führen dann immer wieder und immer schneller in die Übersäuerung, sodass die Muskulatur immer häufiger und immer früher „zumacht". Die Ausdauerleistungsfähigkeit sinkt. Die Regenerationszeiten werden lang und länger. Letztlich führt die Kombination von intensivem Sport mit Bewegungsmangel im Alltag in die chronisch latente Übersäuerung und ins sportliche Aus – besonders wenn noch weitere übersäuernde Faktoren hinzukommen und entsäuernde, regenerative Maßnahmen unterlassen werden.

Die ganz „normale" Ernährung und die üblichen Lebensumstände – früher natürlich basisch, heute industriell sauer

Immer mehr Sportlern fehlt heute als Basis für ihren Stoffwechsel die natürliche Ernährung. „Du bist, was du isst!" ist heute aktueller denn je! Denn das, was heute in der westlichen Welt „normal" ist, ist nicht „natürlich", sondern problematisch, wenn nicht sogar schädlich! Das betrifft jeden von uns, aber ganz besonders Sportler mit ihrem gesteigerten Stoffwechsel und ihren erhöhten Belastungen. Bei ihnen steigt der Vitalstoffbedarf, z. B. an Mineralstoffen, Vitaminen und sekundären Pflanzenstoffen proportional zu der sportlichen Intensität.

Die Kombination von intensivem Sport mit der heute normalerweise zwar hochkalorischen, aber vitalstoffarmen und stattdessen säurereichen Ernährung bringt die Betroffenen in absehbarer Zeit aus der Säure-Basen-Balance in die chronisch latente Übersäuerung. Das kostet sie nicht nur die erhofften Erfolge, sondern auch ihre Gesundheit.

Der Effekt der Ernährung:

Vital-/mineralstoffreich + säurearm = **basenüberschüssig**

Vital-/mineralstoffarm + säurereich = **säureüberschüssig**

Über Jahrtausende und bis weit in das letzte Jahrhundert hinein war unsere Ernährung pflanzenbetont und sowohl über den Tag als auch über das Jahr enorm abwechslungsreich. Sie hatte noch bis vor ein paar Jahrzehnten ausschließlich Bio-Qualität. Unsere Nahrung war naturbelassen und lebendig. Ihre Inhaltsstoffe hatten eine für uns perfekte Bioverfügbarkeit. Das heißt, sie konnte optimal verdaut, vom Körper aufgenommen und bis in die Zelle hinein transportiert werden. Unsere Nahrungsmittel waren, trotz des Einsatzes von Feuer und Fermentation, nicht hochverarbeitet oder von vornherein künstlich hergestellt. Sie waren nicht ultrahoch erhitzt oder durch Strahlung, Säuren und Chemie konserviert (denken Sie an die E-Nummern!) und damit zwar vermeintlich „länger haltbar", aber tatsächlich nur länger „scheintot" und zunehmend „unverträglich". Sie stammten auch nicht aus der Dose oder waren mit der Mikrowelle „total tot".

Natürlich hatten die Menschen immer wieder, fast jedes Frühjahr und nach Wetterextremen, sehr wenig oder kaum zu essen. Die Ernährung war ohnehin relativ kalorienarm. Dafür hatte sie eine natürlich hohe Nährstoffdichte* und eine sehr große Nährstoffvielfalt. Mit ihren Mineralstoffen, Vitaminen und mit den vermutlich gut 250.000 sekundären Pflanzenstoffen war sie enorm vitalstoffreich. Gerade dieser Reichtum und diese Vielfalt an Vitalstoffen waren und sind entscheidend für einen perfekt funktionierenden Stoffwechsel und damit für unseren Säure-Basen-Haushalt und die Säure-Basen-Balance, unsere Leistungs-, Regenerations- und Superkompensationsfähigkeit.

Für unseren Stoffwechsel müssen wir uns genauso wie schon beim Faktor Bewegung bewusst machen, dass wir uns über Jahrtausende immer auch der natürlichen Ernährung folgend entwickelt haben. Zu dem, was wir heute sind, haben wir uns mit dem entwickelt, was uns die Natur zu essen gegeben hat. Unser Stoffwechsel und die dort arbeitenden Enzyme funktionieren heute noch auf der Basis dessen, was wir über Jahrtausende getan und gegessen haben. Fast alle unsere Stoffwechselvorgänge und unsere dort tätigen schätzungsweise bis zu 50.000 verschiedenen Enzyme benötigen zwingend Vitalstoffe. Die allermeisten Enzyme benötigen zum Beispiel Mineralstoffe als Co-Faktoren oder Vitamine als Co-Enzyme, um funktionieren zu können. Für perfekte Rahmenbedingungen und kontrollierte Abläufe in unserem Stoff-

* Die Nährstoffdichte setzt den Gehalt an Nährstoffen in Beziehung zum Energiegehalt eines Lebensmittels, also die Mineralstoffe, Vitamine usw. in Beziehung zu den Kalorien.

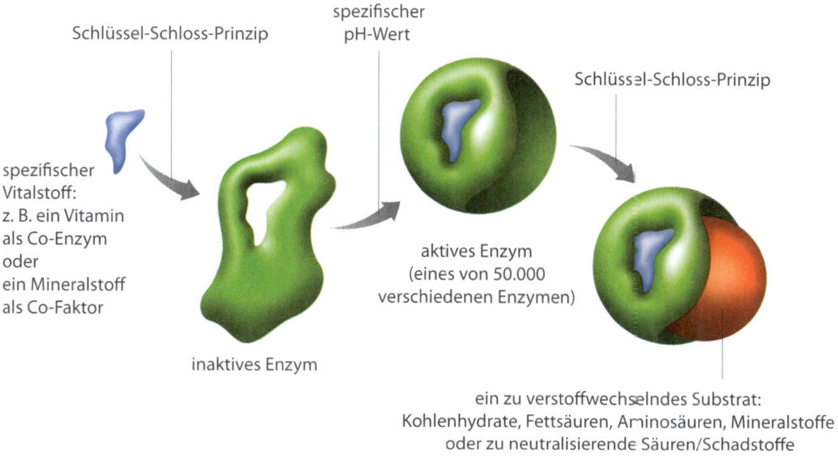

Unser Stoffwechsel = ca. 50.000 verschiedene, milliardenfach vorhandene Enzyme + Vitalstoffe

wechsel sorgen dann zusätzlich die antioxidativ, antientzündlich oder auch antikanzerogen wirkenden sekundären Pflanzenstoffe.

Als ein Stoffwechselbeispiel möchte ich Ihnen die Wirkweise von Zink vorstellen. Der Mineralstoff Zink ist nicht basisch und würde im direkten Kontakt keine Säuren neutralisieren. Aber erst mit Zink als unersetzlichem Co-Faktor entfalten zum Beispiel die beiden Enzyme Laktatdehydrogenase und Carboanhydrase ihre entsäuernde Wirkung. Zink ist also nicht direkt im pH-Wert messbar basisch, aber der Effekt im Säure-Basen-Haushalt ist basisch bzw. entsäuernd.

Über seine entsäuernde Wirkung hinaus ist Zink Bestandteil und Co-Faktor von mehr als 3000 Enzymen und Proteinen und sorgt zusammen mit den anderen Vitalstoffen für reibungslose Abläufe.

Vorteilhaft und zu beachten ist auch, dass zum Beispiel mit ausreichend Zink unser Körper selbst seine Säure-Basen-Balance reguliert. Er wird nicht wie durch eine Supplementierung mit basischen Mineralstoffen in Form von Kalzium, Magnesium, Kalium und Natrium manipuliert. Die pH-Werte im Körper steigen dadurch zwar messbar bis in den Urin. Jedoch entstehen bei der Neutralisierung von Säuren mit diesen Mineralstoffen teilweise schwer ausscheidbare Neutralsalze mit den möglichen Folgen von Arteriosklerose, Nieren- und Blasensteinen.

Vorgang der Säure-Neutralisierung mit basischem Mineralstoff

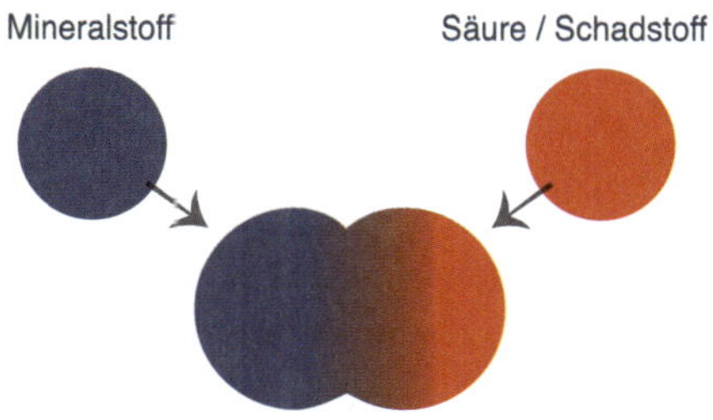

schwer ausscheidbares **Neutralsalz**

Aber Vorsicht! Zink muss zum Beispiel im passenden Verhältnis zu Kupfer stehen, sonst kann es seine positiven Wirkungen nicht entfalten. Folglich hat sowohl ein Mangel an Zink als auch ein Überschuss negative Folgen. Gleiches gilt auch für andere Mineralstoffe, wie Kalzium, Magnesium, Eisen oder Kupfer. Zink ist nur ein Beispiel für viele andere Vitalstoffe, die alle unzählige Auswirkungen im Stoffwechsel und Wechselwirkungen untereinander haben. Erfolg ist also immer wieder eine Frage der Balance.

Die tägliche Ernährung ist nach wie vor die einzige Möglichkeit, unserem Körper die erforderlichen stoffwechseloptimierenden, basisch wirkenden und damit säureausgleichenden sowie regenerativen und immunstärkenden Vitalstoffe zuzuführen. Nur natürliche Lebensmittel bieten uns diese Vitalstoffe in optimaler Bioverfügbarkeit, in der erforderlichen Vielfalt, in den notwendigen Mengen und den natürlichen Balancen.

Künstlich hergestellte Vitalstoffe aus Nahrungsergänzungsmitteln in Form von Kapseln, Tabletten, Pulvern oder Ölen sind dafür kein Ersatz. Sie sind nur bei einem diagnostizierten oder zu erwartenden Mangel zeitlich begrenzt sowie in möglichst natürlicher Qualität und in definierten Dosierungen empfehlenswert.

Viele Sportler laufen hinsichtlich ihrer Vitalstoffversorgung im wahrsten Sinne des Wortes „leer“. Ihrem Stoffwechsel und ihren Enzymen fehlen von der Energiegewinnung über die Entsäuerung und Entgiftung bis zur Regeneration und bis ins Immunsystem hinein die erforderlichen Vitalstoffe, um einwandfrei und reibungslos oder auch nur überhaupt funktionieren zu können. Ihr Motor läuft im übertragenen Sinne „ohne Öl“! Stattdessen hat ihr Motor aufgrund unserer modernen Ernährung und Lebensweise reichlich Säuren, Fremd- und Schadstoffe im Körper – also „Sand im Getriebe“.

Die modernen, hochverarbeiteten Nahrungsmittel enthalten große Mengen an unterschiedlichen Zuckern, Zuckeraustausch- und Zuckerersatzstoffen, die sich hinter mehr als 70 verschiedenen Bezeichnungen verstecken. Außerdem enthalten sie große Mengen an industriellem Kochsalz, welches Aluminium als Rieselhilfe enthält und unnatürlich hochdosiert mit Fluor und Jod in fragwürdiger Qualität angereichert ist. Hinzu kommen künstliche Aromen, Farb-, Zusatz- und Konservierungsstoffe, meist in Form von Säuren, sowie geschmacksverstärkende Substanzen und vieles mehr, das auf den Verpackungen meistens gekennzeichnet ist mit zahlreichen E-Nummern.

Nicht zu vergessen sind die Belastungen durch Alkohol, Nikotin sowie durch Schadstoffe aus Zahnersatz, Impfstoffen, MRT-Kontrastmitteln wie Gadolinium, Spülmitteln, Waschmitteln und vermeintlichen Körper„pflege“mitteln, aus der Umwelt und der Industrie. Für unseren Organismus und unsere Darmflora/unser Mikrobiom stellt all das eine enorme Säure- und Fremdstoff-, ja sogar Schadstoffbelastung dar.

Die über viele Jahre hinweg erfolgreichen und dabei gesund gebliebenen (!) Spitzensportler, die ich kenne, haben alle in ihrer Kindheit im

„Hotel Mama" eine gesunde, pflanzenbetonte Ernährung als Basis für ihren Hochleistungssport genossen und im Großen und Ganzen beibehalten. Was hingegen an zahlreichen (Sport)Schulen, Leistungszentren, (Sport)Universitäten, aber auch in den Firmenkantinen morgens, mittags, abends und in den Pausen angeboten wird, ist spätestens mit Schokoriegeln, Süßigkeiten, Junk-Food, Soft- und Energydrinks reinster „Ernährungsmüll". Es bestätigt mir, dass wir nach wie vor unterschätzen, wie entscheidend die Ernährung für unsere

Alltagssäuren und -belastungen

I. Eine besondere Belastung für unseren Organismus sind die ausscheidungspflichtigen Säuren. Da unser Stoffwechsel sie nicht abbauen kann, belasten sie in hohem Maße den Säure-Basen-Haushalt und die Ausscheidungsorgane.

Harnsäure

- purinhaltige Lebensmittel: Fisch, Fleisch, Hülsenfrüchte (Sojaprodukte)
- fruktosehaltige Lebensmittel und Getränke
- Alkohol und ein hoher Insulinspiegel erhöhen die Harnsäurewerte, indem sie die Ausscheidung von Harnsäure hemmen

Schwefelsäure

- schwefelhaltige Aminosäuren Methionin und Cystein: Fleisch- und Wurstwaren, Innereien, Fisch, Käse, Quark, Eier, Sojaprodukte, Erdnüsse und Cashewkerne
- aus Wein, Trockenfrüchten und Fertigprodukten, bei denen z. B. Schwefel, schweflige Säure (Schwefeldioxid (E 220)) und/oder Schwefelsäure (E 513) als Konservierungsmittel eingesetzt werden

Salpetersäure

- gepökelte Fleisch- und Wurstwaren sowie Fertigprodukte, bei denen Salpetersäure z. B. in Form von Nitrit- oder Nitratverbindungen (E 249 – 251) als Konservierungsmittel eingesetzt wird

Phosphorsäure

- Soft- und Energydrinks, Schmelzkäse, Fisch, Eier und Fertigprodukte, bei denen Phosphorsäure (E 338) als Säuerungs- und Konservierungsmittel eingesetzt wird

Acetylsalicylsäure

- Schmerzmittel aus der Gruppe der nichtsteroidalen Antirheumatika, kurz NSAR: Ibuprofen, Diclofenac, Aspirin und Acetylsalicylsäure (ASS)

Ameisensäure

- Süßstoffe wie Aspartam (Methanol aus der Aspartam-Aufspaltung zerfällt im Körper zu Formaldehyd (!) und Ameisensäure)

  Der Süßstoff Saccharin ist z. B. in Kanada aufgrund seiner krebsauslösenden Wirkung in Tierversuchen seit Jahrzehnten verboten!

  Ein Nebeneffekt von Süßstoffen ist, dass sie den Appetit anregen und man mehr isst, als man vielleicht bräuchte.

II. Die nicht ausscheidungspflichtigen Säuren können von unserem Organismus zwar abgebaut werden, jedoch sind die Kapazitäten für diese Abbauvorgänge begrenzt. Insbesondere die großen Mengen dieser Säuren belasten unseren Säure-Basen-Haushalt.

Kohlensäure
- Getränke
- Rückstau im Körper durch flache Atmung, Bewegungsmangel

Essigsäure
- Essig sowie Fertigprodukte, bei denen Essigsäure (E 260) als Säuerungs- und Konservierungsmittel eingesetzt wird
- aus Weißmehl, Zucker, Süßwaren durch enzymatische Umwandlung im Mund und im Verdauungstrakt, z. B. durch Bakterien

Kohlen-, Milch-, Essig- und Harnsäure
- übertriebener, anaerober Sport

Salzsäure
- Kochsalz, salzige Knabbereien, Fertiggerichte

III. Essenzielle Omega-6-Fettsäuren wirken im Übermaß entzündungsfördernd
a.) in Form von Linolsäure aus Sonnenblumenöl, Distelöl, Maiskeimöl
b.) in Form von Arachidonsäure aus dem übermäßigen Konsum an Fleisch aus Massentierhaltung und Fisch aus Aquakulturen, wo viel Mais und Soja gefüttert wird

IV. Belastungen aus einer gestörten Verdauung heraus entstehen für unseren Organismus aufgrund von:
- Darmgärung (Fuselalkohol) bei einem übertriebenen Konsum an einfachen Kohlenhydraten
- Fäulnisprozessen und Ammoniak bei einem übertriebenen Eiweißkonsum
- einer verschobenen und/oder gestörten Darmflora und Pilzbelastungen (Mykotoxine) durch einseitige Ernährung, Konservierungsstoffe (Sorbinsäure (E 200), Benzoesäure (E 210)) und, wie gerade genannt, möglicherweise noch enthaltener Insektizide, Herbizide, Fungizide und/oder durch Antibiotika

V. Belastungen und insbesondere ernst zu nehmende Verluste an Vitalstoffen verursachen auf Dauer:
- Feinstaub, Autoabgase, Industrieabgase usw.
- Nikotin, Alkohol
- zahlreiche Medikamente: Cortison, Antihistaminika (bei Allergien), Diuretika, Blutdrucksenker, Beta-Blocker, Cholesterinsenker (Statine), Psychostimulantien (bei ADHS), Antidepressiva, Antidiabetika (z. B. Metformin oder Glitazone), Antazida, Protonenpumpenhemmer und Säureblocker („Magenschoner" wie Omeprazol, Pantoprazol und weitere -Prazole), Osteoporose-Medikamente, Antirheumatika, Schmerzmittel, Schilddrüsen-Medikamente, Kontrazeptiva/Verhütungsmittel (!)

Gesundheit und Leistungsfähigkeit ist oder andererseits wie schädlich. Es ist aber auch Zeugnis der politisch geduldeten „Gehirnwäsche" und Irreführung durch die Industrie mit ihrer Werbung und Lobbyarbeit. Daraus leitet sich auch das fehlgesteuerte Begehren der mangelhaft oder gar nicht informierten Eltern, Schüler, Studenten und Betriebsräte nach Pizza, Pasta, Pommes, Currywurst, Schnitzel, Burger und sonstigem Junk-Food ab.

Schon unsere Kinder werden immer früher fremdverpflegt und in der Massenverpflegung abgespeist mit billigem, minderwertigem Essen. Hier hat unsere Gesellschaft ein wachsendes Problem, das sich statistisch in der zunehmenden Zahl Übergewichtiger, immer mehr und immer neuer Zivilisationskrankheiten, Autoimmunerkrankungen, in immer schwächeren Immunsystemen, zunehmenden Unverträglichkeiten und Verhaltensauffälligkeiten, häufigeren Infekten sowie schwereren Infektionsverläufen widerspiegelt. Geistige und körperliche Leistungsfähigkeit sind im freien Fall. Ausnahmen bestätigen die Regel.

Glücklicherweise verbannen immer mehr Institutionen, gerade im Sport und besonders in der Schweiz, die Süßigkeiten-, Cola-, Soft- und Energydrink-Automaten aus ihren Einrichtungen und ändern wie die Nachwuchsschulen des Österreichischen Skiverbandes das Verpflegungsangebot zugunsten einer „gesunden Jause" und zugunsten einer insgesamt jugend-, sport- und menschengerechten Ernährung.

Einige Folgen der „normalen" Ernährung

Unsere normale „westliche Ernährung" mit ihrem Übermaß an Weißmehl, Zucker und Zusatzstoffen, Omega-6-Fettsäuren und stark verarbeiteten, minderwertigen Fetten sowie zu wenig Ballaststoffen löst bei immer mehr Menschen unbemerkte entzündliche Prozesse im ganzen Körper aus, die sogenannten „silent inflammations". Ihr Körper reagiert auf diese Ernährung wie auf Krankheitserreger, also mit Symptomen wie auf einen Infekt! Und zwar jedes Mal wieder, wenn sie sich Fast Food, Chips, Flips & Co., eine Schokolade, Kekse, Kuchen oder eine schöne Torte „gönnen" oder von Ihrem Betreuer nach einem erfolgreichen Wettkampf damit „belohnt" werden! Diese ohnehin vitalstoffarme, säurereiche, entzündungsfördernde Ernährung überreizt und schwächt auf Dauer das Immunsystem!

Weiterhin beeinträchtigen Zucker und Transfette, wie sie bei der industriellen Härtung ursprünglich gesunder Pflanzenöle und bei hohen Temperaturen entstehen, ebenso wie ein Mangel an Omega-3-Fettsäuren erwiesenermaßen die Gehirn- und die Gedächtnisleistung.

Transfette, die zum Beispiel bei der Herstellung von Pommes, Chips und Croissants entstehen, fördern Arteriosklerose und damit Herz-Kreislauf-Erkrankungen wie Herzinfarkt oder Schlaganfall. In Dänemark dürfen Lebensmittel bereits seit 2003 nicht mehr als zwei Prozent Transfette enthalten. Das gilt auch schon länger in Österreich, Ungarn, Island, Norwegen sowie der Schweiz und ab April 2021 endlich in der gesamten EU.

Auf der Zutatenliste von Industrieprodukten werden Transfette auch als „pflanzliches Fett, zum Teil gehärtet“ oder als „ungesättigte Fettsäuren, enthält gehärtete Fette“ aufgeführt.

Gleichfalls negativ sind die Auswirkungen von Zucker und schlechten Fetten auf die Psyche, also auf unsere Stimmung (Filmtipp: „Unser Hirn ist, was es isst“ von Raphaël Hitier, Mediathek „arte“ oder YouTube). Außerdem beeinträchtigen schlechte Fette, Zucker und „einfache, leere“ Kohlenhydrate erwiesenermaßen unser Mikrobiom, indem sie die schädlichen Darmbakterien und Darmpilze (Candida albicans) hochfüttern. Bei Fast Food ist letztlich der Name Programm: Man kann es „fast“ essen. Sollte man als Sportler aber nicht!

Exkurs:

Zucker – das Spiel mit dem Feuer

Zucker vor und beim Sport entfacht riskante „Strohfeuer“ im Körper. Zucker und einfache Kohlenhydrate in Form von Honig-Toast, Brötchen mit Schokoaufstrich, Weißbrot mit Marmeladen, Zucker-Zerealien, Körner- und Schokoriegeln, Süßigkeiten, Keksen und Kuchen ebenso wie der Zucker aus gesüßten Getränken und Säften können einfach und schnell verdaut und resorbiert werden. Sie sind dann schlagartig und fast alle auf einmal im Blut. Der Blutzuckerspiegel explodiert förmlich und provoziert eine extreme Insulinausschüttung. Das Insulin schleust die Überdosis Zucker schnell und umfassend aus dem Blut in die Zellen. Gleichzeitig blockiert Insulin die Lipolyse und damit direkt und nachhaltig den Energienachschub in Form von freien Fettsäuren aus den Fettdepots. Während und weil der Insulinspiegel länger erhöht ist, sinken sowohl der Blutzuckerspiegel als auch der Gehalt an freien Fettsäuren im Blut rapide ab. Die mit Zucker vollgepumpte Muskulatur verbrennt unter Belastung zunächst und bevorzugt diesen Zucker. Unter anaeroben Bedingungen entsteht jetzt als Nebenprodukt der gesteigerten Zuckerverbrennung vermehrt Milchsäure, mit der Gefahr, dass „der saure Muskel zumacht“. Spätestens aber wenn der Zucker in der Zelle verbrannt ist und kein weiterer konsumiert wurde, bricht die Energiegewinnung schlagartig ein und der Sportler zusammen. Denn dann ist der Energienachschub über das Blut sowohl in Form von Zucker als auch in Form von freien Fettsäuren durch den nach wie vor hohen Insulinspiegel gehemmt.

Selbst wenn in der Zelle noch Fett zur Energiegewinnung vorhanden ist, funktioniert diese nicht ohne Kohlenhydrate, denn: „Fette verbrennen im Feuer der Kohlenhydrate!“ Andernfalls führt diese „unsaubere“ Fettverbrennung in die Übersäuerung. Denn die „aktivierte Essigsäure“ kann als Zwischenprodukt des Fettstoffwechsels nur zusammen mit genügend Oxalacetat aus dem Kohlenhydratstoffwechsel weiter verbrannt werden. Letztlich ist es nur eine Frage der Zeit, bis die Leistung aufgrund des Energiemangels oder der Übersäuerung zusammenbricht.

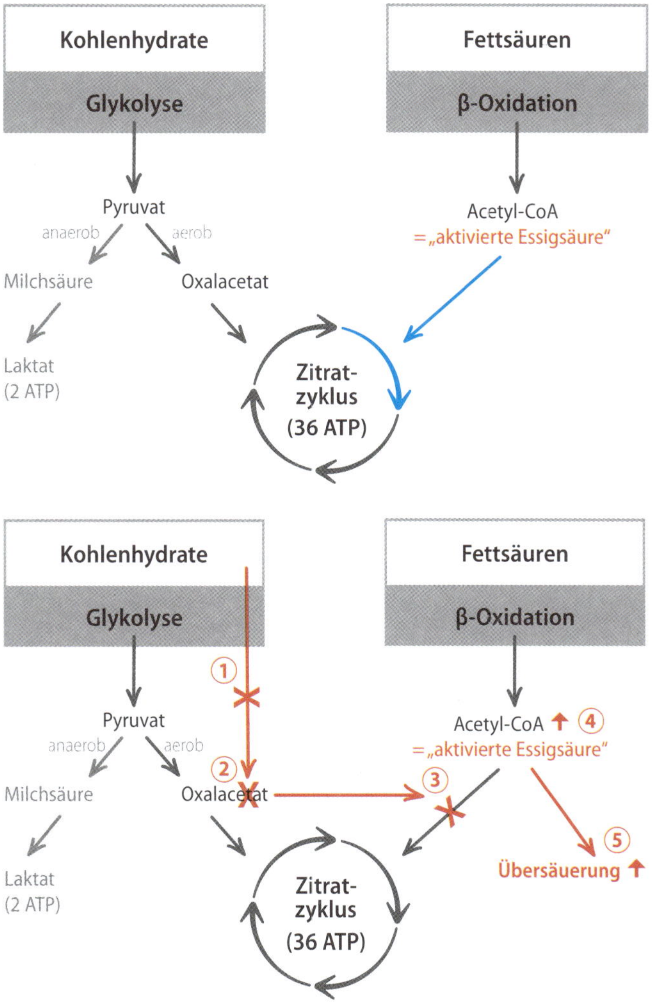

„Fette verbrennen im Feuer der Kohlenhydrate" oder übersäuern den Körper

Bei einem niedrigen Glukosespiegel in den Zellen fehlt zur effektiven und säurearmen Fettverbrennung im Zitratzyklus das Oxalacetat aus dem Pyruvat aufgrund des kaum oder gar nicht mehr vorhandenen Kohlenhydratstoffwechsels. Ohne Oxalacetat kann die „aktivierte Essigsäure" (Acetyl-CoA) aus der Beta-Oxidation der Fettsäuren nicht im Zitratzyklus weiter verstoffwechselt werden, sondern reichert sich an, übersäuert die Zelle, übersäuert das Blut und über die Bildung von Keto(n)körpern den gesamten Körper.

„Ich habe die Cola zu früh getrunken … und das Ziel nicht mehr erreicht!" So ärgert sich heute noch ein mir sehr gut bekannter Redakteur und Triathlet über seine Erfahrung mit Zucker. Wenn die Zuckerfalle zuschnappt, ist der Energienachschub aus den Fettdepots blockiert. Man ist abhängig vom Zuckernachschub, oder der Wettkampf endet. Also: Finger weg vom Zucker!

Vom Blutzucker als Energielieferant sind bei ständigem Zuckerkonsum unser Gehirn und unser Nervensystem im wahrsten Sinne des Wortes „abhängig". Nachdem sie bei einer Überdosis an Zucker zunächst noch gut funktionieren, kommt es bei einer Unterzuckerung und je nach sportlicher Belastung zu Konzentrations- und Koordinationsstörungen oder sogar -verlusten mit steigender Verletzungsgefahr.

Aber selbst wenn kein Zucker im Spiel war, merken Ausdauersportler am extremeren Brennen ihrer Muskeln sowie an plötzlichen Konzentrations- und Koordinationsproblemen das Leerlaufen ihrer körpereigenen Glukosespeicher (= Glykogenspeicher). Um Verletzungen, Unfällen oder einem Wettkampfausstieg durch diese Unterzuckerung vorzubeugen, ist es jetzt wichtig, mindestens einen Gang zurückzuschalten und es langsam angehen zu lassen. Schnellstmöglich müssen sowohl einfache und schnell verfügbare als auch komplexe und damit lange wirkende Kohlenhydrate nachgeschoben werden.

Tipp: Für perfekte Muskel-, Nerven-, Gehirn- und Blutzellenfunktionen sowie für eine perfekte Fettverbrennung, wie sie gerade im Ausdauersport entscheidend ist, braucht der Energiestoffwechsel einen möglichst konstant leicht erhöhten Blutzucker- und einen möglichst niedrigen Insulinspiegel!

Exkurs:

Zucker, Medikamente und Antibiotika – Gründe für eine gestörte Verdauung

Zucker ist „Pilzfutter". Wie gesagt, werden mit einer zuckerreichen Ernährung im Laufe der Zeit im Darm die Pilze (z. B. Candida albicans) herangezogen. Andererseits beeinträchtigt der meist gleichzeitig hohe Gehalt an raffinierten, Omega-6-haltigen Fetten in der Nahrung die gesundheitsfördernden Darmbakterien. Ist die Ernährung außerdem ballaststoffarm, so verhungern die guten Darmbakterien regelrecht.

Zahlreiche Schmerzmittel und Medikamente stören ebenfalls unsere Verdauungsorgane, unsere Verdauungssäfte und die Darmflora, unser Mikrobiom. Spätestens nach dem Einsatz von Antibiotika laufen die Betroffenen generell Gefahr zu verpilzen. Denn Antibiotika eliminieren unsere gesunden Darmbakterien fast gänzlich, die unter guten Bedingungen etwa 99 Prozent unseres Mikrobioms ausmachen. Dagegen überleben schlechte Keime, Viren und die Pilze.

Werden jetzt weiterhin Zucker und einfache Kohlenhydrate konsumiert, explodiert die Pilzbesiedelung im Darm. Für die Betroffenen und ihre Umgebung macht sich das in Form von Blähungen bemerkbar. Die Pilze produzieren außerdem immer mehr Fuselalkohol sowie Mykotoxine (Pilzgifte), die durch die Darmwände in den Körper gelangen. Dadurch kommt es immer häufiger zu scheinbar unerklärlichen Kopfschmerzen wie nach übertriebenem Alkoholkonsum und zu schlechten Leberwerten.

Zu diesen Symptomen kann es auch durch giftiges Ammoniak kommen, das bei dauerhaft übertriebenem Eiweißkonsum durch die dann hochgezüchteten Fäulnisbakterien im Darm entsteht. Werden als Eiweißquelle konventionelles Fleisch und Fisch aus Massentierhaltung und Aquakulturen verzehrt, so ist das Mikrobiom obendrein mit Medikamenten, Antibiotika und schlechten Fetten konfrontiert. Aufgrund der Fütterung mit Soja enthalten konventionelle tierische Produkte mittlerweile reichlich entzündungsfördernde Omega-6-Fettsäuren wie die Arachidonsäure.

Antibiotika nur im Notfall

Nehmen Sie in Absprache mit Ihrem Arzt Antibiotika bitte nur im Notfall ein. Wenn sie erforderlich sind, beginnen Sie parallel dazu mit der Einnahme eines probiotischen Aufbaupräparates. Zu berücksichtigen ist, dass das Probiotikum in zeitlichem Abstand von möglichst ein bis zwei Stunden zum Antibiotikum eingenommen wird und auch noch über Wochen danach.

Je nach Symptomatik ist es empfehlenswert, eine auf das Mikrobiom bezogene Stuhlprobe durchführen zu lassen. Beauftragt werden kann diese Analyse von einem Heilpraktiker oder Arzt, der auf Darmgesundheit spezialisiert ist. Anhand der Ergebnisse kann der individuelle Zustand des Mikrobioms erfasst und optimiert werden.

Schmerzmittel

Im Ausdauersport, in Kontaktsportarten wie Handball, Eishockey, Football und im Kampfsport werden in Erwartung baldiger Schmerzen oft präventiv Schmerzmittel konsumiert, ohne Beachtung der Risiken und Nebenwirkungen! Ein Drittel der Niereninsuffizienzen geht auf das Konto von frei verkäuflichen Schmerzmitteln. Ich werde nie ein Gespräch mit einem Boxer vergessen, der rund um sein extremes Training so lange und so viele blutverdünnende Schmerzmittel konsumiert hatte, bis ihm massiv die Haare ausfielen und er bei einer Verletzung fast verblutet wäre.

Metalle

Aluminium sollte mittlerweile jedem als nervenschädigend und alzheimerfördernd bekannt sein. Während es aus den meisten Deos entfernt wurde, gelangen nach wie vor jedoch wesentliche Mengen als mögliche Rieselhilfe im Kochsalz, aus den Kaffeekapseln, aus Aluminiumverpackungen und -folien sowie aus Soft- und Energydrinkdosen in den Körper. Die in derartigen Getränken in ohnehin schon schädlichen Mengen enthaltene Zitronen- und Phosphorsäure lösen Aluminium aus den Dosen!

Amalgam hat im Mund nichts verloren. Mittlerweile wissen viele um die Schädlichkeit von Metallen und Metalllegierungen als Zahnersatz, jedoch auch als Implantat im Knochen nach Brüchen oder im Gelenk. Gerade wenn verschiedene Metalle aufeinandertreffen, kann es zu Problemen kommen. Erschreckend und meiner Meinung nach ein Straftatbestand ist die unsachgemäße Entfernung von Amalgam, wenn es ohne Schutzmaßnahmen einfach herausgebohrt wird. Dabei schluckt der Betroffene die hochgiftigen Metalle und atmet deren für unsere Nerven giftigen Dämpfe ein.

Oft höre ich nach solch einer Behandlung von regelrechten „Abstürzen“. So musste sich ein mir gut bekannter Weltklasseathlet erst mit einer intensiven Metallausleitung (Chelattherapie) in Kombination mit stundenlangen basischen Bädern entgiften, bevor er seine Karriere fortsetzten konnte.

Erschreckend ist auch der seit Jahrzehnten praktizierte Einsatz von Kontrastmitteln, um bei der Magnetresonanztomografie (MRT) schöne, bunte Bilder zu erhalten. Das als Kontrastmittel eingesetzte Schwermetall Gadolinium aus der Gruppe der „Metalle der Seltenen Erden" ist so schädlich wie Blei und Quecksilber und als freies Ion neurotoxisch, also wieder einmal äußerst giftig für unsere Nerven. Es kann zu Muskelschmerzen und Hautveränderungen kommen. Gadolinium kann die Nieren schädigen und die Nierenfunktion verschlechtern sowie neurologische Störungen hervorrufen, zumal es noch Jahre später im Körper nachgewiesen werden kann, unter anderem im Gehirn. Sprechen Sie mit Ihrem Arzt und verzichten Sie möglichst auf den Einsatz von Kontrastmitteln. Die Bilder sind meistens auch ohne Kontrastmittel aussagekräftig genug.

Viele Sportler wollen mit Haarfärbemitteln, Nagellack oder Tätowierungen etwas Farbe in ihr Leben bringen. Sie wissen nicht, dass dort Nervengifte wie Quecksilber, Cadmium, Arsen und Blei enthalten sein können! Tattoos und ganz besonders Piercings in Meridianen, z. B. im Ohr, in der Zunge, der Nasenscheidewand oder im Bauchnabel, können die Karriere einiger Talente wesentlich beeinträchtigen und unnötig früh beenden!

Viele Sportler glauben auch, sich mit dem Verzehr von Fisch aus konventioneller Massentierhaltung (Aquakultur) und Thunfisch etwas Gutes zu tun. Im Gegensatz zu den fragwürdigen Bedingungen der Massentierhaltung auf dem Land greifen aktuell noch keinerlei Reglements für die Zucht im Wasser, weder für den Einsatz von Antibiotika noch für die Qualität des Futters.

In Südamerika wird schon lange in unverantwortlichem Ausmaß der Regenwald abgeholzt, um Soja für Tier- und Menschennahrung anzubauen. Dieses wird regelmäßig in der Wachstumsphase und intensiv nach der Ernte für den langen Transport zu den Fischfarmen mit Insektiziden, Herbiziden, Pestiziden und Fungiziden behandelt. Diese finden sich dann, ebenso wie die im Soja reichlich enthaltenen Omega-6-Fettsäuren, im Fisch wieder.

Außerdem werden dem Fischfutter noch Medikamente, Antibiotika sowie schwer- und leichtmetallhaltiges Fischmehl aus den Abfällen der Schlachtbetriebe beigemischt, die sich in schädlichen Dosierungen im Zuchtfisch anreichern. Aufschlussreich ist dazu unter anderem der Film „Lachs – das giftigste Lebensmittel der Welt" von Judith Langasch, ORF. Enorm quecksilberbelastet sind neben dem Lachs auch Pangasius und Dorade, Krabben und Shrimps aus Aquakulturen ebenso wie Thunfisch.

Tipp:
Informieren Sie sich bitte generell über alles, was in Ihren Körper hinein oder auch nur mit ihm in Kontakt kommt, über die „Risiken und Nebenwirkungen", und stellen Sie sich und anderen die Frage, ob das wirklich sein muss! Fragen Sie auch bei Nahrungsergänzungsmitteln, Körperpflegemitteln und Medikamenten nicht nur nach verbotenen anabolen Inhaltsstoffen, sondern informieren Sie sich kritisch über die leistungsmindernden Nebeneffekte.

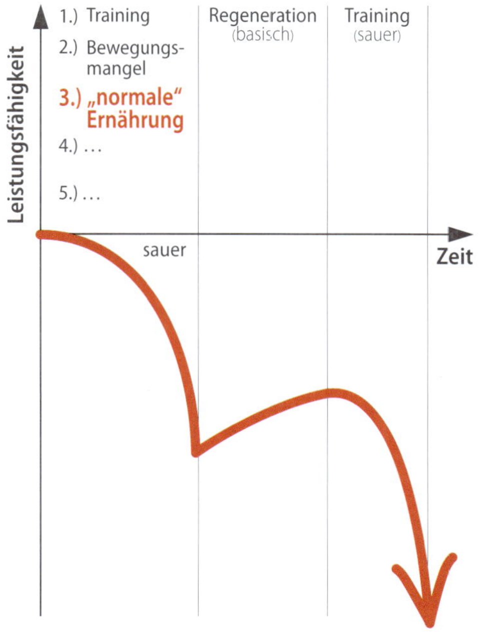

Fazit: Allein die heute „normale", vitalstoffarme und stattdessen säure-, fremd- sowie schadstoffreiche sogenannte westliche Ernährung und Lebensweise schickt immer mehr Menschen in die chronisch latente Übersäuerung. Der Säure-Basen-Haushalt von Sportlern ist schon mit den Säuren aus intensivem Sport enorm beansprucht und erst recht in Kombination mit Bewegungsmangel im Alltag. Die tägliche Ernährung ist die einzige Möglichkeit, unserem Körper die erforderlichen stoffwechseloptimierenden, immunstärkenden, basisch wirkenden und damit säureausgleichenden sowie regenerativen Vitalstoffe in der erforderlichen Vielfalt, in den notwendigen Mengen und den natürlichen Balancen zuzuführen. Wenn wir diese Chance nicht nutzen und uns stattdessen mit unserer Ernährung und unserer Lebensweise schaden, ist die chronisch latente Übersäuerung vorprogrammiert.

Wer den Aspekt der vitalstoffreichen basischen Ernährung belächelt, den könnte die normale saure Ernährung die sportliche Karriere kosten. Er wird schlichtweg auf der Strecke bleiben und leider nie erfahren, was ihm möglich gewesen wäre.

Die ganz „normale" Körperpflege

Immer mehr Menschen sind heute mit immer mehr Säuren und Schadstoffen konfrontiert, die sie immer schlechter ausscheiden können. Über Jahrtausende haben sich die Entsäuerungs- und Entgiftungskapazitäten von Leber, Nieren und Darm auf der Basis der natürlichen, vitalstoffreichen Ernährung sowie einer relativ säure- und schadstoffarmen Belastung entwickelt. Schon mit der heute normalen westlichen Ernährung und den typischen Lebensumständen stehen diesen Organen Mengen und Arten an Säuren und Schadstoffen gegenüber, die sie so nicht kennen und auf deren Entsäuerung und Entgiftung sie nicht ausgerichtet sind. Auch fehlen ihren Enzymen bei der modernen Ernährung die erforderlichen Vitalstoffe als Co-Enzyme und Co-Faktoren.

Vorsicht Nierensperre!

Der Dresdener Professor Manfred von Ardenne erforschte die sogenannte Nierensperre. Sie liegt bei einem Säuregrad des Urins von pH 4,4 und sorgt als Selbstschutz dafür, dass sich die Nieren und die harnableitenden Organe nicht selbst verätzen. Selbst bei einer guten Vitalstoffversorgung stellen die entsäuernden Enzyme deshalb bei pH 4,4 ihre Tätigkeit ein.

Ebenfalls eine Sperre haben unsere Nieren für die Ausscheidung von Säuren in Form von Neutralsalzen. Starke Säuren werden mithilfe von basenbildenden Mineralstoffen zu solchen Salzen neutralisiert und dadurch transport- und ausscheidungsfähig gemacht. Allerdings können nur begrenzte Mengen dieser Neutralsalze ausgeschieden werden, zumal die Nieren bei vielen Menschen schon mit der Verstoffwechselung des täglichen Salzkonsums überfordert sind. Um die Entsäuerungskapazität der Nieren optimal zu nutzen, sollten diese kontinuierlich mit genügend Wasser sowie mit basenbildenden Mineral- und Vitalstoffen versorgt werden.

Wasser trinken ist Körperpflege von innen

Ich kann gar nicht genug betonen, wie wichtig ausreichend Wasser für Ihre Nieren, jedoch auch für Leber und Darm sind! Stattdessen lassen manche Sportler diese Entsäuerungs-, Entgiftungs- und Ausscheidungsorgane bewusst oder unbewusst trockenlaufen, weil sie zu wenig trinken.

Als drastisches Beispiel erzählte mir eine noch sehr junge Sportlerin, dass sie mit Absicht immer wenig getrunken hätte, um weniger auf die Toilette gehen zu müssen und dadurch mehr trainieren zu können. Bis sie Nierensteine hatte! Auch dass sie ständig Verstopfung und nur ein- bis zweimal pro Woche Stuhlgang hatte, fand sie bis zu unserem Gespräch noch vorteilhaft. In den Tagen der Verstopfung fehlte ihr jedoch zum einen die Möglichkeit zur bestenfalls täglichen Entsäuerung und Entgiftung über ihren Darm. Zum anderen wurde der nicht ausgeschiedene Darminhalt zu einer zusätzlichen Belastung, die die sportliche Leistung minderte. Ihren intensiver werdenden Körpergeruch brachte sie nicht in Verbindung mit der Verstopfung und unterdrückte ihn mit Antitranspirantien.

Flüssigkeitsmangel bringt immer auch eine suboptimale Durchblutung mit sich, denn das Blut wird im wahrsten Sinne des Wortes dicker. Dadurch verschlechtern sich die Versorgung der Zellen mit Sauerstoff und Nährstoffen sowie der Abtransport von Säuren aus den Geweben. Das wiederum beeinträchtigt direkt und über den gesamten Zeitraum der Dehydrierung die sportliche Leistungsfähigkeit und auch die Leistungsfähigkeit von Leber, Nieren und Darm. Diese werden unter körperlicher Belastung ohnehin schlechter durchblutet und können dann nicht ansatzweise optimal entgiften, entsäuern und ausscheiden. Sehr viele Sportler trinken einfach zu wenig Wasser und fördern dadurch die chronische Übersäuerung.

Säure von außen ist die Regenerationsbremse

Wenn die Entsäuerungs- und Entgiftungskapazitäten von Leber, Nieren und Darm überfordert sind, wird je nach Art und Menge der Übersäuerung oder Vergiftung und je nach individueller Veranlagung bei vielen Menschen die Haut als Ausscheidungsorgan „hyperaktiv". Jeder weiß, spürt und riecht es, dass die Haut ein Ausscheidungsorgan für Säuren und Stoffwechselendprodukte ist. Gemäß dem Motto „Du bist, was du isst!", spiegelt die Haut optisch mit ihren sauren Ausscheidungen und mit ihrem Geruch wider, was die Menschen getan und gegessen haben. Schweißanalysen bestätigen die Ausscheidungsfunktion der Haut mit messbaren Werten an Laktat, Harnstoff, Ammoniak usw.

Eigentlich weiß jeder, dass die Haut ein Ausscheidungsorgan ist. Dennoch ist den wenigsten wirklich bewusst, dass unser Körper mit diesen durchaus unangenehmen, jedoch sinnvollen Ausscheidungen nur bestrebt ist zu entsäuern, um basisch zu bleiben. Wenn zum Beispiel unsere 2-3 Millionen Schweißdrüsen hyperaktiv werden, ist das unangenehm, aber aus der Perspektive des Säure-Basen-Haushaltes intelligent. Pickel, Akne, Neurodermitis und selbst ein Offenes Bein sind unangenehme, aber effektive und sinnvolle Wege, um in der Säure-Basen-Balance zu bleiben. Weil das den wenigsten so bewusst ist, greifen sie zu saurer Körperpflege, Deos, Cremes, cortisonhaltigen Produkten usw. Damit verschließen oder deaktivieren sie die Schweiß- und Talgdrüsen in ihrer Haut.

Entgegen jedem Verständnis den Hautfunktionen gegenüber und entgegen jeder Logik haben die meisten vermeintlichen Körperpflegemittel einen sauren pH-Wert von +/- 5,5. Das ist 1000-ma saurer als das basische Fruchtwasser der werdenden Mutter mit einem pH-Wert von etwa 8,5. In diesem basischen Wasser wachsen wir neun Monate lang heran und kommen mit der schönsten Babyhaut zur Welt. Beim Baby im Bauch der werdenden Mutter sehen wir, wie unsere Haut gepflegt werden möchte, damit sie als Ausscheidungsorgan perfekt funktioniert.

Wer hat Angst vorm bösen Wolf?" – Alle!

Eine besonders von Radfahrern, Mountainbikern und generell von Ausdauersportlern gefürchtete „Verletzung" ist das Wundscheuern im Schritt. Dieser gefürchtete „Wolf" ist das Ergebnis lange andauernder Reibung, beschleunigt durch sauren, ätzenden Schweiß. Neben der konsequenten basischen Körperpflege ist die beste Vorbeugung gegen ein mögliches Wundscheuern die reichliche Versorgung des Organismus mit basenbildenden Vitalstoffen.

Saure pH-Werte unterdrücken die Ausscheidungsfunktion der Haut. Cortison ist nur im Notfall einzusetzen, denn es schaltet die Haut als Ausscheidungsorgan weitgehend aus. Dann stauen sich die Säuren und Schadstoffe im Körper zurück, belasten unnötig den Säure-Basen-Haushalt, bremsen regenerative Prozesse aus und fördern langfristig degenerative Prozesse wie die Osteoporose.

Den Effekt von Deodorants erkläre ich gern als Banane im Auspuff: Es riecht besser, aber der Motor geht kaputt! Und wer jetzt noch bei Deos & Co. zu Chemie, Mikroplastik und Metallen, zum Beispiel zu Aluminium greift, braucht sich über Probleme nicht zu wundern. Die Folgen sind eine schlechte Regeneration, „verschlackte" Oberarme, entzündliche Probleme im Schulterbereich, Lymphprobleme bis hin zu dicken, manchmal heißen Lymphknoten, Lymph- und Brustkrebs, Alzheimer, Parkinson & Co.

Das Unterdrücken der Säure- und Schadstoffausscheidung über die Haut löst die Probleme nicht ursächlich, sondern verlagert lediglich die Symptome. So unterdrückt Cortison zwar hervorragend Entzündungen und Hautprobleme wie Neurodermitis, verursacht dafür aber bei längerer Anwendung dünne Pergamenthaut, Wassereinlagerungen und brüchige Knochen. Dass sich die Haut in ihrer Ausscheidungsfunktion ungern unterdrücken lässt, war auch meine persönliche Erfahrung. Meine Neurodermitis breitete sich mit Cortison von anfänglich kleinen Bereichen immer weiter aus, und ich musste mich immer mehr und auch immer hochdosierter eincremen. Gleiches wurde mir mittlerweile tausendfach bestätigt, ebenso wie der Heilungserfolg durch eine ausgeglichene Säure-Basen-Balance.

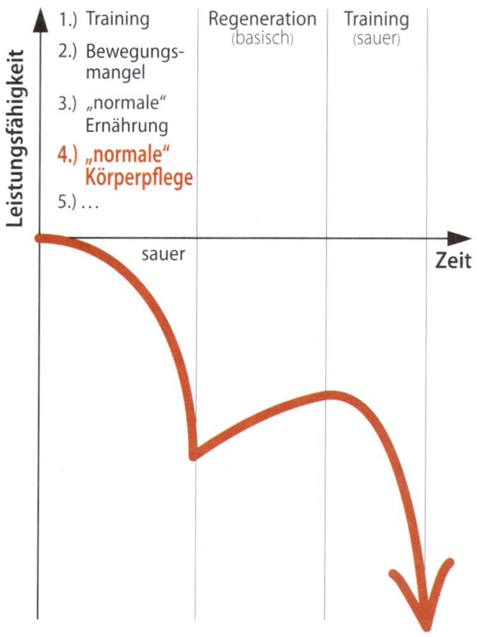

Fazit: Die heute „normale" saure und ausscheidungsunterdrückende Körperpflege ist für Sportler eine Vollbremse für ihre Leistungs- und Regenerationsfähigkeit und fördert unnötig die chronisch latente Übersäuerung.

Der ganz „normale" Stress – vom Freund zum Feind, vom Retter zum Killer

Stress oder das, was er innerhalb von Bruchteilen einer Millisekunde in uns auslöst, war über Jahrtausende hinweg überlebenswichtig! Auge in Auge mit dem Säbelzahntiger sorgten der Stress über die Aktivierung des sympathischen Nervensystems und über die Ausschüttung der Stresshormone Adrenalin, Noradrenalin und Cortisol für volle Konzentrationsfähigkeit und setzten schlagartig gigantische Kräfte zum Kämpfen oder Flüchten frei. Der schlagartig enorme Energieschub erfolgte hauptsächlich anaerob und führte in die totale Übersäuerung, begleitet von dem Herunterfahren der energieaufwendigen Verdauungsarbeit.

Wenn man überlebt hatte, konnte der Körper vom Sympathikus wieder auf die Regulierung durch den Parasympathikus umstellen, sich entspannen, entsäuern und regenerieren. Stresshormone wurden nicht weiter ausgeschüttet, sondern abgebaut. Stattdessen waren durch die Muskelaktivität Glückshormone wie Endorphine und Serotonin sowie hunderte hormonähnliche gesundheitsfördernde Botenstoffe, sogenannte Myokine wie zum Beispiel Interleukin 6 (IL-6), ausgeschüttet worden.

Unsere körperlichen Reaktionen auf Stress haben sich bis heute nicht verändert. Nur der Stress ist für viele zum Dauerzustand geworden. Als Dauerzustand macht Stress uns allerdings fertig: Die Energiegewinnung und somit der Zucker- und Fettstoffwechsel, die Atmung, die Herzfrequenz, der Blutdruck und die Durchblutung werden dauerhaft fehlgesteuert. Viele Sportler leiden unter Stressverdauung, mit meist beschleunigter Verdauung oder mit Verstopfung gerade in Entspannungsphasen und unter einem zunehmend beeinträchtigten Mikrobiom. Die permanente Anspannung und anaerobe, säurebildende Energiegewinnung, gerade bei Bewegungsmangel im Alltag, belasten chronisch die Säure-Basen-Balance. Früher löste eine tatsächliche, reale Situation akuten Stress aus. Heute ist Stress in erster Linie dauerhaftes „Kopfkino"!

Tipp:

Um dem Faktor Dauerstress als Verursacher der Übersäuerung entgegenzuwirken, sollten Sportler unbedingt auch mental in die Balance kommen, sei es über autogenes Training, Meditation oder Ähnliches, und erst recht über das „cool-down" nach dem Sport. Gezielte moderate Aktivität, insbesondere moderates Ausdauertraining, baut über den leicht beschleunigten Stoffwechsel Stress sowie die Stresshormone ab. Vorteilhaft für die Säure-Basen-Balance ist, dass in der individuellen, optimalen Pulsfrequenz, grob gesagt im aeroben, sauerstoffüberschüssigen Bereich, mehr Säuren verstoffwechselt werden als neue entstehen. So durchbricht Sport den Strudel von Dauerstress.

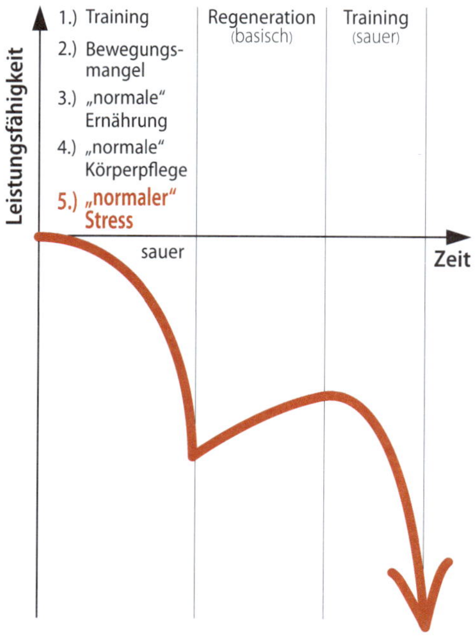

Der Wettkampf verursacht natürlich Stress. Das ist auch gut, denn so ist man voll konzentriert und fokussiert und kann seine maximalen Kräfte freisetzen. Bei vielen Sportlern verursacht aber schon das Training Stress, und zwar jedes Training. Leistungsorientierte Sportler stehen sowohl ihrem eigenen Ehrgeiz als auch den Erwartungen ihrer Trainer und Betreuer gegenüber. Hinzu kommen die Erwartungen von Partner, Eltern, Kindern und Freunden, aber auch von Kollegen, Mitarbeitern, Vorgesetzten und dem Chef, auch wenn diese Erwartungen vielleicht nur eingebildet sind. Heute herrscht überall Leistungsdruck. Alle wähnen sich im ständigen Konkurrenzkampf und in Alarmbereitschaft. Wenn man hier nicht aufpasst und bewusst gegensteuert, läuft der Stress im Kopf wie in einer Dauerschleife 24 Stunden lang am Tag.

Fazit: Stress hat schon für sich allein das Potenzial, einen Menschen in die chronisch latente Übersäuerung zu treiben. Viele Menschen „kochen" den ganzen Tag über in ihren Hormonen und in ihren Säuren bis zum Burn-out.

Zusammenfassung

Übertriebenes Training verbraucht wertvolle Vitalstoffe, zerstört Gewebe und Strukturen, fördert entzündliche Prozesse, belastet das Mikrobiom sowie das Immunsystem, führt in die Übersäuerung und kann Sportler ins Übertraining bringen. In Kombination mit Bewegungsmangel im Alltag und der dann mangelhaften Durchblutung sowie dem eingeschränkten Lymphfluss kann die Übersäuerung bis weit über die sportliche Belastung hinaus andauern und immer mehr zum Dauerzustand werden. Wenn jetzt noch die Ernährung, die Körperpflege und auch die mentalen Umstände die Übersäuerung fördern, anstatt sie aufzufangen, führt das je nach den eigenen Reserven und individuellen Organstärken früher oder später in die chronisch latente Übersäuerung mit massiven, gesundheitlichen Problemen und zum sportlichen Ende. Anhand der im nächsten Kapitel beschriebenen Symptome der Übersäuerung wird dies leider mehr als deutlich.

Meiner Erfahrung nach stellen sich mittlerweile für die meisten Sportler und für fast jeden in unserer Gesellschaft nicht mehr die Fragen, ob er mit Vitalstoffen unterversorgt und ob er übersäuert ist, sondern nur noch die Fragen, in welchem Umfang er unterversorgt und übersäuert ist und woher welche Säuren und Schadstoffe kommen. Die Ursachenforschung und -behebung ist wichtig, damit wir nicht nur Schadensbegrenzung und Symptombehandlung betreiben, sondern ursächlich und präventiv gegensteuern können – für den bestmöglichen, sportlichen Erfolg und den Erhalt unserer Gesundheit.

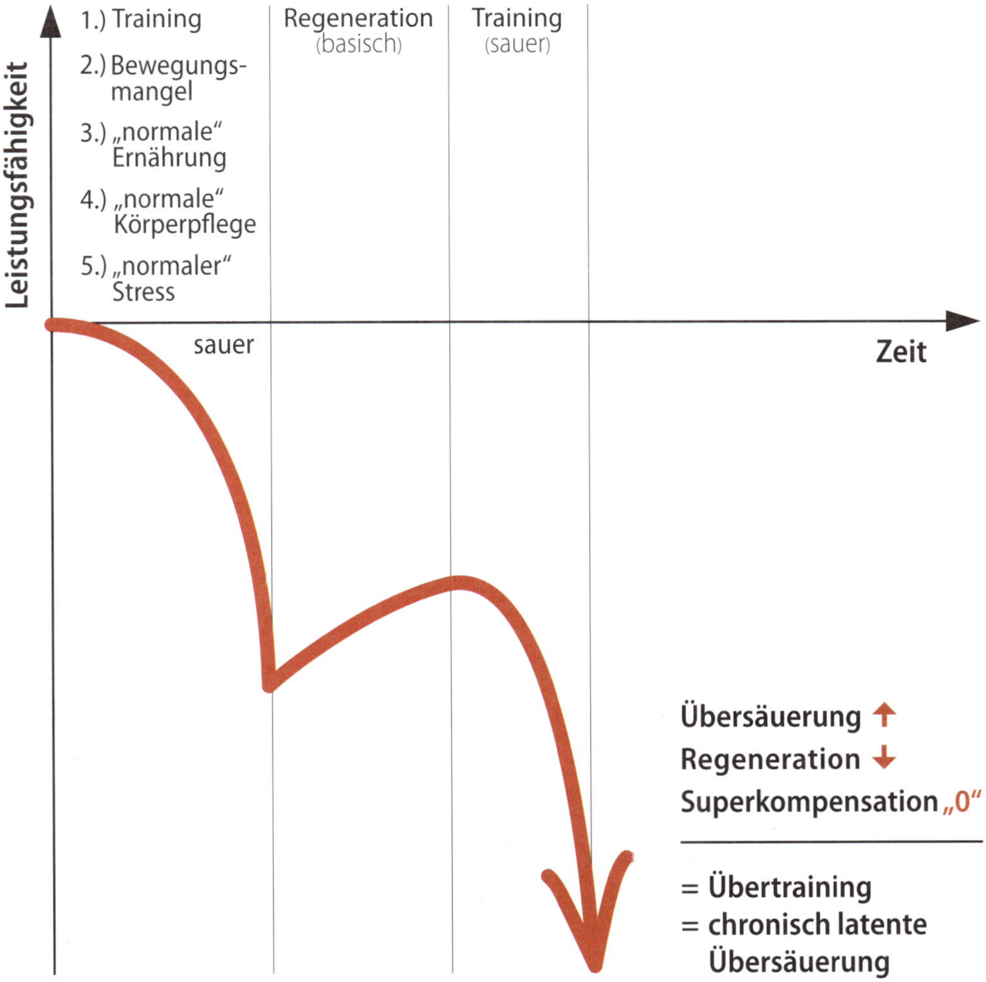

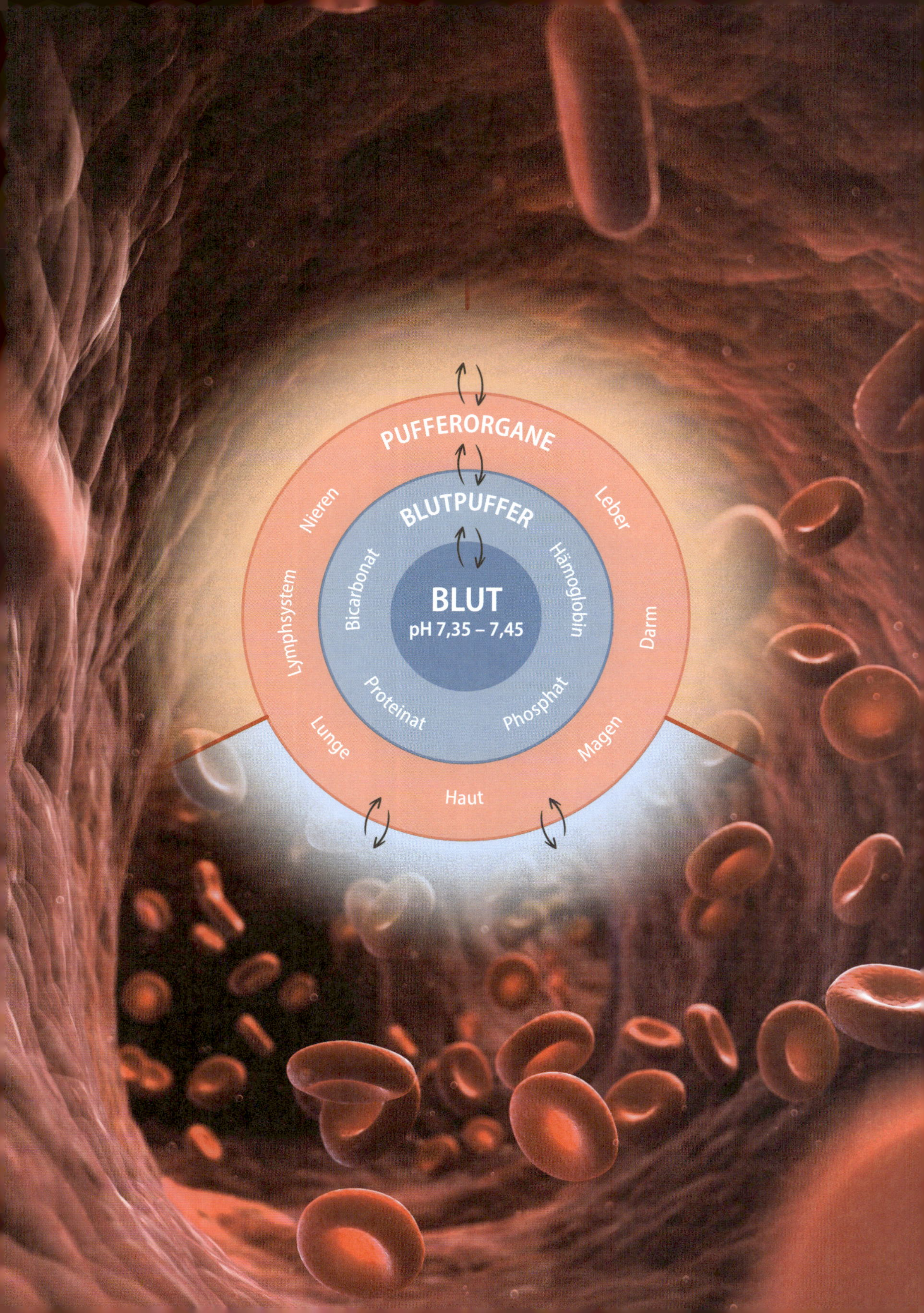
PUFFERORGANE
Nieren
Leber
Lymphsystem
Darm
Lunge
Magen
Haut
BLUTPUFFER
Bicarbonat
Hämoglobin
Proteinat
Phosphat
BLUT
pH 7,35 – 7,45

Symptome und Folgen der chronisch latenten Übersäuerung

Oberste Priorität im Säure-Basen-Haushalt ist, dass unser Blut unter allen Umständen im basischen Bereich zwischen pH 7,35 und 7,45 bleibt. Dafür stehen unserem Organismus verschiedene Puffer- und Entsäuerungssysteme sowie Ausscheidungsorgane zur Verfügung. Diese haben jeweils spezifische Fähigkeiten, können also jeweils nur bestimmte Säuren und Schadstoffe verstoffwechseln. Außerdem sind ihre Kapazitäten – entgegen der weitverbreiteten Annahme und Lehrmeinung (!) – mengenmäßig begrenzt.

Bei der chronisch latenten Übersäuerung sind die Pufferkapazitäten unseres Blutes dauerhaft an ihrem Limit. Die Pufferkapazitäten haben sich im Laufe der Evolution aufgrund natürlicher Belastungen entwickelt und sind mit den heute „normalen" Säure- und Schadstoffmengen und -arten chronisch überlastet. Gleichzeitig sind auch die Entsäuerungs-, Entgiftungs- und Ausscheidungskapazitäten von Leber, Nieren, Darm, Lunge und der Haut mit diesen starken Säure- und Schadstoffbelastungen überfordert. Meist fehlen ihnen ohnehin die Mineral- und Vitalstoffe für funktionsfähige Enzyme und sie werden in ihren Ausscheidungsfunktionen unterdrückt.

Die „venöse Blut-Titration", als Weiterentwicklung der Jörgensen-Methode, gibt Auskunft über die verfügbaren Pufferkapazitäten sowohl außerhalb der Blutzellen (extrazellulär) als auch innerhalb der Blutzellen (intrazellulär). Die Untersuchung zeigt Ihnen, ob Sie im Sinne von „Sport ist Mord" vielleicht schon kurz vor einer akuten Azidose stehen, mit Herzinfarkt und Schlaganfall als den schlimmstmöglichen Folgen. Die Ergebnisse sind repräsentativ für den gesamten Säure-Basen-Haushalt, da das Blut mit seinen Zellen als ein Gewebe zu verstehen ist, das mit anderen vergleichbar ist.

Bei der „venösen Blut-Titration" werden aus frisch abgenommenem, venösem Blut zunächst zellfreies Blutplasma gewonnen und dann sogenanntes Vollblut, welches noch alle Blutzellen enthält, wobei die Erythrozyten 99 % der Blutzellen darstellen. Im Vollblut werden die Zellen zum Platzen gebracht, um auch die intrazellulären Pufferkapazitäten messen zu können.

Beiden Flüssigkeiten wird tropfenweise Salzsäure zugegeben. Dazwischen wird jedes Mal der pH-Wert gemessen und in ein Diagramm eingetragen. Je rascher der pH-Abfall ist, desto geringer sind die verfügbaren Pufferkapazitäten. Die extrazelluläre Pufferkapazität des zellfreien Plasmas in Beziehung zur gesamten Pufferkapazität des Vollblutes lässt eine Aussage über die intrazelluläre Pufferkapazität bzw. die intrazelluläre Übersäuerung in den Blutzellen zu.

Die intrazelluläre Übersäuerung der Erythrozyten ist besonders tückisch, denn sie entgeht nicht nur der normalen, schulmedizinischen pH-Wert-Messung, die nur im Blutplasma erfolgt, sondern sie wird auch von den Nieren nicht erkannt und folglich auch nicht ausgeschieden.

Die Probleme der chronisch latenten Übersäuerung beginnen folglich mit dem dauerhaften Überschreiten der originären Blutpuffer-, Entsäuerungs- und Ausscheidungskapazitäten des Organismus.

Zum Schutz unserer lebenswichtigen Blut-pH-Werte und unserer gesamten Säure-Basen-Balance werden dann im Säure-Basen-Haushalt weitere Ausgleichsmechanismen aktiv – je nach Ursprung, Art und Menge der Säure- und Schadstoffbelastung sowie je nach individueller, eigener Veranlagung. Diese sinnvollen Kompensationsmechanismen und aufkommenden Probleme gilt es als Symptome der Übersäuerung zu verstehen und nicht als typische Begleiterscheinungen von Überlastung, als normale Verschleiß- oder Alterungsprozesse abzutun, denen man hilflos ausgeliefert ist. Symptome haben meist vermeidbare Ursachen, denen Sie jederzeit und am liebsten schon präventiv entgegenwirken können und sollten!

> Die Symptome der Übersäuerung sind sinnvolle Maßnahmen des Organismus zum Schutz und zum Erhalt seiner Säure-Basen-Balance.

Tatort Bindegewebe: verminderte Säurepuffer- und -speicherkapazitäten

Damit der pH-Wert des Blutes basisch bleibt, kann unser Bindegewebe Säuren und Schadstoffe aus dem eigenen Stoffwechsel, z. B. aus den Muskelzellen bei sportlicher Belastung, aber auch aus der Ernährung und aus der Umwelt aufnehmen, puffern und speichern.

Bindegewebe befindet sich überall im Körper und nicht nur in den Problemzonen. Zum Oberbegriff Bindegewebe gehören sehr viele, in ihrer Zusammensetzung und in ihren Aufgaben sehr unterschiedliche Gewebe, angefangen vom Fettgewebe über Faszien, Sehnen und Bänder bis hin zu Bandscheiben, Knorpelgewebe, Knochen und Zähnen.

Jedes Bindegewebe hat seine eigenen Zellen. Diese produzieren je nach Art ihrer Beanspruchung und Funktion um sich herum ihre eigene Matrix in Form dreidimensionaler Netzwerke wie im faserig lockeren Bindegewebe oder auch in Form dreidimensionaler Bauwerke wie in Knorpeln, Knochen und Zähnen.

Die Matrix der Bindegewebe besteht zum einen aus form-, stabilität- und elastizitätgebenden, kollagenen und elastischen Fasern, Vernetzungsproteinen, Knochen- oder Zahngewebe. Zum anderen enthält die Matrix mehr oder weniger viel Grundsubstanz.

Die Grundsubstanz besteht aus stark verzweigten Kohlenhydrat-Eiweiß-Strukturen, hauptsächlich in Form von Glykosaminoglykanen

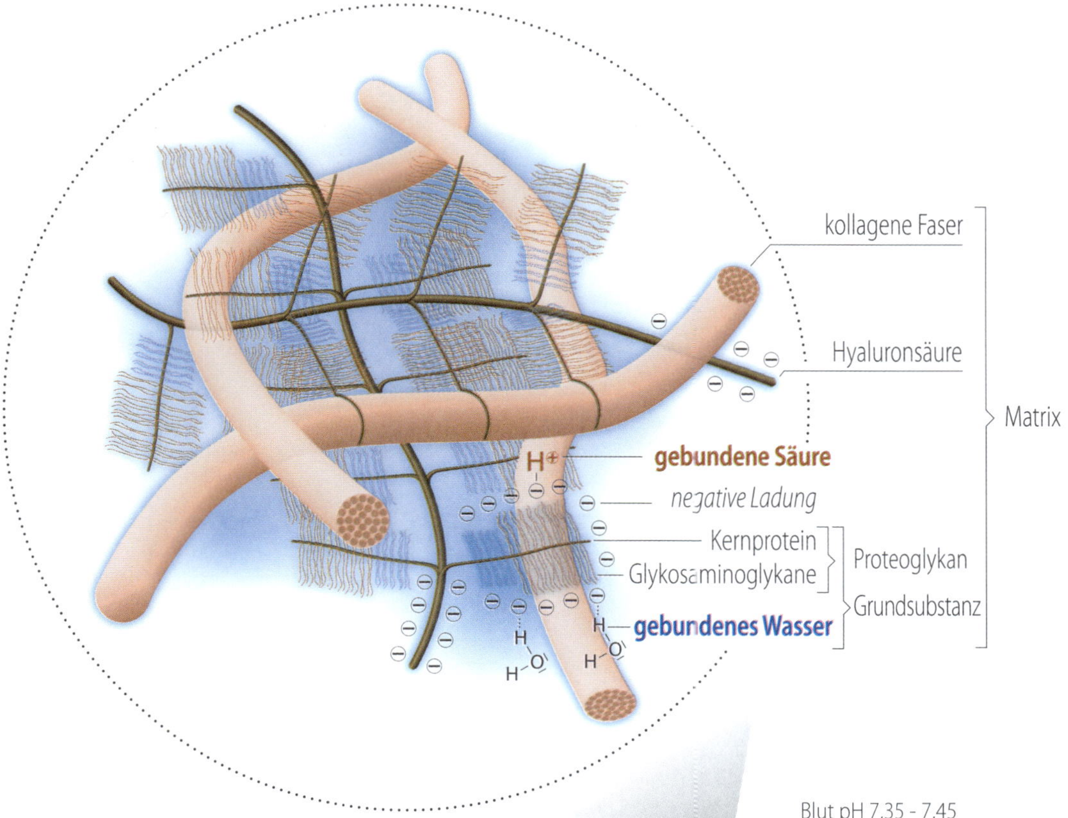

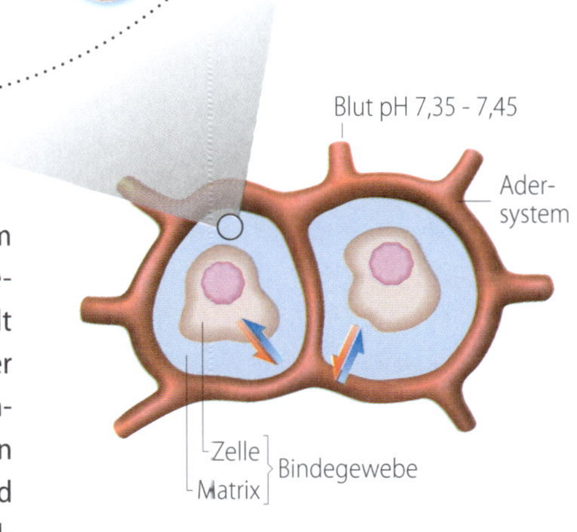

und Proteoglykanen, welche bei geringem Eigengewicht sehr viel Wasser binden. Dieses schon sehr fest gebundene Wasser erfüllt zahlreiche Funktionen, z. B. als Stoßdämpfer in den Knorpeln und Bandscheiben. Als Transitstrecke zwischen den Adern und den Zellen ermöglicht dieses Wasser den Sauerstoff- und Nährstofftransport von der Ader zu den Zellen sowie den Abtransport der Stoffwechselendprodukte von der Zelle zu den Adern und Lymphbahnen. Zu dieser Transport- und gleichzeitigen Filterfunktion kommt noch eine Speicherfunktion für die genannten Substanzen hinzu. Sauerstoff, Nährstoffe und Mineralstoffe können hier gelagert werden, bis in die Zahn- und Knochensubstanz hinein. Andererseits können hier Säuren und Schadstoffe gepuffert und gespeichert werden, damit unser Blut auch unter extremen Belastungen basisch bleibt.

Da sich diese Matrix immer auch zwischen den ver- und entsorgenden Adern und den Lymphbahnen sowie den Zellen, Geweben und Organen, also zwischen allen Zellen, befindet, wird sie auch interstitielles Gewebe, Interstitium oder Interzellularraum genannt.

Im ersten Schritt nimmt die Flüssigkeit des Bindegewebes eine begrenzte Menge an Säuren auf, sodass hier die pH-Werte fast immer saurer sind als diejenigen im Blut und auch stärker schwanken. Im zweiten Schritt, und damit die pH-Werte im Bindegewebe nicht zu stark absinken, werden weitere Säuren (H^+-Ionen, stark positive Ladung) und Schadstoffe im Austausch gegen Wasser (H_2O, leicht positive Ladung) an den negativ geladenen Stellen (den freien O^--Gruppen) in den Kohlenhydrat-Eiweiß-Strukturen des Bindegewebes „zwischengeparkt" und dadurch neutralisiert. Dieses geschieht hauptsächlich in den Proteoglykanen mit ihren anhängenden Glykosaminoglykanen. Darüber hinaus lagern sich immer mehr Säuren bis in die kollagenen Fasern der Faszien, Sehnen und Bänder, Gelenke, Knorpel und Bandscheiben an.

Bei freien Kapazitäten der Blutpuffer und gleichzeitig der Ausscheidungsorgane könn(t)en diese Zwischenspeicher in der Regenerationsphase wieder geleert werden. Typisch für die chronisch latente Übersäuerung ist aber, dass dieses nicht mehr oder nicht ausreichend geschieht. Die Säuren lagern sich dauerhaft in den Strukturen des Bindegewebes ein. Die Speicherkapazitäten für weitere Säuren und Schadstoffe, aber auch für Wasser, sind dadurch dauerhaft niedrig.

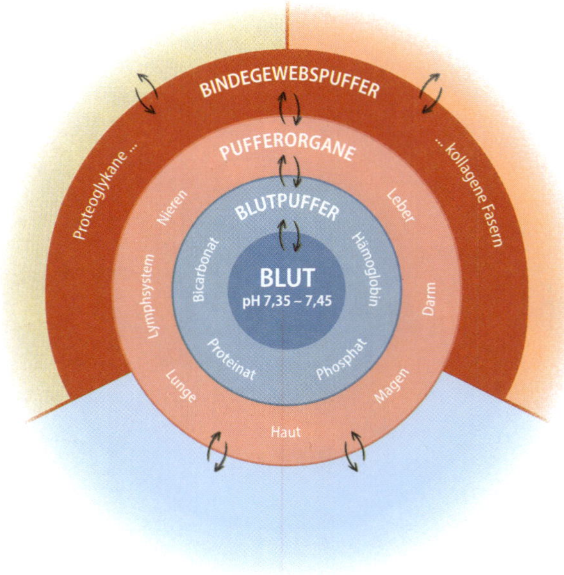

Verminderte Ausdauerleistungsfähigkeit

Je geringer die Speicherkapazitäten der Bindegewebe für Säuren sind, desto eher kommt es bei körperlicher Belastung zu einer Überlastung dieser Speicher- und somit auch der Pufferkapazitäten. Die pH-Werte in den Flüssigkeiten sinken, die Muskulatur beginnt zu brennen und zu schmerzen, die Leistung nimmt ab und bricht schlimmstenfalls zusammen – und zwar mit jeder Trainingseinheit früher! Die Ausdauerleistungsfähigkeit nimmt ohne die erforderliche Entsäuerung und Regeneration mit jedem Training weiter ab. Andererseits nimmt die Übersäuerung mit jedem Training weiter zu.

Eingeschränkte Beweglichkeit

Die zunehmende Säureeinlagerung und gleichzeitige Wasserverdrängung in den Proteoglykanen sowie in den elastischen und in den kollagenen Fasern führen zum langsamen, aber sicheren Verlust der Elastizität der Gewebe und stattdessen zu Verspannungen, Verhärtungen und Verkürzungen. Die Beweglichkeit, Dehnbarkeit, Spannkraft, Geschmeidigkeit und Dynamik lassen nach und machen sich gerade beim Sport in den Bewegungsabläufen bemerkbar. Exzellente Leistungen können Sie aber nur erbringen, wenn Ihre Bewegungsqualität exzellent ist.

> Wenn sich die kollagenen Fasern im Bindegewebe wie in Faszien, Sehnen, Bändern und Kapseln verkürzen, entstehen passive Dauerspannungen, die bis zu 300-mal stärker als mögliche aktive Muskelspannungen sind.

Besonders betroffen von einem Bewegungsmangel im Alltag sind unsere nicht durchbluteten Gelenke und Bandscheiben sowie unsere dann schlecht durchbluteten Extremitäten und, aufgrund der Schwerkraft, besonders die Beine. Der Großteil unserer Gelenke befindet

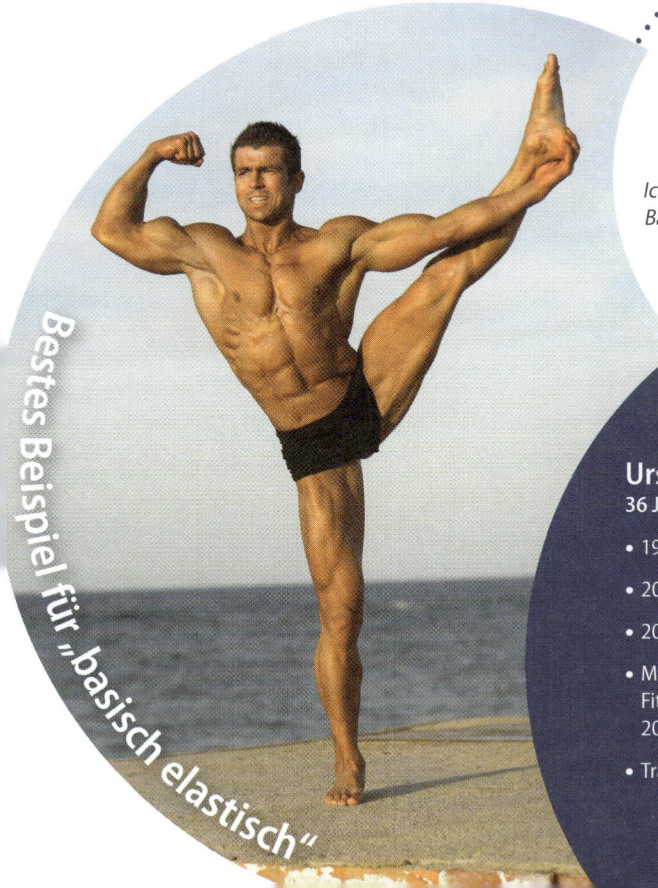

„Nach 36 Jahren Leistungssport steht für mich fest, dass es ***ohne eine Berücksichtigung des Säure-Basen-Haushalts keine langfristig nachhaltige Leistungssteigerung gibt.***

Ich merke, dass ich meinen Körper in der Säure-Basen-Balance in jeder Beziehung hochtouriger belasten kann und auch häufiger. Das hilft mir, dass ich trotz meiner 44 Jahre immer wieder Grenzen verschieben kann und dabei schön geschmeidig bleibe.“

Urs Zumstein * 1977
36 Jahre Leistungssport

- 1985 im Alter von 8 Jahren begann er mit Kunstturnen
- 2000 erste Fitness-Wettkämpfe
- 2007 Vizeweltmeister Naturalbodybuilding
- Mehrfacher Schweizermeister in den Kategorien Fitness, Bodybuilding und Naturalbodybuilding, 2019 Schweizermeister Bodybuilding
- Trainer und Mitinhaber von **www.panthera-ladysgym.ch**

sich über Monate und Jahre am Schreibtisch, beim Autofahren sowie bei sehr vielen Tätigkeiten und auch Sportarten wie Radfahren und Mountainbiken hauptsächlich in Beugeposition. Viele bekommen dann schon nach stundenlanger, einseitiger Belastung ihre Arme, ihren Schultergürtel, ihren Brustkorb, ihre Wirbelsäule, ihre Hüften, ihre Knie und ihre Sprunggelenke nur noch langsam und unter Kraftaufwand in eine halbwegs offene, aufrechte Haltung und ihre Gelenke in eine mehr oder meist weniger richtige Position.

Dauerhaft erhöhter Druck und Fehlstellungen in den Gelenken

Über die Zeit wirken aufgrund der zunehmenden Verkürzungen der Faszien, Sehnen und Bänder nahezu permanent enorme unphysiologische, also von der Natur so nicht vorgesehene, Kräfte auf die Schulter-, Wirbelsäulen-, Hüft-, Knie- und Fußgelenke. Die Knorpel und Bandscheiben stehen dauerhaft unter erhöhtem Druck! Gleichzeitig können die Verkürzungen zu Fehlstellungen in den Gelenken führen. Die dauerhaften Über- und Fehlbelastungen sind Gift für unsere Gelenke, für unsere Knorpel und unsere Bandscheiben und fördern degenerative Prozesse und den Verschleiß!

Tipp: Öfter recken und strecken

Tiere recken und strecken, dehnen und stretchen sich nahezu jedes Mal nach längeren Bewegungspausen. Nehmen Sie sich das gern zum Vorbild, denn damit regen Sie immer wieder Ihren Blut- und Lymphfluss an, fördern den Stoffaustausch und den Stoffwechsel in Ihren Geweben und besonders in Ihren Gelenken sowie Ihre Geschmeidigkeit.

Mehr Schmerzen

Wenn die Speicher- und Pufferkapazitäten des Bindegewebes für Säuren und Schadstoffe erschöpft sind, sinken dort die pH-Werte. Darauf reagieren direkt die säuresensitiven Schmerzrezeptoren wie die ASICs*. Diese befinden sich bezeichnenderweise in den sensorischen Nervenenden der Haut, im Bindegewebe der Muskeln, in den Kapseln der Gelenke und in unseren Eingeweiden.

Bei extremen Säurebelastungen im Training, im Wettkampf oder in Leistungstests wie beim Laktatstufentest „brennen" die Muskeln, weil z. B. die Capsaicin-Rezeptoren (aus der Familie der TRP-Kanäle), die im Mund das Capsaicin als die Schärfe von Chili wahrnehmen, im Muskel mit der gleichen Schmerzübertragung und dem gleichen brennenden Gefühl auch auf Säure reagieren.

Brennende Muskelschmerzen sind als frühes Symptom einer Übersäuerung zu verstehen und als Warnsignal: „Schmerz ist ein unangenehmes Sinnes- oder Gefühlserlebnis, das mit einer tatsächlichen oder drohenden Gewebeschädigung einhergeht ...!", so die Definition für Schmerz der IASP, der International Associ-

* ASIC (acid sensing ion channels = säurewahrnehmende bzw. säureempfindliche Ionenkanäle) oder auch TRP-Kanäle (transient receptor potential channels = Transmembran-Rezeptor-Potenzial-Kanäle, ebenfalls aus der Familie der Ionenkanäle)

ation for the Study of Pain. Das Brennen und die Schmerzen in der Muskulatur haben eine Schutzfunktion und sind ein Frühwarnsystem vor „drohenden Gewebeschäden", wie sie mit Muskelkater dann auch tatsächlich eintreten.

Mehr Muskelkater

Muskelkater geht einher mit Mikroverletzungen und Mikrotraumatisierungen an und in den Muskelfasern, weil eine zu hohe Belastung auf ein zu schwaches oder geschwächtes (!) Gewebe trifft.

Bei untrainierten Muskeln, egal ob bei Sportlern oder Nicht-Sportlern, ist das Gewebe von vornherein schwach bzw. einer ungewohnten Belastung nicht gewachsen und reißt. Deshalb ist Muskelkater bei untrainierten Muskeln keine Überraschung, sondern vorprogrammiert.

Bei gut trainierten Muskeln macht aber erst die Übersäuerung und der dadurch verursachte Stabilitätsverlust der Gewebe den Muskelkater verständlich. Die Übersäuerung kann entweder innerhalb einer Einheit extrem lange anhaltend sein, im Sinne einer Dauerbelastung wie beim Marathon oder Triathlon. Diese stundenlange Übersäuerung schwächt so lange die Gewebe, dass sie reißen können. Oder es handelt sich um eine fortgeschrittene chronisch latente Übersäuerung. Bei dieser ist das Gewebe über Wochen, Monate oder Jahre chronisch übersäuert, unterversorgt und mangelhaft regeneriert. Die Strukturen verlieren schleichend ihre Stabilität, sodass sie immer häufiger schon bei eigentlich gewohnten Belastungen reißen.

Muskelkater im Detail

Die Schmerzen treten geballt erst ein bis zwei Tage nach der Belastung auf und können bis zu einer Woche andauern, je nach dem Grad sowie der Dauer der ursächlichen Übersäuerung. Muskelkater ist eine Kombination aus:

1. **Säureschmerz und hohe Schmerzempfindlichkeit:** Sobald bei lange andauernden, intensiven sowie ungewohnten Belastungen die Speicher- und Pufferkapazitäten des Bindegewebes für Säuren erschöpft sind, reizt jedes weitere Übermaß an Säuren die säureempfindlichen Schmerzrezeptoren. Unter Belastung brennen jetzt die Muskeln und können noch stundenlang schmerzen, je nach dem Ausmaß der akuten Übersäuerung.

   Die Speicher- und Pufferkapazitäten des Bindegewebes für Säuren sind jedoch tagelang erschöpft, zumal aufgrund der Schmerzen die Bewegung und damit die Durchblutung und folglich die Entsäuerung stark eingeschränkt sind. Aufgrund dieser chronischen Übersäuerung ist das Schmerzempfinden der Betroffenen tagelang erhöht. Menschen sind erwiesenermaßen umso schmerzempfindlicher, je übersäuerter ihr Organismus ist.

2. **Dehnungsschmerz:** Mit zunehmender Übersäuerung des Binde- und Muskelgewebes nimmt deren dynamische Stabilität und Belastbarkeit immer weiter ab, sodass es schon unter vermeintlich gewohnten Belastungen vermehrt zu Mikroverletzungen

kommt. In diesen Mikrotraumata sammeln sich Wasser und/oder Blut, sodass sich nach 24 bis 36 Stunden kleine Ödeme bilden. Außerdem ziehen die zurückgestauten Säuren und die Abbauprodukte der zerstörten Strukturen Wasser ins Gewebe. Die Muskelzellen und der gesamte Muskel schwellen an. Jetzt lösen die Dehnungsrezeptoren in den Faszien schon bei leichter zusätzlicher Dehnung Schmerzen aus. Teilweise schmerzen die Muskeln schon bei Berührung. Wie gesagt, geschieht dies zum Schutz vor drohenden Gewebeschäden und weiteren Verletzungen. Dass der Dehnungsschmerz beim Muskelkater über 24 bis 36 Stunden immer weiter zunimmt, erklärt sich über die ansteigende Schwellung der Muskel(zellen) und die dadurch verstärkte Dehnung der Rezeptoren.

3. **Entzündungsschmerz:** Hinzu kommen Schmerzen durch die Ausheilung der Mikrotraumata und -verletzungen in Form von entzündlichen Prozessen. Bei Mikroverletzungen wird das Immunsystem aktiv. Dabei werden Substanzen freigesetzt, die zusammen mit den Säuren und den Abbauprodukten der zerstörten Muskelgewebe die Nerven reizen und Schmerzen auslösen.

Während bei Muskelkater also der akute Säureschmerz langsam abnimmt, nehmen der Dehnungs- und der Entzündungsschmerz zu. Die chronische Gewebeübersäuerung führt zu einer tagelang hohen Schmerzempfindlichkeit, sodass die Schmerzen insgesamt tagelang anhalten können.

Oder lieber weniger Muskelkater?

Erstmals wurde mir die Relevanz des Säure-Basen-Haushaltes für Muskelkater so richtig deutlich durch die Rückmeldung des GIANT-Swiss-Teams im Jahr 2007. Der damalige Teamleiter dieser Mountainbikeprofis, Roland Abächerli, hatte aus eigener leidiger Erfahrung bereits Jahre vorher die Folgen seiner Übersäuerung sowie die möglichen Erfolge in der Säure-Basen-Balance kennen und schätzen gelernt. So konnte er sein Team für einen Test begeistern. Unter konsequenter Beachtung der drei Leitlinien gesunden, erfolgreichen Sports steigerten sich die Leistungen der Sportler fantastisch. Schwere, müde Beine und Muskelkater traten selbst bei extremen Belastungen nur selten auf und wenn, dann nur für kurze Zeit. „Auffallend bei allen Athleten war, dass die CK-Werte mit gutem Säure-Basen-Management kurzfristig nach harten Trainings sogar höher waren und sich dann trotzdem viel rascher wieder normalisierten", so Roland Abächerli.

Dafür wurde zunächst allein der Trainingseffekt verantwortlich gemacht. Aufschlussreich war dann aber das eindeutige Feedback aller Athleten, das nach dem Ende der Testphase kam. Schon durch die wieder „normale" Ernährung und den Verzicht auf die entsäuernde basische Körperpflege nahmen innerhalb weniger Wochen sowohl das Brennen der Beine unter Belastung als auch danach der Muskelkater in ihrer Intensität und Dauer kontinuierlich zu. Dabei war die Ernährung der Sportler, auch aufgrund meiner Schulung, gar nicht so schlecht. Aber sie reichte nicht aus für den er-

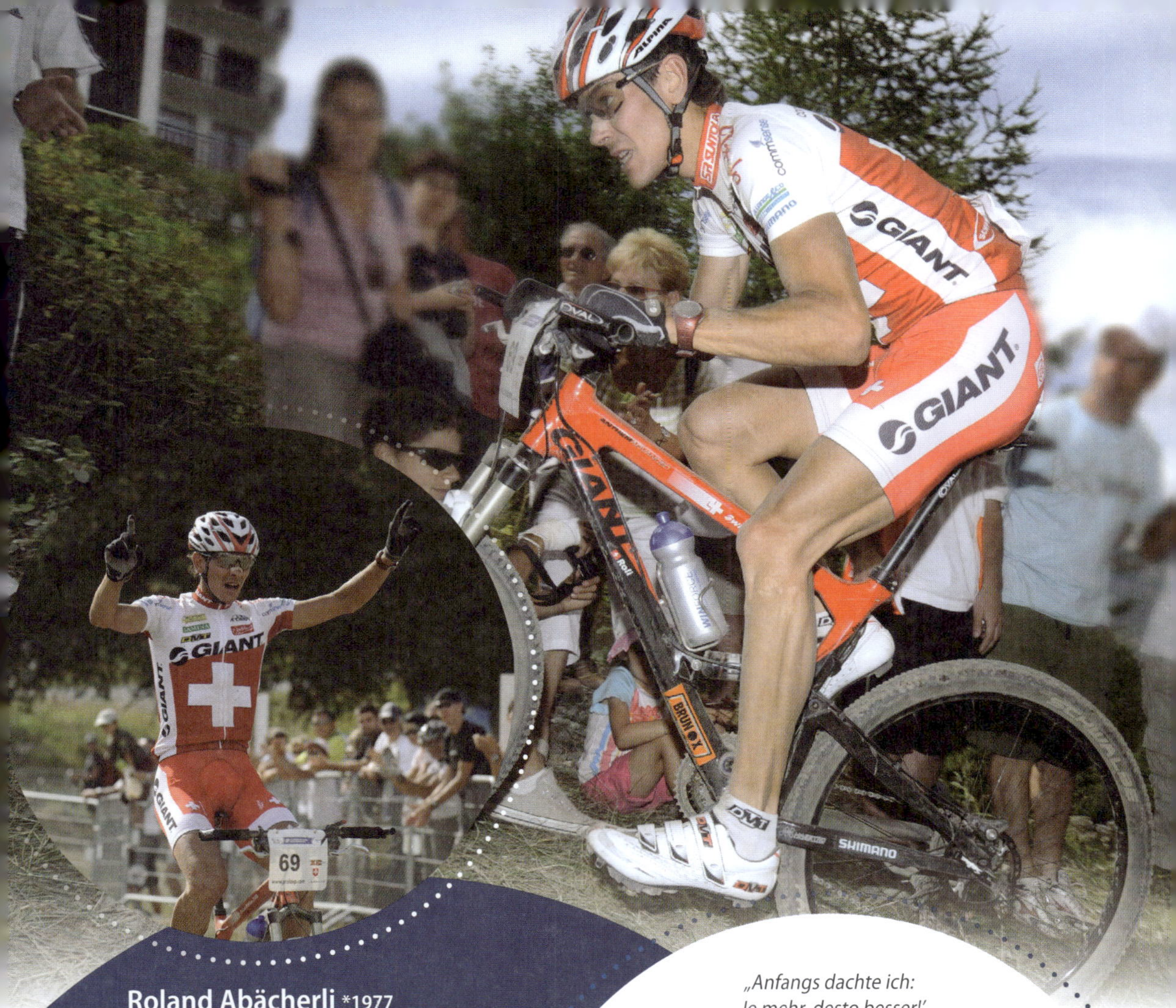

Roland Abächerli *1977

11 Jahre Mountainbike-Profi (1998-2008)

- 2002: Übertraining … Umdenken… (siehe sein Statement)
- 2007: Schweizermeister Masters & Weltcupsieger
  August: lebensbedrohlicher Sturz mit 3-fachem Unterkieferbruch, fast Genickbruch, 4stündige OP
  Oktober: Schulter OP
- 2008: erneut Schweizermeister Masters & Weltcupsieger, 3. Platz Weltmeisterschaft
- 2009: 2. Rang Bike Transalp Mixed
- 2006-2014: Aufbau und Management der Profimannschaft Giant-Swiss-Team
- 2012-2019: Brandmanager Giant & Liv Swiss
- Seit 2020 eigene Firma für Beratung & Coaching

www.abaecherli.com

„Anfangs dachte ich: ‚Je mehr, desto besser!' und habe bis 2002 jedes Jahr meine Trainingskilometer gesteigert… von 20.000 bis auf 30.000 km … bis gar nichts mehr ging und ich völlig ausgebrannt war.

Dank des Naturmediziners Kurt Siegrist erlebte ich meinen Lebens-Game-Changer und entdeckte die Zusammenhänge von Belastung und Regeneration, von Säure und Base und meine Regenerationsfähigkeit.

Kurze Zeit später fand ich mit viel weniger, aber viel effizienterem Training und mit ausgeklügelter Regeneration auf die Erfolgsstrasse zurück:

‚Weniger ist mehr, wenn es intelligenter ist!'

Von meinem Sturz 2007 und den Operationen hat sich mein Körper so schnell erholt, dass ich 2008 erfolgreich meinen Schweizermeister Titel verteidigen konnte, Weltcupsieger und Dritter bei der WM wurde."

höhten Vitalstoffbedarf im Leistungssport und zum Ausgleich der dabei anfallenden Säuren. Je mehr Säuren und Schadstoffe sich im Muskel einlagern und je niedriger die pH-Werte sind, desto schwächer werden die Eiweißstrukturen in ihrer Stabilität sowie ihre Verbindungen unter- und miteinander und desto eher reißen sie.

Seitdem höre ich immer wieder von gut trainierten Athleten, dass sie sogar schon bei geringeren Belastungen als im gewohnten Training Muskelkater bekommen, einfach nur weil sie „einen schlechten Tag" hatten. Dabei handelt es sich schlichtweg um einen von vornherein sauren Tag.

Andersherum bestätigt mich immer wieder auch das positive Feedback von Spitzensportlern, wie z. B. von Jonas Plass, damaliger 400-Meter-Sprinter in der deutschen Nationalmannschaft. Im Trainingslager hatte er nach extremen Einheiten und durchaus brennenden Beinen mit dem schlimmsten Muskelkater gerechnet. Mit einer gezielt basenüberschüssigen Ernährung, einigen Extralöffeln vitalstoffreichen Pflanzengranulates und mit basischen Strümpfen über Nacht konnte er am nächsten Tag und die gesamte Trainingslagerzeit äußerst intensiv und dennoch schmerzfrei durchtrainieren.

No Pain! No Gain! No Glory!

In gewissem Umfang gehört Muskelkater als auslösender Reiz zur Leistungssteigerung im Sport dazu. Aber: Die Dosis macht das Gift!

Bei extremem Muskelkater sollte die betroffene Muskulatur möglichst nicht weiter intensiv beansprucht werden, sondern ausheilen. Nur dann ist Superkompensation und damit Leistungssteigerung möglich. Dies kann je nach Schweregrad des Muskelkaters einige Tage bis zu zwei Wochen dauern, zumal der regenerative Stoffwechsel aufgrund der Übersäuerung sowie der entzündlichen Prozesse, der Schwellung der Muskeln und Muskelzellen, der schmerzreflektorischen Muskelverspannungen und des Bewegungsmangels erst einmal in Schwung kommen muss. Zur Beschleunigung der Regeneration sollten auf jeden Fall moderate Bewegungs-, Beweglichkeits- und Trainingseinheiten, basenüberschüssiges, vitalstoffreiches Essen, reichliches Trinken und alle erdenklichen entsäuernden und durchblutungsfördernden Maßnahmen zum Einsatz kommen.

Geringere Belastbarkeit

So wie in den Muskelfasern so sind im ganzen Körper die Eiweißstrukturen verantwortlich für die Stabilität der Gewebe, sowohl der Bindegewebe wie der Faszien, Sehnen und Bänder als auch der Haut und der Adern, der Knorpel, Kapseln und selbst der Knochen. Osteoporose und brüchige Knochen gehen auch immer mit einem massiven Verlust an stabilisierenden kollagenen Fasern einher.

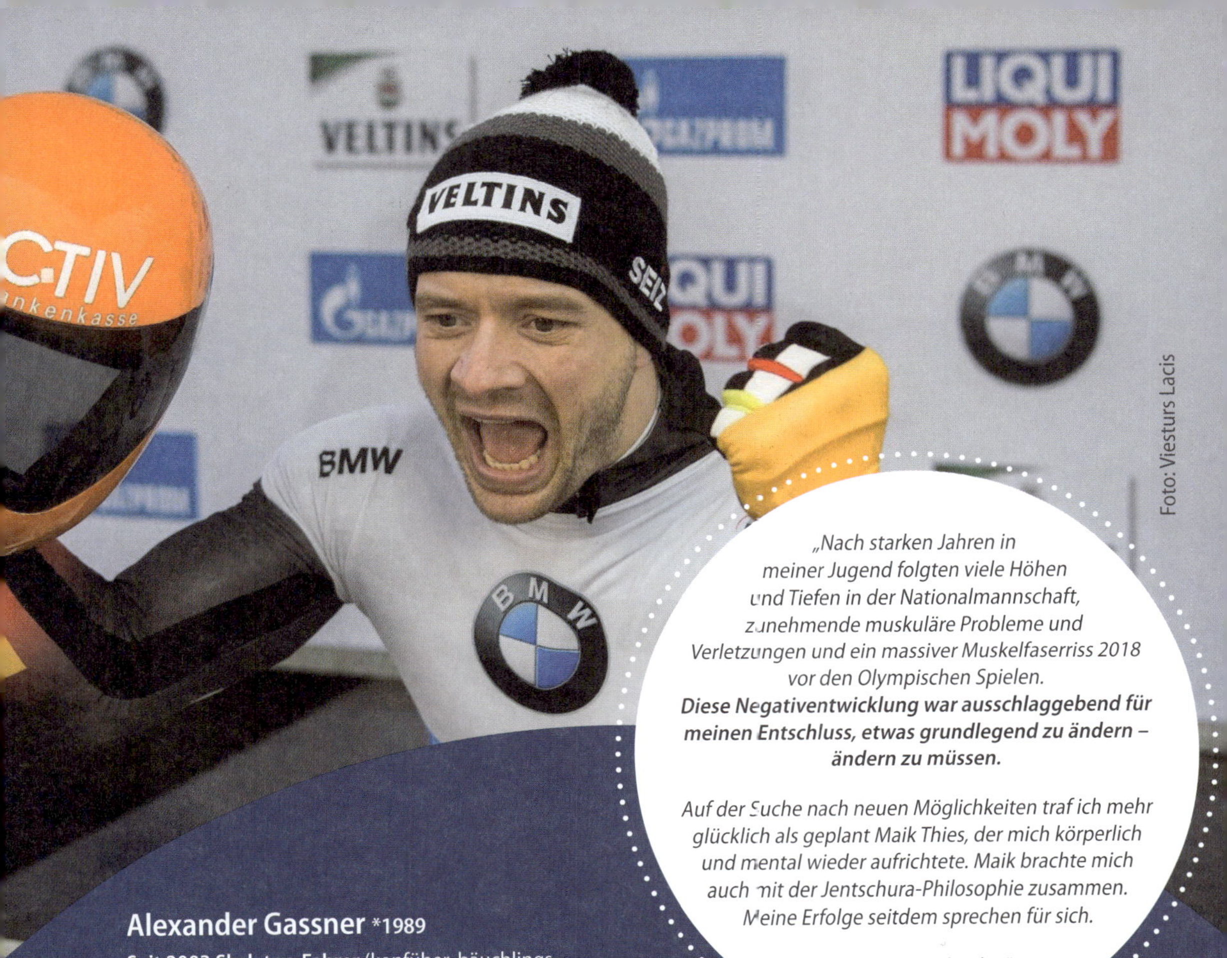

Foto: Viesturs Lacis

„Nach starken Jahren in meiner Jugend folgten viele Höhen und Tiefen in der Nationalmannschaft, zunehmende muskuläre Probleme und Verletzungen und ein massiver Muskelfaserriss 2018 vor den Olympischen Spielen.
Diese Negativentwicklung war ausschlaggebend für meinen Entschluss, etwas grundlegend zu ändern – ändern zu müssen.

Auf der Suche nach neuen Möglichkeiten traf ich mehr glücklich als geplant Maik Thies, der mich körperlich und mental wieder aufrichtete. Maik brachte mich auch mit der Jentschura-Philosophie zusammen. Meine Erfolge seitdem sprechen für sich.

Ich danke Euch, Alex"

Alexander Gassner *1989

Seit 2003 Skeleton-Fahrer (kopfüber, bäuchlings auf einem Spezialschlitten mit 145 km/h durch den Eiskanal)

- 2008: 3. Platz Junioren-Weltmeisterschaft
- 2009: 3. Platz Junioren-Weltmeisterschaft
- 2010: 1. Platz Junioren-Weltmeisterschaft
- 2011: 3. Platz Junioren-Weltmeisterschaft
- 2012: 7. Platz Weltmeisterschaft
- 2013: 18. Platz Weltmeisterschaft
- 2013/2014: 18. Platz Gesamtweltcup
- 2017: 5. Platz Weltmeisterschaft
- 2017: 3. Platz Weltmeisterschaft - Team-Staffel
- **2017/2018: 7. Platz Gesamtweltcup**

2018/2019

- immer wieder muskuläre Probleme und Risse
- massiver Muskelfaserriss 10 Tage vor den Olympischen Spielen
- 9. Platz Olympische Spiele Pyeongchang (KOR)
- **24. Platz Gesamtweltcup**

2019/2020

- Bronze Weltmeisterschaft Altenberg
- Gold Weltmeisterschaft Altenberg Mixed Team
- Silber Weltcup Winterberg
- Deutscher Meister Königssee
- **5. Platz Gesamtweltcup**

2020/2021

- Silber Weltcup Sigulda
- Bronze Weltcup Winterberg
- Bronze EM Winterberg
- Gold Weltcup St. Moritz
- Gold Weltcup Königssee/Berchtesgaden
- Bronze Weltmeisterschaft Altenberg
- Silber Weltmeisterschaft Altenberg Mixed Team
- **2. Platz Gesamtweltcup**

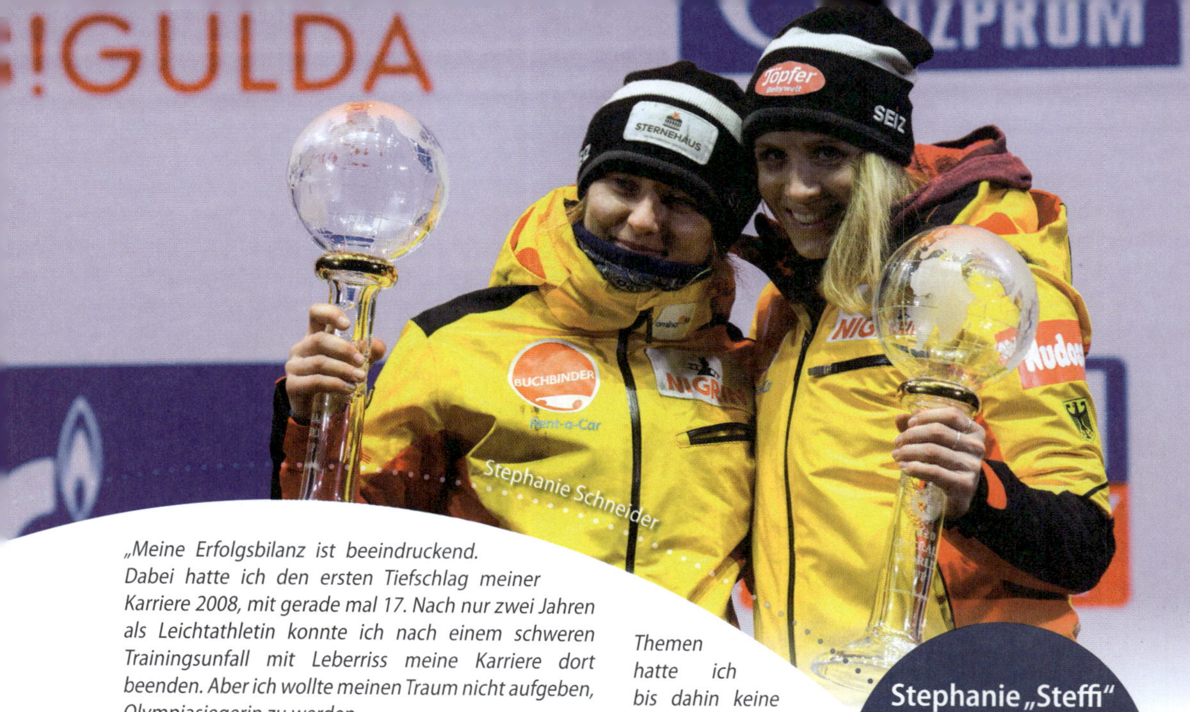

Foto: Viesturs Lacis

„Meine Erfolgsbilanz ist beeindruckend. Dabei hatte ich den ersten Tiefschlag meiner Karriere 2008, mit gerade mal 17. Nach nur zwei Jahren als Leichtathletin konnte ich nach einem schweren Trainingsunfall mit Leberriss meine Karriere dort beenden. Aber ich wollte meinen Traum nicht aufgeben, Olympiasiegerin zu werden.

Nach vier Monaten Regenerationszeit wechselte ich mit meiner Power zum Bobfahren und wurde „Anschieberin". Gleich in meiner ersten Saison holten wir den 1. Platz bei den Deutschen Juniorenmeisterschaften. Bis 2014 gewannen wir Deutsche Meisterschaften, internationale Weltcuprennen, EM- und WM-Medaillen und qualifizierten uns für die Olympischen Spiele 2014 in Sotchi, Russland. Wir wurden „nur" 10. Auch wenn sich das für viele vielleicht komisch anhört, so war das für mich ein Tiefschlag. Ich hatte bei meinem Ehrgeiz mit diesem Ergebnis echte Motivationsprobleme weiterzumachen.

Im März 2015 wechselte ich an die Lenkseile im Bob und wurde zur „Pilotin". Im Februar 2016 wurde ich Juniorenweltmeisterin, qualifizierte mich für das Weltcupteam, feierte in den nächsten Jahren internationale Erfolge, Titel und Siege und qualifizierte mich erneut für die Olympischen Spiele 2018. Im 3. Rennlauf spürte ich mein rechtes Bein nicht mehr. Ich beendete den Wettkampf auf Platz 4 und mit einem schweren Bandscheibenvorfall. Das Bein war taub. Hinzu kamen Schmerzen.

Eine Operation schlug ich aus und setzte auf REHA. Das Taubheitsgefühl ging weg. Die Schmerzen bekam ich zumindest in den Griff und konnte locker joggen. An Leistungssport bzw. Bobfahren war nicht zu denken… ich verlor 7 kg Muskelmasse…

Meine Sportphysio in Dresden brachte mich zurück ins Krafttraining, und dann lernte ich Maik Thies kennen – als „Mister Universe" im Bodybuilding Spezialist im Muskelaufbau, aber auch für Ernährung, Regeneration, Säure-Basen-Balance und als Mentalcoach. Mit den Themen hatte ich bis dahin keine Erfahrung.

Jetzt ging ich neue Wege, stellte meine Ernährung um, fing an, mich basisch zu pflegen, arbeitete das Trauma Olympia, Verletzungen und den Tod meines Trainers auf und fasste bei aller Unsicherheit den Entschluss, wieder anzugreifen.

Im November 2018 qualifizierte ich mich für die Nationalmannschaft. In der Saison wurde ich Europameisterin, Vize-Gesamtweltcupsiegerin, und genau ein Jahr nach meinem Bandscheibenvorfall wurde ich im März 2019 Vize-Weltmeisterin auf der schnellsten Bahn der Welt im kanadischen Whistler. Ich habe die Welt nicht mehr verstanden und mit mir viele andere auch nicht! Es gab nicht viele Menschen, die glaubten, dass ich überhaupt und dann auch noch so wieder zurückkommen würde…

Seit 2019 ist mein Bein wieder schmerzfrei. In der Saison 2019/2020 wurde ich mit konstanter Leistungsfähigkeit und bester Gesundheit in den acht entscheidenden internationalen Bobrennen im Zeitraum von vier Monaten zum ersten Mal in meiner Pilotenkarriere **Gesamtweltcupsiegerin**!

2020/2021 wurde ich unter anderem **Vize-Weltmeisterin** im Monobob in Altenberg.

Jetzt arbeite ich weiter an meinem Traum von Olympia!

Danke Maik. Danke Roland und Peter Jentschura"

Stephanie „Steffi" Schneider * 1990

- Aktuell 15 Jahre Hochleistungssport
- Seit 2008 Bob-Fahrerin
- Ziel: Olympiasiegerin

Bei gleichem Durchmesser haben kollagene Fasern (s. Abb.) eine größere Zugfestigkeit als Stahlseile! Das gilt allerdings nur, solange sie nicht zu viele Säuren eingelagert haben oder bei sinkenden pH-Werten von Säuren „verätzt", in ihrer Struktur beschädigt und in ihrer Stabilität beeinträchtigt werden. Ohnehin können sich die kollagenen Fasern im übersäuerten, mangelernährten Organismus nicht mehr optimal regenerieren, weil die Zellen dazu ein basisches Milieu sowie Vitalstoffe für ihre Enzyme und als Material benötigen. Langsam aber sicher sinkt bei der chronisch latenten Übersäuerung die Belastbarkeit sämtlicher Gewebe.

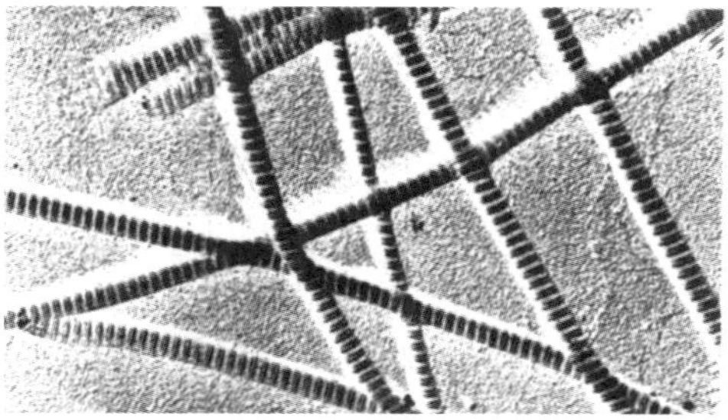

Intakte kollagene Fasern unter dem Mikroskop. Diese müssen wir gut ernähren und vor Verätzungen und Ablagerungen von Säuren und Schadstoffen schützen.

Mehr Risse

Starre, steife, verhärtete, verkürzte Muskeln, Faszien, Sehnen und Bänder sowie häufiger, tagelanger Muskelkater sind keine Bagatellen. Sie sollten sie ernst nehmen, als Symptome der Übersäuerung verstehen und als Vorboten für mögliche schlimmere Verletzungen! Bei fortschreitender Übersäuerung folgen auf die Mikroverletzungen wie beim Muskelkater möglicherweise Makroverletzungen wie Muskelfaserrisse, Muskelbündelrisse, Leistenbrüche, Bänder-, Kapsel- und Sehnenrisse – und zwar auch schon bei geringer Kraft- bzw. Gewalteinwirkung. Wenn eine Achillessehne reißt, dann können Sie das hören. Das kann knallen wie ein Sektkorken!

Flachere Knorpel und Bandscheiben

Je mehr Säuren und Schadstoffe sich im Knorpelgewebe, in den Gelenken und in den Bandscheiben einlagern und je mehr Wasser dadurch verdrängt wird, desto mehr verlieren diese Gewebe sowohl ihre biochemische Pufferfunktion für Säuren und Schadstoffe als auch ihre biomechanische Stoßdämpferfunktion, ihre Flexibilität und auch ihre Stabilität. Die Knorpelgewebe in den Gelenken und in den Bandscheiben werden immer flacher und poröser. Der Verschleiß bis zur Arthrose und die Verletzungsgefahr bis hin zu Bandscheibenvorfällen nehmen zu.

Mehr Entzündungen

Je mehr Säuren und Schadstoffe sich im Körper einlagern und auch frei unterwegs sind, desto eher reizen sie und desto eher erkennt sie unser Immunsystem korrekterweise als körperfremde Stoffe. Darauf reagiert es mit entzündlichen Prozessen, in deren Verlauf diese fremden Stoffe bekämpft und beseitigt werden sollen. Leider werden dabei von den freigesetzten Enzymen auch immer intakte Strukturen abgebaut. Bei der entzündlichen Ausheilung des Muskelkaters ist dieser Abbau sowohl zerstörter als auch intakter Strukturen zum anschließenden Neuaufbau und zur

Neustrukturierung (Superkompensation) der Gewebe auch sinnvoll. Aber bei der chronisch latenten Übersäuerung, wie sie häufig in den Gelenken auftritt, ist die Entzündung ein Problem, wenn sie ebenfalls chronisch wird. Bei Arthritis „knabbern" die freigesetzten Enzyme, wie die Metalloproteasen, auch permanent den gesunden Knorpel an.

Schlechtere Regeneration

Dr. Thorsten Rarreck, ehemaliger Mannschaftsarzt in der 1. Fußballbundesliga, bringt es auf den Punkt: „Keine Regeneration ohne Entsäuerung!" Je niedriger die pH-Werte im Bindegewebe sind, desto stärker werden die regenerativ arbeitenden Zellen dadurch gehemmt:

- Die Chondrozyten stellen langsam aber sicher ihre regenerierende Arbeit im Knorpel ein. In der ersten Stufe der Arthrose kommt es zur Knorpelerweichung und im weiteren Verlauf zur Auffaserung, zu Rissen und zu kleinen Löchern im Knorpel, weil dieser nicht mehr ausreichend regeneriert wird.
- Die Osteoblasten, das sind die aufbauenden Zellen im Knochen, sind ebenfalls pH-Wert-gesteuert und stellen zusehends ihre regenerative Tätigkeit ein.
- Gleiches gilt für die Fibroblasten, die Bindegewebszellen, welche Sehnen, Bändern und Bandscheiben regenerieren.

Die Regeneration und damit auch die Elastizität, Flexibilität und Stabilität sämtlicher Gewebe wird immer schlechter, besonders wenn bei schlechter Ernährung auch noch die Vitalstoffe fehlen. Aber selbst bei einer guten Ernährung werden durch die niedrigen pH-Werte die regenerativen Stoffwechselprozesse gehemmt und stattdessen die degenerativen sowie entmineralisierenden Prozesse aktiviert. Letztendlich verlieren bei der chronisch latenten Übersäuerung die Gewebe langsam aber sicher ihre Stabilität und werden immer schwächer. Immer häufiger kommt es zu immer heftigerem Muskelkater und nach diesen

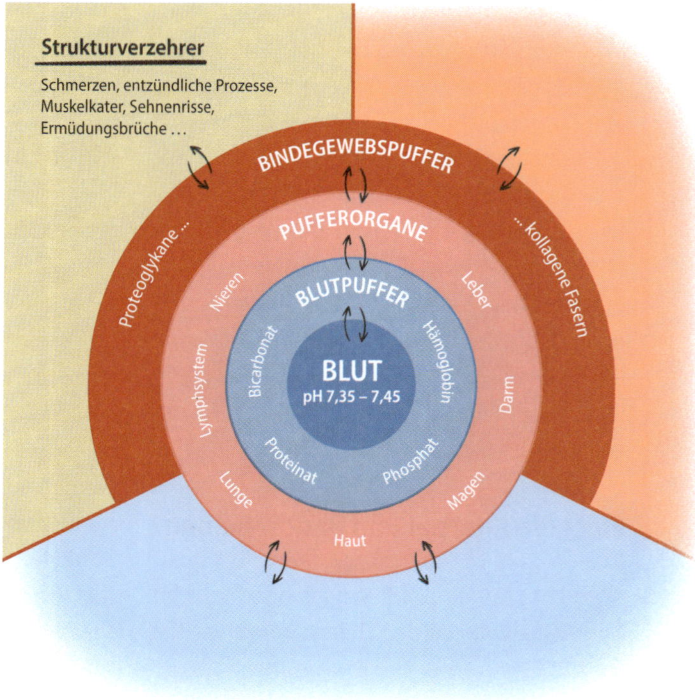

Mikroverletzungen zu Makroverletzungen in Form von Muskelfaser-, Muskelbündel-, Sehnen- und Bänderrissen oder zu Bandscheibenproblemen und -vorfällen.

Die Arthrose wird beschleunigt. Die Ermüdungsbrüche nehmen zu, wobei „Übersäuerungsbrüche" der treffendere Ausdruck wäre. Typischerweise sind davon aufgrund der enormen Trainingsumfänge und der vorprogrammierten Übersäuerung am häufigsten Triathleten betroffen.

Mehr Hautprobleme

Bei entsprechender genetischer Veranlagung und je nach Säure- und Schadstoffbelastung wird bei immer mehr Sportlern die Haut als Ausscheidungsorgan für Säuren und Schadstoffe hyperaktiv, spätestens wenn Leber, Nieren, Darm und Lunge überlastet sind.

Viele Betroffene entwickeln einen nicht zu unterdrückenden Körpergeruch, der sich nur kurzzeitig wegduschen und wegparfümieren lässt, wenn überhaupt! Das ist nicht nur für sie persönlich unangenehm. Manche Umkleidekabinen kann man leicht mit einem „Puma-Käfig" verwechseln. Und wenn einige der genetisch so veranlagten „Ausscheider" ihre Schuhe ausziehen, verlässt man freiwillig den Raum.

Ich habe einmal in einem Sportgästehaus das Zimmer wechseln müssen, weil es nicht gereicht hatte, nur die Bettwäsche zu wechseln! Das Kopfkissen, die Bettdecke und die Matratze waren so vollgeschwitzt, dass sie mindestens auslüften mussten. Nächtliches Schwitzen und auch Krämpfe sind gerade nach erschöpfenden Ausdauerbelastungen ein bekanntes Phänomen. Sollte mein Vorgänger in dem kleinen Zimmer dann auch noch bei geschlossenem Fenster geschlafen haben, so hat die verbrauchte Luft mit ihren hohen CO_2-Werten auf jeden Fall das Schwitzen und den Körpergeruch exorbitant intensiviert. Entsprechend schlecht sind bei Sauerstoffmangel und hohen CO_2-Werten die Schlafqualität und die Regeneration. Kopfschmerzen kommen häufig noch gratis dazu, auch ohne Alkohol. In vielen Schlafzimmern, in Mehrbettzimmern in Internaten und Jugendherbergen und gerade in Massenunterkünften wie in Berghütten kann man sich nur freuen, wenn alle die Nacht überstehen.

Tipp: Sorgen Sie für frische Luft beim Schlafen. Es gibt CO_2-Messgeräte. Die Luftqualität ist ein entscheidender Faktor für Ihre Schlafqualität, Ihre Regenerations- und Leistungsfähigkeit.

Schwitzen, Neurodermitis & Co.

Über die **Schweißdrüsen** nutzt unser Körper die Möglichkeit, verstärkt Säuren auszuscheiden. Das riecht und kann im wahrsten Sinne des Wortes ganz schön „ätzend" werden. Viele Sportler schwitzen bei entsprechender Veranlagung bis zur Neurodermitis.

Generell schiebt unser Körper Säuren zur Ausscheidung bevorzugt in die drüsenreichen Hautregionen und zum Schutz seiner inneren Organe sowie deren pH-Wert-abhängigen Organfunktionen möglichst weit weg und damit bevorzugt in seine Extremitäten. So haben wir

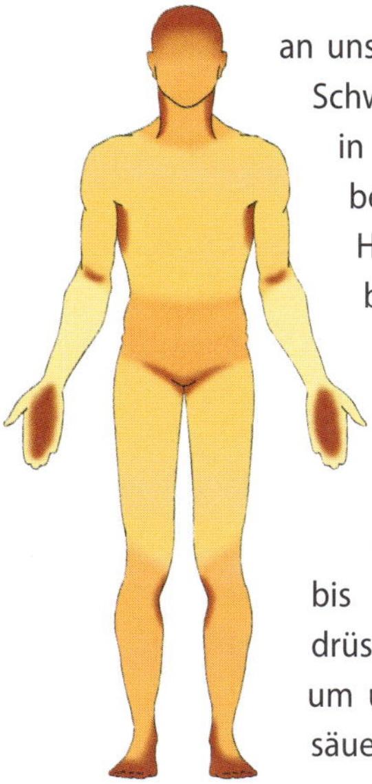

an unseren Füßen gut 90.000 Schweißdrüsen und auch in der Haut unserer Kniebeugen sowie unserer Handinnenflächen, Armbeugen, Achselhöhlen und unserer Kopfhaut bis zu 600 Schweißdrüsen auf einem Quadratzentimeter. Insgesamt können 2 bis 3 Millionen Schweißdrüsen hyperaktiv werden, um unseren Körper zu entsäuern. Dabei werden die

1 cm^2 Die Verteilung der Schweißdrüsen in der Haut. Rot = 600 Schweißdrüsen pro cm^2

Hautstrukturen und die säureempfindlichen Nervenrezeptoren angegriffen, insbesondere wenn die Säuren nicht schnell genug und allumfänglich ausgeschieden werden oder das Schwitzen unterdrückt wird. Dann kommt es zu ersten Hautveränderungen und einem wahnsinnig machenden Juckreiz, verbunden mit dem unbändigen, aber durchaus sinnvollen (!) Bedürfnis, sich die Säuren herauszukratzen.

Letztlich ist die Haut von innen verätzt und von außen zerkratzt. Dafür ist im Körper, im Säure-Basen-Haushalt, meist alles in der Balance. Meine eigenen Blutwerte während meiner Neurodermitis waren gut, bei den Bundesjugendspielen unserer Schule war ich Jahrgangsbester und in mehreren Disziplinen bei den Schulmeisterschaften am Start.

In den sauren Ausscheidungen unserer Haut wachsen und gedeihen dann hervorragend Haut- und Nagelpilze. Fußpilz wird im Englischen zu Recht als „Athlete's Foot" bezeichnet, da am häufigsten die übersäuerten Sportler davon betroffen sind. Stutzig machen sollte, dass Fußpilz zur Diagnose in Nährböden mit einem pH-Wert von +/- 5,5 gezüchtet wird. Offen und ehrlich sagt Ihnen niemand, dass der vermeintliche Säure-Schutz-Mantel unter anderem perfekte pH-Werte für Pilze und Viren (!) liefert. So treten virusinduzierte Dellwarzen, die sogenannten Schwimmbadwarzen, häufig bei Menschen auf, die zu Neurodermitis neigen. Herpesviren tragen fast alle Menschen in sich. Zum Ausbruch kommt es aber bekanntermaßen erst unter Stress, also wenn wir „sauer" sind. Auch die virusinduzierte Gürtelrose ist als mögliches Symptom der chronisch latenten Übersäuerung zu verstehen.

Pickel, Akne & Co.

Über die gut 300.000 Talgdrüsen kann unser Körper bei Bedarf vor allem schlechte Fette und fettlösliche Schadstoffe ausscheiden. Ich habe einen Bekannten, der hat seine Tafel Schokolade am nächsten Tag als Pickel im Gesicht. Ein anderer „Ausscheider" findet dort im übertragenen Sinne die Transfette aus seinen Chips, Flips und Erdnüssen oder seinen letzten Burger oder den Kunstkäse seiner Pizza wieder. Der nächste kann sich jeden Tag die Haare waschen, weil die Talgproduktion seiner Kopfhaut so beschleunigt ist. Wenn ich Sportler nach ihren Ernährungsgewohnheiten und ihrer Körperpflege frage, wundert mich deren Hautbild nicht. Das gilt im negativen genauso auch im positiven Sinne! Auch ich hatte mit schlechten Essgewohnheiten und Schulstress in meiner Jugend nicht ohne Grund Neurodermitis. „Basisch" habe ich sie dann in den Griff bekommen, und genau diese Erfolgsgeschichten erreichen mich seit Jahren.

Sehr verbreitet bei Kraftsportlern ist Akne. Die oft übertrieben eiweißreiche Ernährung verursacht zu dem „Kampfgas" aus den Fäulnisprozessen im Darm und neben dem Ammoniak, das x-mal toxischer als Alkohol und mindestens mitschuldig an schlechten Leberwerten ist, ebenfalls Hautprobleme. Dabei wurde mir schon oft berichtet, dass vor allem Eiweißprodukt aus Kuhmilch Pickel auf dem Rücken fördert, besonders im Bereich der Schulterblätter. Ein Trainer im Fitnessstudio war nach zahlreichen erfolglosen Akne-Therapien innerhalb weniger Wochen seine Hautprobleme allein durch den konsequenten Verzicht auf Kuhmilchprodukte für immer los! Und mit basischer Körperpflege wurde das Hautbild richtig schön und das Gewebe wieder geschmeidig.

Mit einem konsequenten Verzicht auf Kuhmilchprodukte verbessern sich auch oft die Eisenwerte im Blut. Seit Jahren erhalte ich die Rückmeldungen, dass sich gerade bei einem Eisenmangel mit niedrigen Eisenspeichern diese geringen Ferritin-Werte wieder normalisieren.

Schuppen, Schuppenflechte & Co.

Gezielt entsäuern und entgiften kann sich der Körper auch über den Mechanismus der beschleunigten Hautzellenteilung. Eine besondere Bedeutung hat dabei der Haarboden. Er hat ebenso wie die Leber und die Nieren Organfunktion im Säure-Basen-Haushalt! Bei extremer und/oder auch bei dauerhafter Übersäuerung oder Vergiftung schiebt der Organismus die Säuren und Schadstoffe zu ihrer Verstoffwechselung gezielt in den Haarboden. Dieser ist zunächst einmal bestrebt, den „Müll" möglichst schnell über seine Hunderttausende Schweiß- und Talgdrüsen sowie über eine beschleunigte Hautzellenteilung auszuscheiden.

Besonders deutlich wird die Entgiftungsfunktion der Kopfhaut anhand der Haaranalyse. Haare sind ein sogenanntes Hautanhangsgebilde, gehören also zur Haut und wachsen über Zellteilung. Entsprechend den Säure- und Schadstoffbelastungen lassen sich in den Haaren neben den Mineralstoffen auch Schadstoffe, Medikamente, Drogen und Doping nachweisen, und zwar in den Haaren auf dem Kopf so gut wie sonst nirgendwo am Körper.

Die Schuppenbildung auf dem Kopf, die Schuppenflechte am Körper sowie die verstärkte und meist rissige Hornhaut an den Füßen sind ebenso als gezielte Entsäuerungs- und Entgiftungsmaßnahmen unseres Körpers zu verstehen.

Obwohl jeder schwitzt und daher eigentlich wissen sollte, dass die Haut ein Ausscheidungsorgan ist, hat das anscheinend kaum jemand in letzter Konsequenz verstanden. Das ist mir die einzige Erklärung, warum fast alle die Ausscheidungsfunktionen ihrer Haut unterdrücken, anstatt sie zu unterstützen.

So wird der ohnehin schon mit Kohlensäure überfrachtete Sportler noch ins „Kohlensäurebad" gesteckt, anschließend mit pH-Wert 5,5 sauer abgeduscht und eingecremt sowie abschließend mit Deos & Co. oder Cortison regelrecht „versiegelt“. Nur die bestens Ernährten und diejenigen mit starken Leber-, Nieren-, Darm- und Lungenfunktionen schaffen es zunächst noch, diese enorme Säurebelastung auszugleichen und als Reiz zur Regeneration umzusetzen. Bei immer mehr Sportlern wird allerdings durch die saure Körperpflege die chronisch latente Übersäuerung zusätzlich und unnötig gefördert.

Wird die Ausscheidungsfunktion der Außenhaut unterdrückt, werden bei entsprechender Veranlagung und je nach Art und Menge der Säure- und Schadstoffbelastungen bei vielen Menschen die Nasenschleimhaut mit ständig laufender oder zusitzender Nase, die Rachenschleimhaut mit verschleimten Atemwegen oder auch die Magenschleimhaut bis zum Sodbrennen aktiv bis hyperaktiv.

Sodbrennen

Zunächst einmal ist es ganz natürlich und wichtig, dass die Belegzellen in der Magenwand Salzsäure produzieren. Aus körpereigenem Salz (Natriumchlorid = NaCl) zusammen mit immer verfügbarem Kohlenstoffdioxid (CO_2) und Wasser (H_2O) bilden sich Natriumhydrogencarbonat ($NaHCO_3$) und besagte Salzsäure (HCl):

$$NaCl + CO_2 + H_2O \Rightarrow NaHCO_3 + HCl$$

Salzsäure wird permanent sowie bei Bedarf verstärkt gebildet und in den Magen abgegeben, sodass dieser immer und auch sinnvollerweise sauer ist. Das ist notwendig für eine gute Verdauung und Gesundheit. Die Magensalzsäure soll mit ihren niedrigen pH-Werten möglichst alle mit der Nahrung aufgenommenen Bakterien, Viren, Pilze und Krankheitserreger unschädlich machen. Diese würden sonst ungehindert in unseren Darm und unseren Körper gelangen und dort für erhebliche Verdauungsprobleme und Krankheiten sorgen. Weiterhin spaltet die Magensalzsäure Nahrungseiweiß auf und aktiviert die eiweißverdauenden Enzyme im Magen. Darüber hinaus aktiviert sie den sogenannten Intrinsic-Faktor zur Resorption von Vitamin B_{12} und fördert die Resorption von Eisen.

Zusätzlich hat sich unser Körper über diesen Mechanismus entsäuert. Denn auch wenn sich die Säure noch räumlich in unserem Körper befindet, so ist sie in unserem Magen nicht in unserer Körperchemie und belastet nicht unsere Säure-Basen-Balance.

Auf der anderen Seite ist das von den Belegzellen in unser Blut freigesetzte Natriumhydrogencarbonat erforderlich für unsere basophilen, also basenliebenden Organe (Leber, Gallenblase, Bauchspeicheldrüse, Dünndarm) zur Bildung basischer Verdauungssäfte. Diese neutralisieren im Darm die Magensäure und aktivieren die dortigen Verdauungsenzyme. Zu guter Letzt dient Natriumhydrogencarbonat unserem Säure-Basen-Haushalt als Säurepuffer.

Bei der chronisch latenten Übersäuerung ist es für unseren Säure-Basen-Haushalt doppelt vorteilhaft, wenn die Belegzellen in unserer Magenwand hyperaktiv werden. Die übermäßige Salzsäureproduktion sorgt zwar für unangenehmes und auf Dauer ungesundes Sodbrennen, jedoch hat sich unser Körper darüber erstmal effektiv entsäuert, gleichzeitig wertvolle Basen als Säurepuffer gewonnen und seine lebenswichtige Säure-Basen-Balance gesichert.

Auf der FIBO, der weltweit größten Fachmesse rund um Fitness, Wellness und Gesundheit, wurde mir Sodbrennen erstmals als „Berufskrankheit“ von Bodybuildern vorgestellt. Aufgrund der extremen Ernährungsweise vieler Kraftsportler kommt es hier auffallend oft zu Verdauungsproblemen wie zu Sodbrennen und Blähungen, ebenso wie zu unangenehmem Körpergeruch und massiven Hautproblemen. Sodbrennen ist jedoch in unserer übersäuerten Gesellschaft und gerade bei Krebspatienten ein weitverbreitetes Symptom zur Sicherung der lebenswichtigen Säure-Basen-Balance.

Seit Jahren berichten mir auffallend viele der Betroffenen, dass Basenprodukte bei Sodbrennen, wenn überhaupt, nur kurzfristig Linderung bringen. Gerade direkt messbar basische Produkte auf der Basis von Natron (= Natriumhydrogencarbonat), wie sie sich im Akutfall, z. B. nach übertriebenem Alkoholkonsum und Völlerei, durchaus bewährt haben, fördern teilweise direkt und fast immer in der häufigen Anwendung die Probleme. Diese sind über den Säure-Basen-Haushalt auch leicht nachvollziehbar.

Zunächst einmal muss beim Sodbrennen nach der Ursache gesucht werden. Nahezu gleiche Symptome können sowohl durch zu viel als auch durch zu wenig Magensäure verursacht sein. Handelt es sich um Sodbrennen aufgrund von zu wenig Magensalzsäure durch den längeren Einsatz von Säureblockern, Protonenpumpenhemmern bzw. -inhibitoren (PPIs) oder sonstigen „Magenschonern“, so verschlimmern basische Präparate mit Natriumhydrogencarbonat direkt die Symptome. Handelt es sich um Sodbrennen aufgrund von zu viel Magensalzsäure, so reagiert zugeführtes Natriumhydrogencarbonat mit der Magensalzsäure und es entstehen Kochsalz, das Gas Kohlenstoffdioxid, welches zu Aufstoßen führt, und Wasser.

$$NaHCO_3 + HCl \Rightarrow NaCl + CO_2 + H_2O$$

Im ersten Moment verbessern sich zwar die Symptome, jedoch fehlt jetzt die Salzsäure zur Keimabwehr, Vitamin B_{12}-Aufnahme und zur Eiweißverdauung. Darüber hinaus provoziert die künstliche Anhebung der pH-Werte im Magen eines chronisch latent Übersäuerten eine überschießende Nachproduktion von Magensalzsäure mit noch heftigeren Symptomen.

Generell setzen Basenpulver und -präparate nicht bei der Ursache des Sodbrennens an. Andauerndes Sodbrennen ist im Rahmen der chronisch latenten Übersäuerung ein Notventil zur Entsäuerung und zur Eigenproduktion basischer Säurepuffer. Folglich ist Sodbrennen nur bei massiven Problemen mit symptombehandelnden, magenresistenten Basenpräparaten und auch gut mit Heilerde zu begegnen. Säureblocker, Protonenpumpenhemmer oder sonstige „Magenschoner“ unterdrücken Sod-

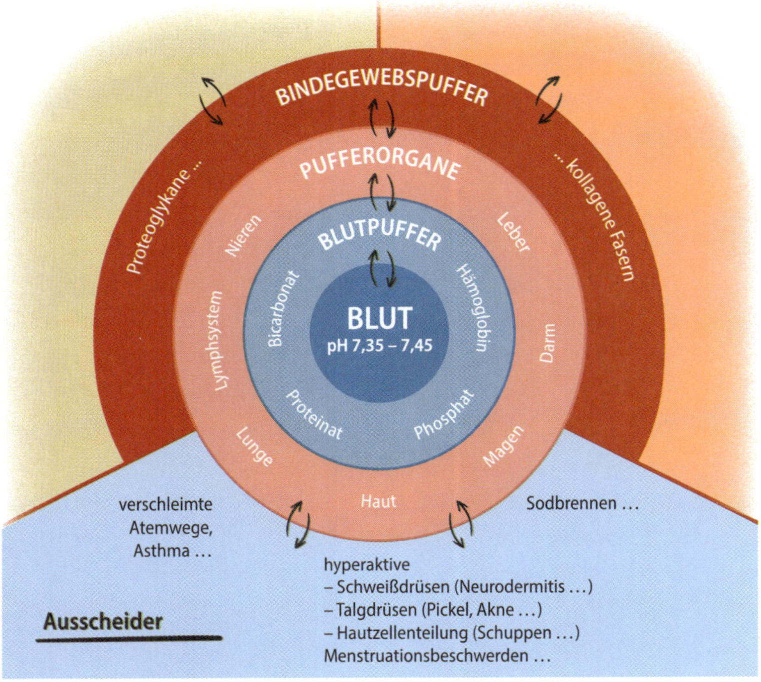

brennen und andere Symptome. Als Dauertherapie verlagern sich dadurch lediglich die Probleme, führen zu anderen Problemen und/oder verschlimmern bereits bestehende Symptome der Übersäuerung. Sodbrennen ist, so wie alle anderen Symptome der Übersäuerung, nach seiner Ursache zu hinterfragen und ursächlich zu beheben.

Strukturverzehr, Entmaterialisierung, Entmineralisierung

Sind die Speicher- und Pufferkapazitäten sowohl des Bindegewebes als auch des Blutes chronisch überlastet und sind die pH-Werte dauerhaft niedrig, neutralisiert unser Säure-Basen-Haushalt ein weiteres Übermaß an Säuren und Schadstoffen mithilfe von basischen Mineralstoffen. Bei der heute üblicherweise vitalstoffarmen Ernährung greift unser übersäuerter Körper dafür insbesondere auf Mineralstoffe seiner eigenen Depots zurück.

Unsere Mineralstoffdepots werden zur Aufrechterhaltung unserer Säure-Basen-Balance und der Alkalität unseres Blutes regelrecht „geopfert". Die Folgen sind eine beschleunigte Entmaterialisierung, insbesondere Entmineralisierung und ein regelrechter Mineralstoffraub sowie ein dadurch erhöhter Strukturverzehr und Verschleiß bei gleichzeitig mangelhafter Regeneration. Das betrifft im Grunde den ganzen Körper, von Haut und Haaren, Blutgefäßen, Muskeln, Sehnen und Bändern, Gelenken, Kapseln, Knorpeln und Bandscheiben bis hin zu Zähnen und Knochen. Die Belastbarkeit der betroffenen Gewebe bzw. Strukturen nimmt immer weiter ab und das Verletzungsrisiko immer weiter zu.

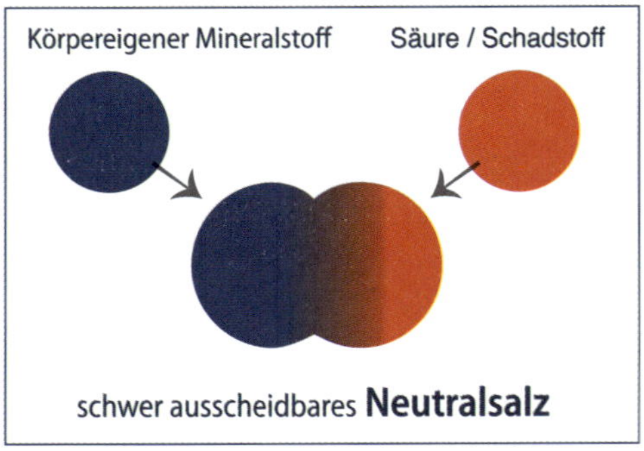

Haarergrauen und Haarverlust

Der Haarboden hat, wie bereits beschrieben, Organfunktion im Säure-Basen-Haushalt. Unser Organismus schiebt ein Übermaß an Säuren und Schadstoffen gezielt dorthin. Säuren und Schadstoffe, die nicht über Schweiß- und Talgdrüsen, Schuppen und Haarwuchs ausgeschieden werden können, neutralisiert unser Säure-Basen-Haushalt mit Hilfe von Mineralstoffen zu pH-neutralen Salzen. Der Haarboden und die Haare werden entmineralisiert. Die Haare werden zusehends dünner, grauer und/oder fallen aus. So wie in einem sauren Waldboden schwerlich Bäume wachsen, so wachsen auch aus diesem sauren, kargen Haarboden keine Haare mehr.

Bei Haustieren, die Gift gefressen haben, fallen gerade im Nierenbereich massiv die Haare aus. Bei Menschen wird die Organfunktion des Haarbodens als schnell verfügbares Mineralstoffdepot ebenfalls bei extremer Übersäuerung, wie z. B. im Übertraining, oder bei Vergiftungen, wie bei chemotherapierten Patienten, sehr deutlich.

Krebs- und Tumorgewebe produzieren in ihrem anaeroben Stoffwechsel 24 Stunden täglich Milchsäure. Behandelt wird Krebs mit Gift, den Zytostatika. Es wird „Feuer mit Feuer bekämpft". Der Haarboden dient jetzt unserem Säure-Basen-Haushalt quasi als „Feuerwehr", die mit ihren Mineralstoffen die „Säure- und Giftbrände löscht". Je nach Vorgeschichte des Betroffenen, Ausmaß der Belastung und je nachdem, welche basischen Kompensationsmaßnahmen ergriffen werden, sind die Mineralstoffdepots früher oder später aufgebraucht und die Haare fallen aus. Davon ist zunächst der Haarboden betroffen. Danach können am ganzen Körper die Haare ausfallen.

Der Säure-Basen-Haushalt versucht, alles zu mobilisieren, um zu überleben. Dazu hat man wissenschaftlich festgestellt, wenn auch nicht verstanden, dass je schneller die Haare ausfallen, desto größer das Herzinfarktrisiko ist. Die simple Erklärung dazu findet sich im Säure-Basen-Haushalt. Wenn mit dem Haarboden das am schnellsten verfügbare Mineralstoffdepot erschöpft ist und quasi die Feuerwehr kein Löschwasser mehr für die Säurebrände hat, „brennen" sich die Säuren bis in die Blut-pH-Werte hinein. Wenn sie in sinkenden pH-Werten dann messbar werden, kann diese „akute Azidose" letztlich tödlich sein.

Frühzeitiges sowie schnelles Haarergrauen, dünner werdendes Haar und Haarverlust sind als Symptome einer extremen oder chronisch latenten Übersäuerung und/oder Vergiftung (kreisrunder Haarausfall) bei gleichzeitiger Vitalstoffunterversorgung zu verstehen. Hier gilt es, sportlich mindestens einen Gang herunterzuschalten sowie schnellstmöglich und massiv „basisch" gegenzusteuern.

Bei Frauen werden Haarwuchsprobleme sofort ernst genommen, denn Frauen sind eigentlich erst mit den Wechseljahren von Haarergrauen und Haarverlust betroffen. Bis dahin haben sie mit ihrer monatlichen Entsäuerungsmöglichkeit in Form der Menses quasi eine „Schönheits- und Gesundheitsversicherung". Diese spiegelt sich in kräftigen, glänzenden Haaren und einem im Vergleich zu Männern besseren Hautbild wider.

Exkurs:

Menstruation – Fluch und Segen, eine Schönheits- und Leistungsversicherung der Frau

Bei vielen chronisch latent übersäuerten Sportlerinnen, aber auch überhaupt bei immer mehr Frauen in unserer übersäuerten Gesellschaft, wird einmal im Monat der Uterus mit heftiger, intensiver, unangenehmer Menses zur Entsäuerung ihres Körpers aktiv bis hyperaktiv.

Wieder in der Säure-Basen-Balance, bestätigen mir seit Jahrzehnten die äußerst dankbaren Rückmeldungen der ehemals betroffenen Frauen die Worte von Hildegard von Bingen, die bereits im Jahre 1150 nach Christus diese Besonderheit im Säure-Basen-Haushalt der Frau im Vergleich zum Mann sehr treffend formuliert hat:

„Die Frau kann während ihrer fruchtbaren Jahre einmal im Monat ihre schlechten Säfte ausscheiden!"

Heute ist diese Thematik aktueller und akuter denn je:

Die Frau kann, wenn sie übersäuert ist, weil Leber, Nieren, Darm, Lunge und die Außenhaut mit den Mengen und Arten an Säuren und Schadstoffen überlastet sind, während ihrer fruchtbaren Jahre, um fruchtbar zu bleiben (!), einmal im Monat ihre bis dahin im Bindegewebe in den Problemzonen rund um die Hüften gesammelten schlechten Säfte in Form von Säuren und Schadstoffen ausscheiden.

Frauen haben im Vergleich zu Männern mit ihrem typisch weiblichen Bindegewebe größere Säurespeicher und mit ihrer monatlichen Periode eine zusätzliche Entsäuerungsmöglichkeit. Folglich haben sie auch einen ausgeglicheneren Säure-Basen-Haushalt! Deswegen sind Sportlerinnen im Vergleich zu Sportlern, auch statistisch gesehen, vom plötzlichen Herztod so gut wie überhaupt nicht betroffen.

Frauen können bis zu ihrer Menopause einen Monat lang ihre Säuren und Schadstoffe im Bindegewebe der Problemzonen, verdünnt mit Wasser und eingepackt in Fett, zwischenspeichern, um sie dann in den Tagen ihrer Periode gezielt auszuscheiden. Je nach Veranlagung der Frau und je nach Art und Menge der gespeicherten und auszuscheidenden Säuren und Schadstoffe kann die Frau tagelang unter heftiger, intensiver, krampfartiger und äußerst unangenehmer Menses, Kopfschmerzen und Migräne leiden. Auch wenn diese regelmäßige Entsäuerung unangenehm ist, so ist sie dennoch sinnvoll.

Männer müssen ein Leben lang alle anfallenden Säuren und Schadstoffe tagtäglich entweder ausscheiden, weswegen sie mehr Hautprobleme haben, oder sie müssen sie verstoffwechseln mit der Folge von frühzeitigem Haarergrauen und Haarverlust sowie einer geringeren durchschnittlichen Lebenserwartung.

Mittlerweile nähern sich jedoch die Probleme und die Lebenserwartung beider Geschlechter an. Immer mehr Männer leiden unter Cellulite durch die verstärkte Aufnahme weiblicher Hormone, z. B. aus tierischen Produkten, durch Phytoöstrogene in Soja-Produkten oder im Trinkwasser. Immer mehr Frauen leiden unter dünner und frühzeitig grau werdendem Haar sowie unter Haarverlust durch die weitgehende Unterdrückung ihrer Menstruation mit Hormonen oder durch das Ausbleiben der Menses rund um Schwangerschaft und Wechseljahre.

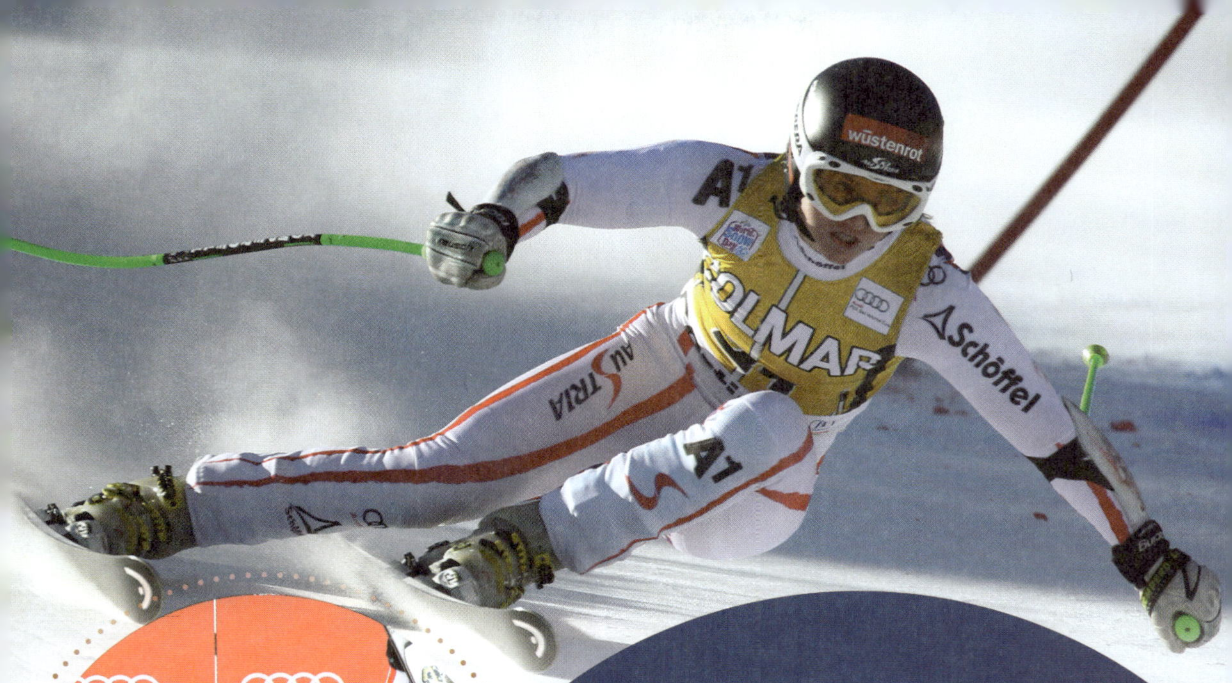

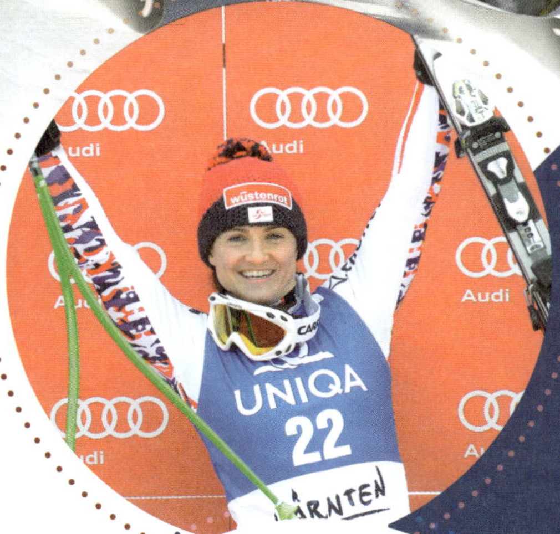

„2006 waren wir ÖSV-Damen in der Testgruppe für Jentschura. Damals war die Säure-Basen-Balance noch kein Thema für uns. Roland hielt einen Vortrag und hat uns überzeugt. Seit 2007 ist er offizieller Berater des gesamten Österreichischen Skiverbandes.

Die Übersäuerung als Ursache für fehlende Gesundheit und Wohlbefinden wird noch immer massiv unterschätzt. Als Referentin und ausgebildete Trainerin ist es mir in meinen Vorträgen und Workshops auch eine Herzensangelegenheit, dieses Bewusstsein zu schärfen."

Elisabeth „Lizz" Görgl *1981

26 Jahre Alpinsport (1991–2017), zwischen 15. und 20. Lebensjahr drei Kreuzbandrisse, danach 16 Jahre Spitzensport ohne schwere Verletzung

- 7 Weltcupsiege (Riesenslalom, Super-G, Abfahrten 2008–2015)
- insgesamt 42 Podestplätze bei Weltcup-Rennen in allen Disziplinen
- 6-fache Österreichische Staatsmeisterin (Slalom, Kombination, Super-G)
- Goldenes Verdienstzeichen der Republik Österreich (2009)
- 3-fache Sportlerin des Jahres in der Steiermark (2003, 2010, 2011)
- Sportlerin des Jahres in Österreich (2011)
- Prix Monique-Berlioux der französischen Sportakademie (Académie française des sports) in Paris für die herausragendste Leistung einer Sportlerin im vergangenen Jahr (2012)

www.lizz.at

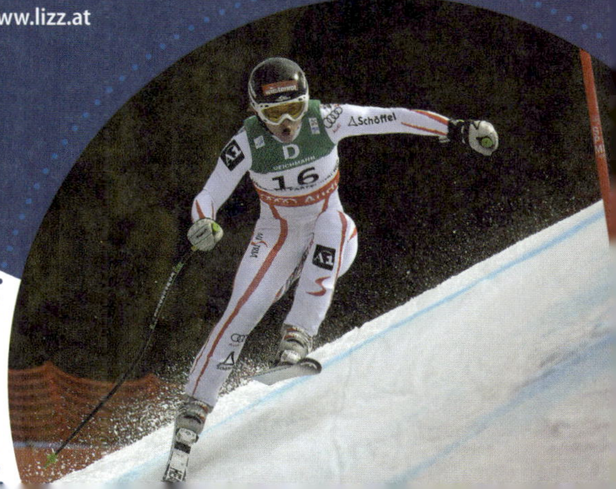

Durchschnittlich sind Frauen von den typischen Zivilisationskrankheiten weniger und vom „plötzlichen Herztod" trotz übertriebenem Sport kaum betroffenen. Stattdessen haben sie eine längere Lebenserwartung.

Bei Männern wird der Haarverlust schöngeredet. „Mann" versteckt sich hinter der Genetik und hinter Hormonen, anstatt den Haarverlust als Symptom der Übersäuerung und fortschreitenden Entmineralisierung zu verstehen, ernst zu nehmen und gegenzusteuern. Früher fielen den Männern erst im fortgeschrittenen Alter die Haare aus. Heute beginnen Männern bereits im Alter von 20 Jahren die Haare auszufallen, und mit 30 ist jeder Dritte betroffen. Das ist heute aufgrund der chronisch latenten Übersäuerung und vitalstoffarmen Ernährung „normal", aber kein gutes Zeichen.

▶ Milchsäureglatze: genetisch veranlagt, aber sauer verursacht!

Haarverlust ist wie das Aufleuchten der Ölwarnlampe im Auto, und er sagt Ihnen deutlich: Sie fahren jetzt mit Ihren Vitalstoffen „auf Reserve" und sind offensichtlich übersäuert und unterversorgt! Sie können natürlich bis zum letzten Tropfen weiterfahren. Aber würden Sie das mit Ihrem Auto riskieren? Sicher nicht, weil dann der Motor kaputtgeht, und das würde teuer. Jedoch bei Ihrem Körper kümmert Sie das nicht? Auch das wird für Sie teuer!

Wenn mit dem Haarverlust auch der Haarboden als schnellst verfügbarer Basenlieferant leer ist, diese Reserve also leergelaufen ist und diese Rettungsleine reißt, reißen früher oder später auch die Muskelfasern, die Sehnen und Bänder, und es brechen die Knochen. Es kommt zu Ermüdungsbrüchen. Die „Karriere der Verletzungen" beginnt. Der Ausdauersport, vorneweg Triathlon und Marathon sowie der Fußball bieten zahlreiche traurige Beispiele von außerordentlich begabten, aber zu schnell hochtrainierten, regelrecht hochgeschossenen und dann sauer abgeschossenen Shooting-Stars!

Zahnverlust

So wie der Haarboden und die Haare dienen auch die Zähne dem Säure-Basen-Haushalt als Mineralstoffdepot. Zähne sind von innen durchblutet, und über das Blut können sowohl Mineralstoffe zur Regeneration und Speicherung geliefert und eingelagert werden als auch bei Bedarf zur Neutralisierung von Säuren und Schadstoffen entzogen werden.

Die Bedeutung der Zähne als Mineralstoffspeicher und Basenlieferant erleben leider unnötig viele Frauen während ihrer Schwangerschaft und Stillzeit. Daher kommt auch die alte Weisheit: „Jedes Kind kostet dich einen Zahn!" Heute gilt diese Erkenntnis auch für chronisch übersäuerte Sportler.

Noch unsere Großmütter hatten aufgrund der mengenmäßig unzureichend verfügbaren Nahrung kaum eine Chance, ihren mehrfach erhöhten Vitalstoffbedarf über die neun Monate ihrer Schwangerschaft zu decken. Gerade in den Wintermonaten musste ihr Säure-Basen-Haushalt auf die Mineralstoffe aus den Zähnen, aber auch aus ihren Bindegeweben,

Exkurs: „Jedes Kind kostet dich einen Zahn!"

Ambitionierte Sportler haben, so wie Schwangere, einen mehrfach erhöhten Vitalstoffbedarf. Zunächst einmal hat die Schwangere, so wie jeder Mensch, ihren eigenen Grundbedarf an Vitalstoffen. Ein zusätzlicher enormer Vitalstoffbedarf ergibt sich durch das rasante Wachstum des Babys. Quasi aus dem Nichts entsteht in neun Monaten ein fertiger Mensch. Für diesen gigantischen Stoffwechsel und dieses gigantische Wachstum braucht es schlichtweg Material, also eine Menge Vitalstoffe. Darüber hinaus wächst das Baby bei der gesunden Mutter in einem basisch-mineralischen Fruchtwasser mit einem pH-Wert von ca. pH 8,5 heran. Diesen stark basischen pH-Wert des Fruchtwassers, der auch deutlich basischer als der pH-Wert des Blutes ist, kann die werdende Mutter ebenfalls nur mit reichlich basischen Vitalstoffen sicherstellen. Aufgrund der fehlenden monatlichen Entsäuerung über die Menses hat die Schwangere einen nochmals erhöhten Vitalstoffbedarf zur Neutralisierung der Säuren, die nun verstoffwechselt werden müssen. Dieser Vitalstoffbedarf ist umso höher, je übersäuerter die Schwangere ist.

Haaren und Knochen zurückgreifen. Nach dem gleichen Programm greift auch heute noch der Organismus bei übersäuerten und mit Vitalstoffen unterversorgten Schwangeren und Sportlern auf diese Mineralstoffdepots zurück.

Ohnehin sollten Zähne als Mineralstoffdepot und -reserve für den Säure-Basen-Haushalt jedem bekannt sein, der mit Tieren zu tun hat. Denn wonach beurteilt der Bauer das Alter sowie den Ernährungs- und Gesundheitszustand z. B. eines Pferdes? Anhand der Zähne! Aber auch anhand des Fells und anhand der Hufe! Auch anhand der Augen und ob sie strahlen sowie anhand der „klaren", also der schlanken und im Bodybuilding würde man sagen „definierten" Beine. Der Bauer beurteilt den Zustand eines Tieres schlichtweg anhand der Schönheit gut gefüllter Mineralstoffdepots.

Knochen- und Gewebeverlust

Sehr gut ist mittlerweile der Knochenstoffwechsel erforscht, der unter anderem auch pH-Wert-gesteuert ist. Unterhalb von pH 7,2 werden, wie bereits beschrieben, in den Knochen die Osteoblasten in ihrer aufbauenden Funktion gehemmt. Gleichzeitig werden jedoch auch die „knochenklauenden" Osteoklasten aktiviert. Bei einer chronisch latenten Übersäuerung wird Knochensubstanz gezielt vom Organismus abgebaut, um Kalzium sowie Phosphat als Säurepuffer freizusetzen. Selbst bei einer gezielten Kalzium-Supplementierung und bei guten Vitamin-D-Werten hat der Knochen einzig aufgrund der Übersäuerung keine Chance, und es kommt früher oder später zu Ermüdungsbrüchen.

Genauso werden sämtliche Bindegewebe in Form von Sehnen, Bändern, Kapseln und der Knorpel in unseren Gelenken bei der chronisch latenten Übersäuerung einerseits „verätzt" sowie durch die entzündlichen Prozesse und dann freigesetzten Enzyme „angeknabbert". Andererseits werden sie, gerade bei schlechter Ernährung, gezielt „entmaterialisiert". Letztlich können sie nur mangelhaft regenerieren und verlieren ihre Stabilität und Funktionalität. Die degenerativen Folgen sind unter anderem Muskel- und Sehnenverletzungen, Bandscheibenvorfälle, Leistenbrüche, Arthritis, Arthrose, Osteoporose usw.

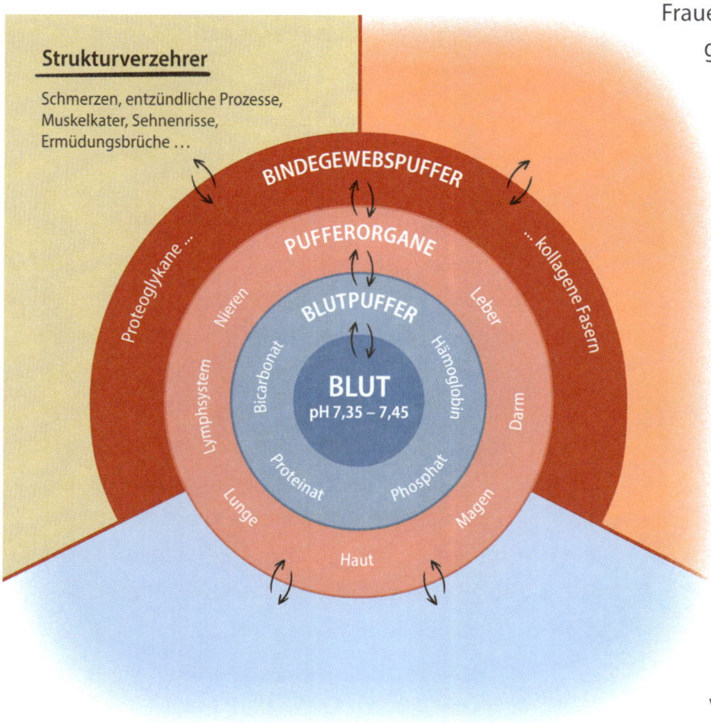

Ablagerungen, Versalzungen, Verschlackungen

Bei der Neutralisierung von Säuren und Schadstoffen mit basischen Mineralstoffen entstehen überall im Körper pH-Wert-neutrale Salze. In erster Linie werden diese Neutralsalze über die Nieren ausgeschieden. Deren Kapazitäten sind allerdings begrenzt.

Die Nieren sind oft schon mit der Ausscheidung der über die Nahrung aufgenommenen Salzmenge enorm belastet, wenn nicht schon überlastet: Die in Deutschland von Männern durchschnittlich täglich konsumierten 10 Gramm Kochsalz, ebenso wie die von den Frauen verzehrten 8,4 Gramm, liegen deutlich über den von der Deutschen Gesellschaft für Ernährung (DGE) empfohlenen 6 Gramm.

Unberücksichtigt in diesen Zahlen sind die gerade bei Sportlern unter Belastung vermehrt entstehenden Stoffwechselendprodukte und Säuren sowie deren milchsauren, harnsauren, oxalsauren oder schwefelsauren Neutralsalze.

Außerdem nehmen viele Sportler überdurchschnittlich viel Salz zu sich. Sinnvollerweise geschieht dies in Relation zu dem, was die Sportler über ihre Nierenkapazitäten hinaus ausschwitzen können.

Letztlich können die Nieren ihre maximale Ausscheidungskapazität nur erreichen, wenn die Sportler genügend trinken, sich vitalstoffreich ernähren und sich für eine gute Durchblutung rund um ihren Sport genügend bewegen.

Schon eine zu geringe Trinkmenge über einen längeren Zeitraum und das zu seltene Urinieren lassen die Konzentration harnpflichtiger Substanzen im Urin bedenklich steigen. Bei niedrigen pH-Werten, wie sie bei seltenem Urinieren vorprogrammiert sind, kristallisieren die Säuren entweder pur oder zusammen mit einem neutralisierenden Mineralstoff als Neutralsalze aus. Die Folgen sind harn- oder oxalsaure Nieren- und Blasensteine.

Natürlich schwitzen Sportler auch, wie bereits beschrieben, sowohl Säuren als auch eine individuelle Menge von 1 bis 4 Gramm Salz pro Liter Schweiß aus. Im Zielbereich der Tour- oder Bike-Transalp bin ich immer wieder beeindruckt von den Salzrändern an den Schweißflecken auf den Trikots der Teilnehmer. Jedoch hat die Haut im Vergleich zu den Nieren nicht die Effektivität und nicht die Selektivität in der Ausscheidung der Säuren und deren Neutralsalzen. Je nach individueller Veranlagung schwitzen ohnehin einige mehr und andere weniger. Letztlich verringern sich die Ausscheidungskapazitäten der Nieren, je mehr Wasser die Sportler ausschwitzen und je weniger sie über ihre Nieren ausscheiden.

Nicht ausgeschiedene oder nicht ausscheidbare Neutralsalze lagert unser Körper dann letztlich als sogenannte „Schlacken" ab.

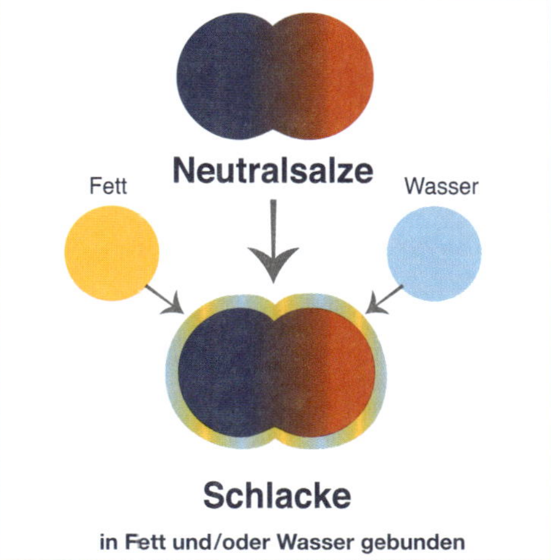

Schlacken im Körper

Der Begriff „Schlacke" mag umgangssprachlich und umstritten sein, aber er umschreibt perfekt die im Körper deponierten eigenen Stoffwechselendprodukte sowie die aufgenommenen, neutralisierten und deponierten Säuren und Schadstoffe! Entgegen der immer noch oft zu hörenden Lehrmeinung, dass der Körper alles ausscheidet, entwickeln Millionen Menschen neben Nieren- und Blasensteinen auch z. B. Gallensteine, Arteriosklerose, Verkalkungen oder Gicht. Im Bindegewebe gehen die Schlacken, also die Säuren und Schadstoffe, zusammen mit den neutralisierenden Mineralstoffen, mit verdünnendem Wasser und ummantelndem Fett schlimmstenfalls vierfach und hartnäckig ins Gewicht.

Schadstoffe machen fett & Fett

Schon seit Jahren ist bekannt, dass sich besonders Umweltgifte wie Quecksilber und andere Schwer- und Leichtmetalle oder auch Chlorverbindungen wie PCB und Weichmacher bevorzugt im Fettgewebe ablagern. Der Körper bildet unter anderem gezielt viszerales Fett in und um seine Bauchorgane, um die konsumierten Schadstoffe dort direkt zu deponieren. Das funktioniert natürlich nur bei entsprechender Kalorienzufuhr. Aufschlussreich ist hierzu die Reportage „Lachs – das giftigste Lebensmittel der Welt“ vom ORF.

Im Gegensatz zu den normalen Fettdepots baut der Körper diese Schlackendeponien mit den eingelagerten, neutralisierten Säuren und Schadstoffen ungern wieder ab, weil dieser Abbau zu einer Reaktivierung der Säuren und zu einer Art „Rückvergiftung“ führt, die dann auch im Blut und im Urin messbar wird. Diese erneute Übersäuerung und Vergiftung kann sich mit erneuten Schmerzen, Entzündungen und z. B. Gichtanfällen äußern. Das ist ein berechtigter Grund, warum einige vermeintliche Fachleute vor Crash-Diäten, extremen Abnehm- und vor Fastenkuren warnen. Denn bei einem drastischen Kalorienentzug ist der Energiestoffwechsel gezwungen, nach den Fettdepots an die Schlackendeponien zu gehen. Mit deren Fett werden dann auch die dort eingelagerten neutralisierten Säuren und Schadstoffe wieder freigesetzt.

„Gewicht machen“ unter Beachtung des „Dreisprungs der Entschlackung“, also in der Säure-Basen-Balance, ist durchaus verträglich und vertretbar. Zum Abbau von viszeralem Bauchfett und hartnäckigen Schlackendeponien in den Problemzonen, also zum Entschlacken im Sinne eines Ölwechsels beim Auto, sind Abnehm- und Fastenkuren sogar absolut empfehlenswert.

Problemzonen – genetisch veranlagt, sauer verursacht

Bei chronisch latenter Übersäuerung schiebt der Organismus die entstehenden Schlacken bevorzugt in seine Speichergewebe. Das macht die Problemzonen hartnäckig gegen Diäten. Viele nehmen über Diäten und beim „Gewicht machen“ überall ab, nur nicht an den Problemzonen. Auch wenn hier Fett zur Neutralisierung der Säuren und Schadstoffe festgehalten wird, so kommen die Betroffenen mit alleinigem Kalorienzählen schwerlich runter vom Gewicht und in (Wettkampf)Form. Hier hilft nur eine gezielte Entschlackung in der Säure-Basen-Balance.

„Ein saurer Körper nimmt nicht ab!“

Frauen haben rund um ihre Hüften, an den Oberarmen und in den Brüsten ein typisch elastisches (Unterhaut)Fettgewebe zur Speicherung von Kalorien in Form von Fett. Das ist genetisch so veranlagt. Wir sind genetisch immer noch so programmiert wie unsere Vorfahren als Jäger und Sammler. Im Falle einer Schwangerschaft konnte damals die werdende Mutter mit ihrem wachsenden Bauch nicht mehr so viel Nahrung beschaffen und brauchte folglich Reserven für zwei. Die Speichergewebe rund um die Hüften waren und sind Energiereserven für die Schwangerschaft und diejenigen am Oberkörper für die Stillzeit.

Männer haben nicht dieses typisch weibliche, elastische Unterhautfettgewebe und auch ihre Problemzonen weniger rund um die Hüften und am Oberkörper, weil sie nicht schwanger werden und keine Kinder bekommen. Dafür sehen immer mehr Männer und vor allem Nichtsportler mit ihren „Bierbäuchen" regelrecht schwanger aus. Männer haben ihre Speichergewebe in erster Linie rund um sowie im Bauchraum, im viszeralen Fett. Mit dem Bauchumfang nehmen auch die Entzündungsfaktoren, die körpereigene Östrogenproduktion in den Fettzellen und die gesundheitlichen Probleme zu.

Von verschlackten Oberarmen sind mittlerweile beide Geschlechter betroffen, und zwar aufgrund der gezielten Unterdrückung der Entsäuerung über die Schweiß- und Talgdrüsen in den Achselhöhlen mit Deos, Antitranspirantien, Botox & Co.

Milchsäure-Cellulite

Sehr viele Sportlerinnen leiden unter Cellulite, häufig zu sehen im Tennis. Je nach Sportart, gerade im Ausdauersport, wollen sie bei voller Kraft dennoch sehr leicht sein. Zum ohnehin umfangreichen Training werden zusätzlich Beine, Oberschenkel und Po intensiv trainiert und schlimmstenfalls noch einseitige Diäten gemacht. Das Ergebnis ist, dass vielleicht der Körperfettanteil sinkt, nicht aber die Cellulite verschwindet. Am Po gibt es sogar noch Zuwachs – und das nicht trotz viel Sport, sondern wegen zu viel Sport! Denn bei starker Muskelbeanspruchung entsteht reichlich Milchsäure, besonders unter anaeroben Bedingungen. Die anfängliche „Kalorien-Säure-Cellulite" wird zu einer regelrechten „Milchsäure-Cellulite". Unterdrückt die Frau jetzt auch noch hormonell ihre monatliche Entsäuerung in Form der Menses, beschleunigt sich entsprechend die Cellulitebildung aufgrund der chronisch latenten Übersäuerung. Zu Beginn der Cellulite kommt es durch Übersäuerung und besonders bei einer vitalstoffarmen Ernährung zur Entmineralisierung mit entsprechender Bindegewebsschwäche. Immer mehr Säuren lagern sich im Austausch mit Wasser in den Kohlenhydrat-Eiweiß-Strukturen ein. Dies führt im schwächer werdenden Gewebe zur Entwässerung mit entsprechenden Verhärtungen sowie zur ersten Dellen- und Beulenbildung.

Im zweiten Schritt lagern sich zusätzlich zu den Säuren immer mehr Schlacken im Unterhautfettgewebe und im geschwächten Bindegewebe ab, wo sie mit Wasser verdünnt und von Fett ummantelt werden. Das Gewebe in den Problemzonen quillt auf und prägt die Dellen und Beulen zusehends aus.

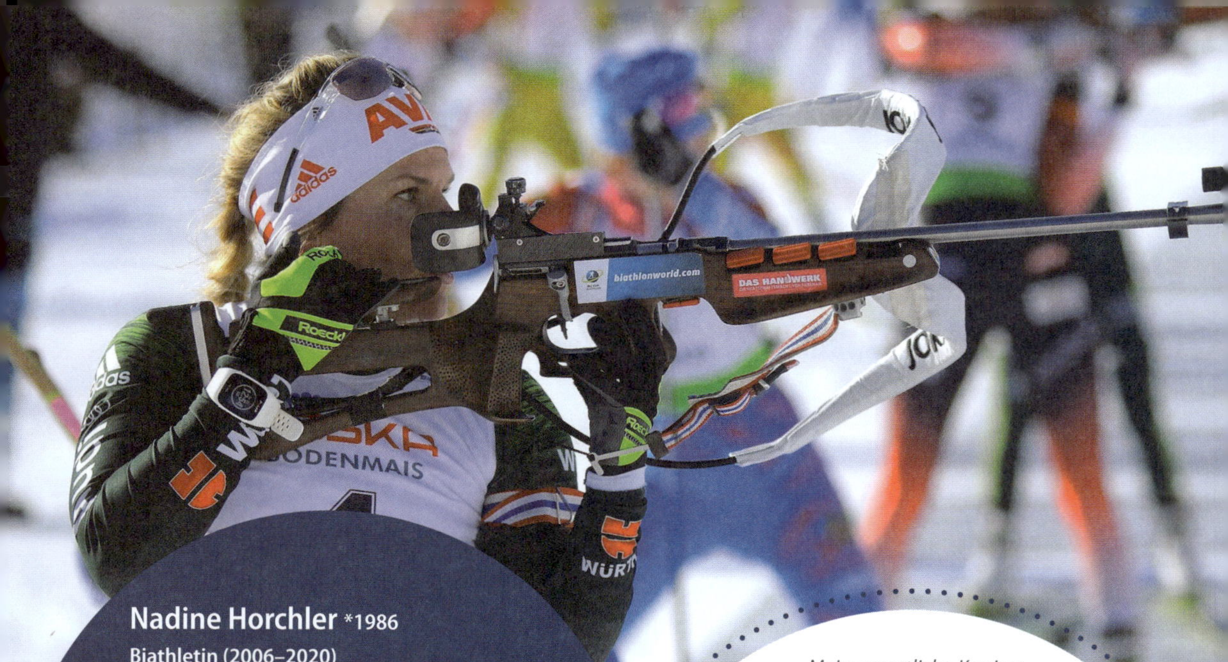

Nadine Horchler *1986

Biathletin (2006–2020)

- 2006–2010 IBU-/Europacup-Rennen
- 2010 Entlassung aus der Sportfördergruppe der Bundeswehr
- 2010 September: 8. Platz Deutsche Meisterschaft
- 2011 Januar, Europacup: 2. Platz
  Februar, Europameisterschaft: 5. Platz
  März, Weltcup: 32. Rang Massenstart
  + 27. Rang Verfolgung
  September, Deutsche Meisterschaft: 3. Platz
- 2011–2019
  EM-Medaillen 1 × Gold 1 × Silber 4 × Bronze
  DM-Medaillen 2 × Gold 2 × Silber 7 × Bronze

„Meine sportliche Karriere begann eigentlich mit meiner Entlassung aus der Bundeswehr 2010 und mit entscheidenden Umstellungen in vielerlei Hinsicht. Mit dem Säure-Basen-Verständnis von Jentschura konnte ich mich nicht nur optimaler für meinen Sport ernähren, sondern mit dem ganzheitlichen Ansatz auch mein bis dahin stagnierendes Gewicht um 6 kg reduzieren. Damit verringerte sich auch mein Körperfettanteil von 27,5 % auf 20,9 %, also um 6,6 %. Meine Leistung konnte ich währenddessen konsequent steigern.

Neben einem guten Säure-Basen-Haushalt ist mein Tipp an alle Frauen, die die Pille nehmen oder genommen haben, auch auf ihren Hormon-Haushalt (insbesondere Progesteron- und Schilddrüsenwerte im Blut und Speichel) zu achten.

Viel Erfolg und bleibt gesund,
Eure Nadine."

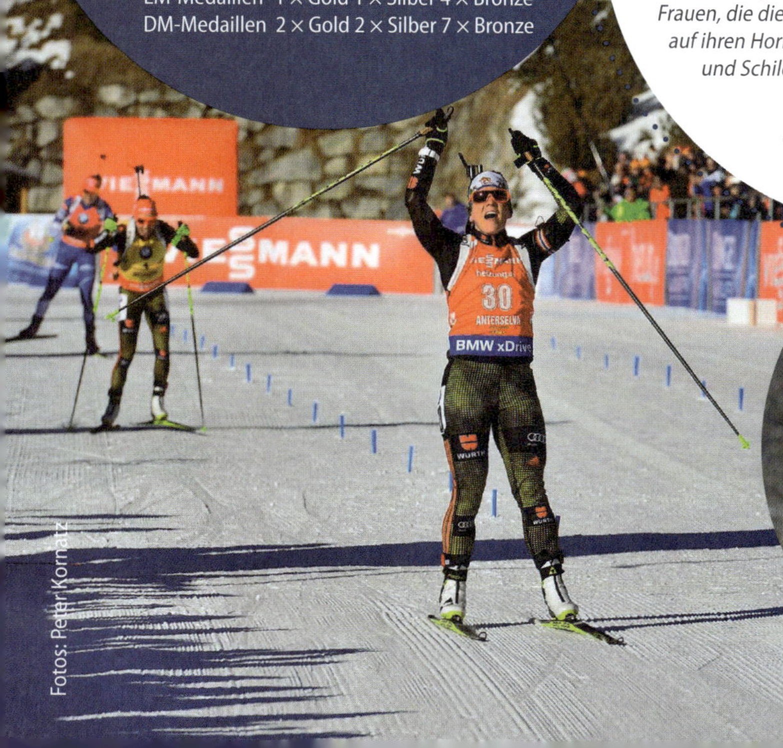

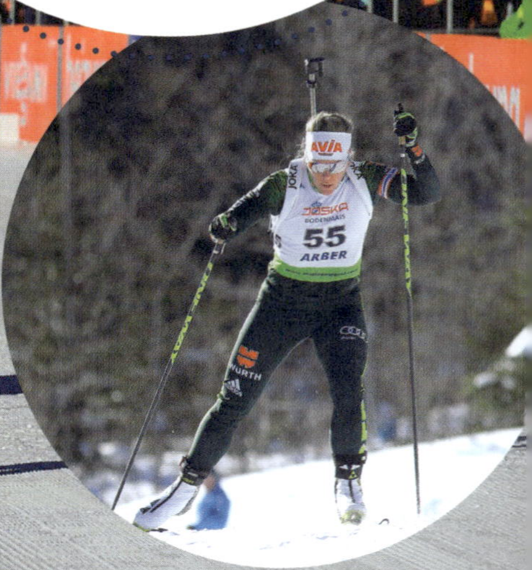

Fotos: Peter Kornatz

„Wer rastet, der rostet!" – Gicht, Arthritis, Arthrose & silent inflammations

Besonders unsere Gelenke, und ganz besonders unsere Knie als unsere größten Gelenke leiden bei intensivem Sport unter dem täglichen, stundenlangen Bewegungsmangel in den Schulen und Lehranstalten, in Verkehrsmitteln und bei der Arbeit. Unsere Gelenke, Knorpel und Bandscheiben sind von Natur aus nicht durchblutet. Wenn wir sie in den Trainingspausen nicht genügend bewegen, sind der Stoffaustausch und damit die Regeneration enorm eingeschränkt.

Sauerstoff und regenerative Nährstoffe gelangen bei Bewegungsmangel nur unzureichend mitten in die Gelenke und kaum mehr in die Knorpel und Bandscheiben. Die Energiegewinnung der knorpelregenerierenden Chondrozyten ist dann logischerweise anaerob und führt zur Entstehung von reichlich Milchsäure. Diese zerfällt sofort zu Laktat und zu saurem Wasserstoff (H^+). Folglich sinken die pH-Werte in der unmittelbaren Umgebung der Chondrozyten und bei Bewegungsmangel im gesamten Gelenk und in der Gelenkflüssigkeit (Synovia). Niedrigere pH-Werte werden bei Gelenkproblemen mittels Punktion fast immer diagnostiziert.

Ohne Bewegung reichert sich zudem Harnsäure in den Gelenken und in der Gelenkflüssigkeit an. Harnsäure entsteht aus dem Abbau körpereigener Zellbestandteile ständig und verstärkt bei intensivem Sport sowie einem erhöhten Eiweißumsatz. In niedrigen Konzentrationen und bei höheren pH-Werten, wie z. B. im Blut, ist sie gut löslich. Harnsäure kristallisiert jedoch in höheren Konzentrationen, bei niedrigeren pH-Werten und bei niedrigerer Körpertemperatur leicht aus, bevorzugt in den Gelenken und bei Bewegungsmangel. Betroffen davon sind besonders die Füße und dort der große Zeh, aber auch die Gelenke in den Händen und die Knie. Diese Art der Verschlackung nennen Mediziner Gicht.

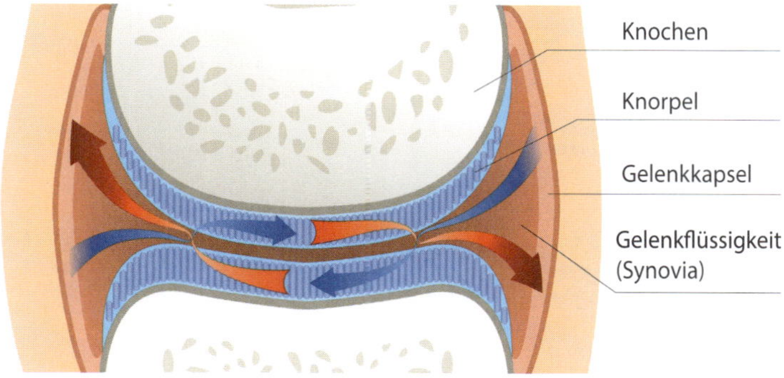

Früher wurde Gicht als „Krankheit der Könige" oder als „Privileg der Reichen" bezeichnet. Heute ist Gicht aufgrund des üblichen Bewegungsmangels in Kombination mit dem typischerweise hohen Eiweiß-, Alkohol- sowie neuerdings rasant steigenden Fruktosekonsum und den daraus resultierenden hohen Harnsäurewerten keine Überraschung! Mit Harnsäurekristallen in den Gelenken haben die Betroffenen im wahrsten Sinne des Wortes „Sand im Getriebe" und, wenn die Kristalle in die Gewebe stechen, entsprechende Schmerzen.

Ebenfalls aufgrund der sinkenden pH-Werte in der Gelenkflüssigkeit stellen die Chondrozyten im Knorpel und in den Bandscheiben ihre regenerative Arbeit ein. Es kommt zusehends zu Knorpelerweichung und Auffaserungen, zu Rissen und kleinen Löchern im Knorpel. Zusammen mit den Harnsäurekristallen in den Gelenken schlagen die regenerativen Prozesse und damit die erhofften Trainingseffekte ins Gegenteil um, von Regeneration in Richtung Degeneration. An Superkompensation und Leistungssteigerung ist gar nicht mehr zu denken.

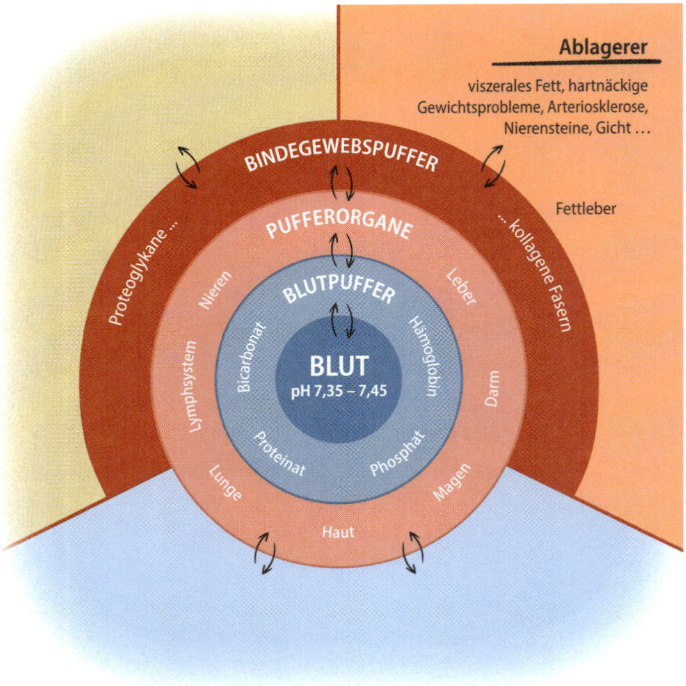

Bei schlechter werdender Regeneration und mit den Säurekristallen in den Gelenken ist der mechanische Knorpelverschleiß vorprogrammiert. Hinzu kommt der Verschleiß aufgrund entzündlicher Prozesse, denn unser Immunsystem reagiert auf die Kristalle (= Schlacken) wie auf pathogene Keime mit Entzündungen. Diese sogenannten „silent inflammations" finden ebenfalls durch unsere normale, westliche Ernährung ausgehend vom viszeralen Fett im gesamten Körper statt. Die Entzündungsreaktionen in den Gelenken „knabbern" bei Arthritis auch den gesunden Knorpel an, mit der Folge von Arthrose!

▶ Im Körper wirken Schlacken quasi als Brandbeschleuniger für „silent inflammations"!

Deswegen bleiben gerade Triathleten, Marathonläufer und generell Ausdauersportler, die vor, nach und zwischen ihren intensiven sauren Trainingseinheiten viel und lange sitzen, auf Dauer sauer auf der Strecke. Meist leiden sie an entzündlichen Prozessen, Sehnenbeschwerden, Gelenkproblemen und Ermüdungsbrüchen. Das ist keine Überraschung!

Der Klassiker für kaputte Knie aufgrund von Arthritis und Arthrose sind „Pseudo-Sportler", die gerne grillen und Curry-Wurst, Pommes, Pizza, Pasta, Chips, Fast Food, Bier, Cola oder Energydrinks konsumieren! Über ihre entzündlichen Prozesse und Schmerzen als erste Symptome der chronisch latenten Übersäuerung gehen die meisten Betroffenen aus Unverständnis mit Schmerzmitteln und Entzündungshemmern hinweg. Wenn überhaupt, wachen die meisten erst völlig „verschlissen" auf.

Jeder von ihnen bräuchte zwingend und schnellstmöglich einen kompletten „Ölwechsel" im Sinne einer umfangreichen Entschlackungskur, die mit den Säuren und den abgelagerten Schlacken sozusagen „den Sand aus dem Getriebe", aus den Gelenken und aus sämtlichen Geweben holt. Erst in einem „sauberen" Körper und mit neuem „Öl" im Sinne aller zur Regeneration erforderlichen Vitalstoffe macht Reha-Sport überhaupt Sinn. Generell macht Sport nur in der Säure-Basen-Balance Sinn. Nur so macht er erfolgreich und hält gesund.

Immunschwach, unverträglich, anfällig, krank

Je länger die chronisch latente Übersäuerung andauert, desto schwächer wird unsere Immunabwehr und desto anfälliger wird der Sportler für Infekte. So wie sämtliche Stoffwechselprozesse ist auch unser Immunsystem abhängig von Säuren sowie einem Übergewicht an Basen und Vitalstoffen für eine möglichst optimale Alkalität und Funktionsfähigkeit der Flüssigkeiten, Gewebe und Immunzellen.

Unsere Fresszellen im Immunsystem, die Phagozyten, produzieren, so wie unser Magen, Säuren zur Zersetzung (Hydrolyse) von Krankheitserregern. Dazu nehmen sie Bakterien, Pilze, Viren oder Ähnliches in sich auf. In den sich bildenden Hohlraum mit dem Erreger pumpen die Fresszellen dann Säure (H^+-/Wasserstoff-Protonen) hinein. Diese wird dort unter anderem zusammen mit Superoxid (O_2^-) in ätzendes, Keime zersetzendes Wasserstoffperoxid (H_2O_2) und Hypochlorsäure (HOCl) umgewandelt. Gleichzeitig sinkt dabei der pH-Wert im Innenraum auf pH 4,5 bis 5. In diesem sauren Milieu erreichen dann zusätzlich die hydrolysierenden Enzyme der Fresszellen ihre optimale, zersetzende Aktivität. Die Enzyme werden, so wie die Säuren, von den Immunzellen produziert und in den besagten Hohlraum geschleust.

Zur Produktion der Säuren muss die Fresszelle selber aber „basisch" bleiben, damit sie nicht selbst Gefahr läuft von den eigenen, sauer aktivierten Enzymen angegriffen zu werden.

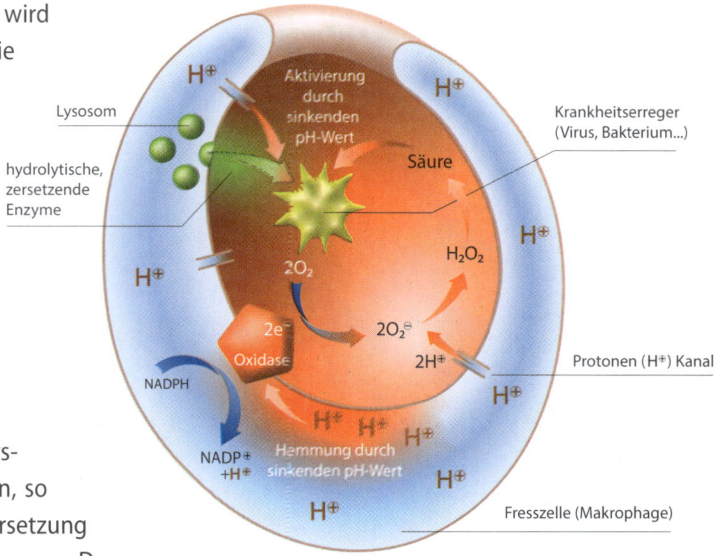

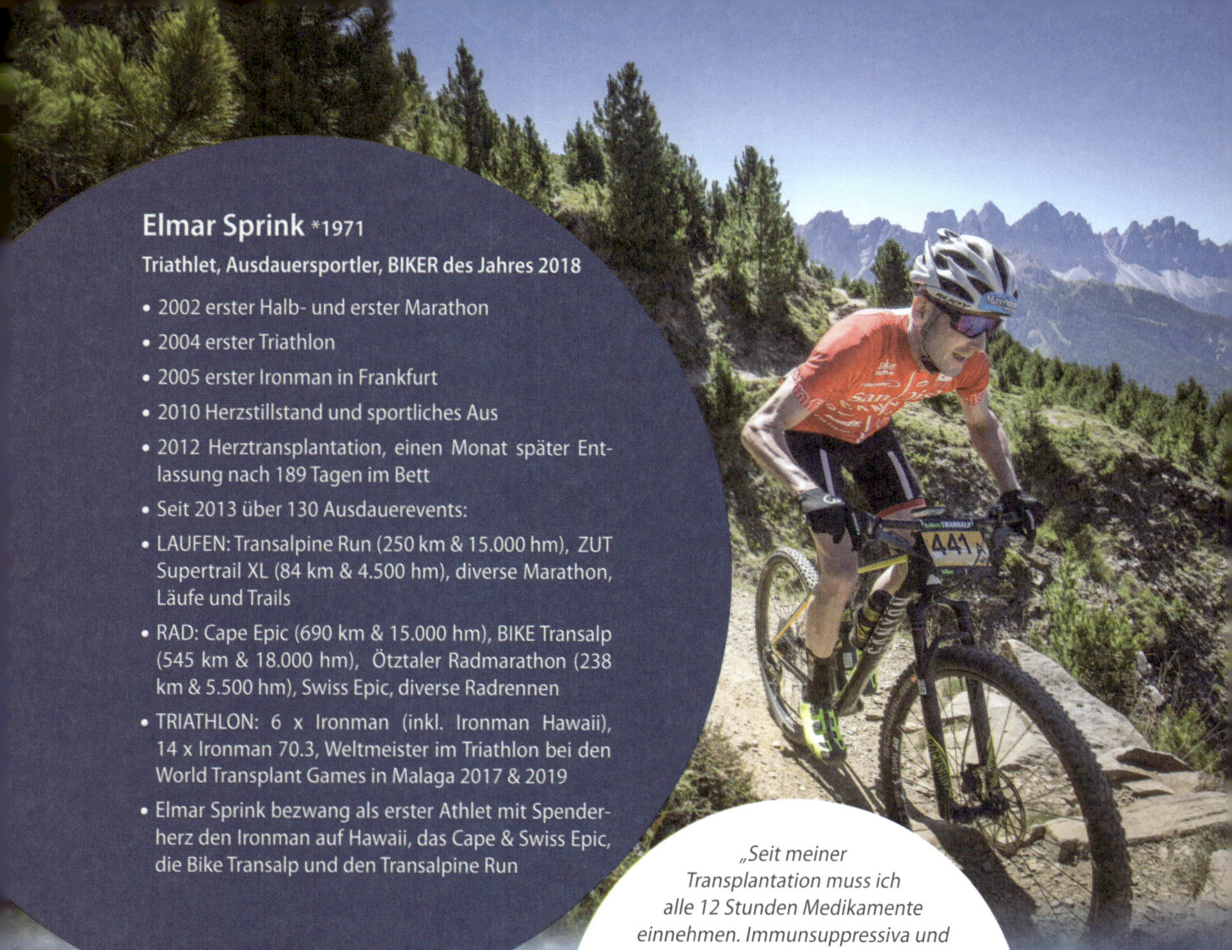

Elmar Sprink *1971

Triathlet, Ausdauersportler, BIKER des Jahres 2018

- 2002 erster Halb- und erster Marathon
- 2004 erster Triathlon
- 2005 erster Ironman in Frankfurt
- 2010 Herzstillstand und sportliches Aus
- 2012 Herztransplantation, einen Monat später Entlassung nach 189 Tagen im Bett
- Seit 2013 über 130 Ausdauerevents:
- LAUFEN: Transalpine Run (250 km & 15.000 hm), ZUT Supertrail XL (84 km & 4.500 hm), diverse Marathon, Läufe und Trails
- RAD: Cape Epic (690 km & 15.000 hm), BIKE Transalp (545 km & 18.000 hm), Ötztaler Radmarathon (238 km & 5.500 hm), Swiss Epic, diverse Radrennen
- TRIATHLON: 6 x Ironman (inkl. Ironman Hawaii), 14 x Ironman 70.3, Weltmeister im Triathlon bei den World Transplant Games in Malaga 2017 & 2019
- Elmar Sprink bezwang als erster Athlet mit Spenderherz den Ironman auf Hawaii, das Cape & Swiss Epic, die Bike Transalp und den Transalpine Run

„Seit meiner Transplantation muss ich alle 12 Stunden Medikamente einnehmen. Immunsuppressiva und Cortison. Dank gesunder Ernährung, basischer Körperpflege und bester Regeneration habe ich zum Erstaunen meiner Ärzte sehr gute Blutwerte und bin enorm leistungsfähig. 2020 hatte ich Covid mit auffälligem Puls und beeinträchtigtem Geschmackssinn. Nach ein paar Wochen Kürzertreten war ich dann mit Rolands Unterstützung zum Swiss Epic :)“

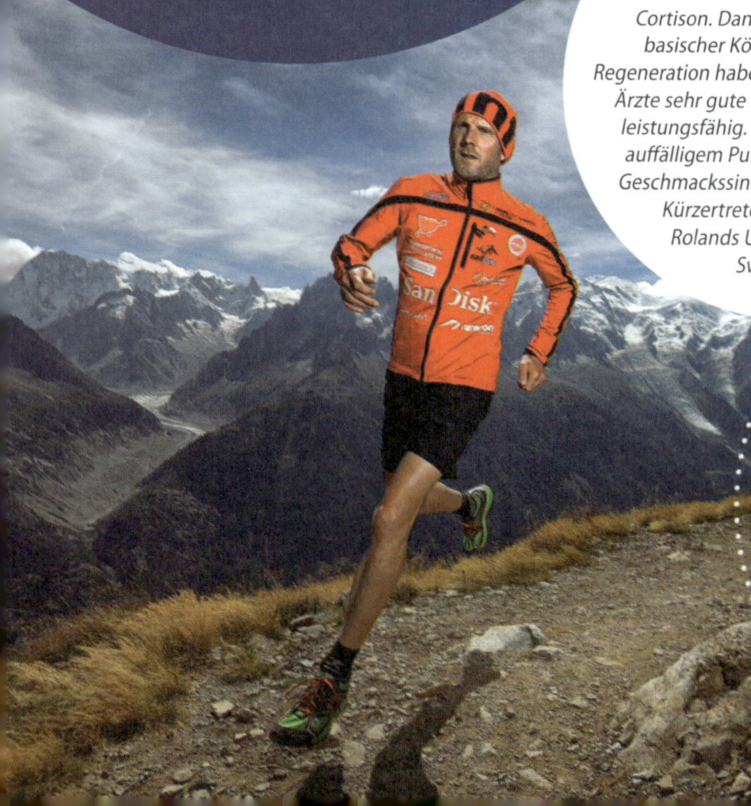

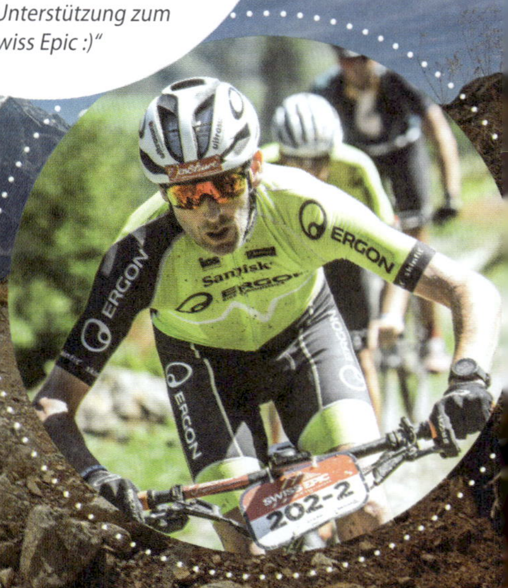

> „Bei zu niedrigem pH-Wert ist der Phagozyt nicht mehr imstande, den Körper vor Bakterien zu schützen, da es ihm unmöglich ist, die für die Phagozytose essenziellen Sauerstoffradikale [H_2O_2] zu bilden!"
>
> *Forschungszentrum Jülich*

So wie zum eigenen Schutz der lebenswichtigen pH-Werte der „saure Muskel zumacht" und die säureproduzierende Energiegewinnung eingestellt wird, so wird bei der chronisch latenten Übersäuerung und bei zu niedrigen pH-Werten in den Immunzellen die Säureproduktion zur Erregerbekämpfung gehemmt.

Unsere Immunzellen brauchen folglich zum notwendigen Ausgleich der Säuren auch basenbildende Mineralstoffe wie Natrium, Kalium, Kalzium, Magnesium usw. sowie enzymatisch basisch wirkende Vitalstoffe wie z. B. Zink. Denn nur in der Säure-Basen-Balance können die zur Immunabwehr erforderlichen Säuren produziert werden.

Im übertragenen Sinne braucht unser Immunsystem aber auch „Basen" in Form von immunstärkenden Vitalstoffen wie Selen, Vitamin C und D, Beta-Carotin, essenzielle Aminosäuren, antientzündliche Omega-3-Fettsäuren und vieles mehr. Viele dieser Vitalstoffe sind chemisch sauer. Säuren sind jedoch nicht pauschal schlecht, aggressiv oder giftig. Den gesundheitsfördernden Effekt und den Nutzen dieser zwar sauren, aber gesundheitsfördernden Vitalstoffe stufe ich deshalb als basisch ein. Differenzieren müssen wir für unsere Gesundheit folglich sowohl nach der Art als auch nach der Menge der Säuren. Da passt wieder die alte Erkenntnis: „Die Dosis macht das Gift!" So können auch gesunde Säuren im Übermaß schaden. Es ist wieder einmal alles eine Frage der natürlichen Balance. Damit wir rundum bestens versorgt sind, brauchen wir eine gute Ernährung und eine gute Verdauung!

Bei vielen Sportlern bleibt das Immunsystem im Laufe der Saison bzw. im Verlauf ihrer Karriere auf der Strecke. Zu Beginn sind die Vitalstoffspeicher aus der Zwischensaison bzw. aus dem „Hotel Mama" noch gut gefüllt, sodass der Stoffwechsel, der Säure-Basen-Haushalt und das Immunsystem optimal funktionieren. In jungen Jahren läuft ohnehin alles noch auf Hochtouren, sodass viele Sportler leider nicht merken, dass sie als „Müllverbrennungsmaschinen" unterwegs sind.

Zu Beginn der Karriere bzw. Saison sind der Sportler, seine Verdauung und sein Stoffwechsel auch noch entspannt bzw. gut erholt. Die Säurebelastungen durch Sport und Stress sind noch relativ gering. Zudem verfügt der Sportler noch über reichlich freie Kapazitäten zum Ausscheiden, Puffern und Speichern der Säuren.

Im Verlauf der Saison bzw. der Karriere nehmen dann die Säurebelastungen immer weiter zu, allein schon durch den intensiver werdenden Sport. Wer nicht aufpasst und nicht gezielt auf seine Balance achtet, rutscht beim Mangel an Alltagsbewegung sowie durch eine „normale" Ernährung und durch Stress in die Übersäuerung und in die „Stress-Verdauung". Der zunehmende Stress wird verursacht durch

Suboptimale Verdauungszeiten

Die aufgenommene Nahrung sollte optimalerweise innerhalb von 24 bis 36 Stunden verdaut und auch verwertet sowie restlos wieder ausgeschieden sein. Arbeitet die Verdauung zu schnell, fehlt die erforderliche Zeit zur Zerlegung der Nahrung und für die Resorption der leistungs-, immun- und gesundheitsrelevanten Nährstoffe. Ist die Verdauung zu langsam, so gären die Kohlenhydrate und faulen die Eiweiße unnötig lange vor sich hin und führen zu Pilzbelastungen und negativen Veränderungen der Darmflora, zu Mundgeruch und Blähungen. Im Darm entstehen aus zu viel Kohlenhydraten verstärkt Fuselalkohol und aus zu viel Eiweiß Ammoniak, Skatol und Cadaverine. Diese reizen die empfindlichen Darmschleimhäute und machen sie durchlässig. Das begünstigt die Ausprägung von einem Leaky-Gut-Syndrom. Dann gelangen die Schadstoffe durch die Darmwände ins Blut und belasten insbesondere die Leber, aber natürlich den gesamten Körper, die Säure-Basen-Balance und fördern die Übersäuerung.

Leistungsdruck, Konkurrenzkampf, immer mehr Wettkämpfe, Reisen, Zeitverschiebungen, Temperatur- und Klimawechsel. Hinzu kommen meist schlechter werdende „Buffets" und eine Ernährung mit vielen, aber meist „leeren" Kohlenhydraten und Zucker, schlechten Fetten und zu viel entzündungsfördernden Omega-6-Fettsäuren, Eiweiß, Salz usw. Das schlägt vielen auf den Magen. Vielen stößt es buchstäblich sauer auf. Die Verdauung verlangsamt oder beschleunigt sich, und es kommt zum sogenannten Reizdarm-Syndrom.

Immunsystem und Mikrobiom

Bei körperlicher und mentaler Belastung intensiviert sich die Durchblutung unserer Muskulatur, jedoch verringern sich die Durchblutung und die Leistungsfähigkeit unserer Verdauungsorgane. Intensiver Sport, andauernder Stress und dann noch eine „normale" Ernährung verschieben im Magen, im Zwölffinger-, Dünn- und Dickdarm bis in den Enddarm die gesunden, physiologischen sowie verdauungsrelevanten pH-Werte und beeinträchtigt unsere Darmflora, das Mikrobiom. Wir haben in unserem Verdauungstrakt mindestens so viele Mikroorganismen, wie wir Zellen in unserem Körper haben. Hochrechnungen sprechen von 30 bis 40 Billionen in erster Linie Darmbakterien! Diese brauchen wir für eine optimale Verdauung und für ein intaktes Immunsystem. Denn das Mikrobiom ist der „Sparringspartner", der „Personal Trainer", für unsere Immunabwehr, die sich zu etwa 80 Prozent in bzw. hinter der Darmwand befindet. Nur zusammen mit einem intakten Mikrobiom wird unser Immunsystem optimal für den ganzen Körper sowie für alle anderen Schleimhäute (z. B. in Nase, Mund und Rachen) zur Keimbekämpfung ausgebildet.

Ein gesundes Mikrobiom ist für uns und unser Immunsystem außerdem die allererste Schutz-

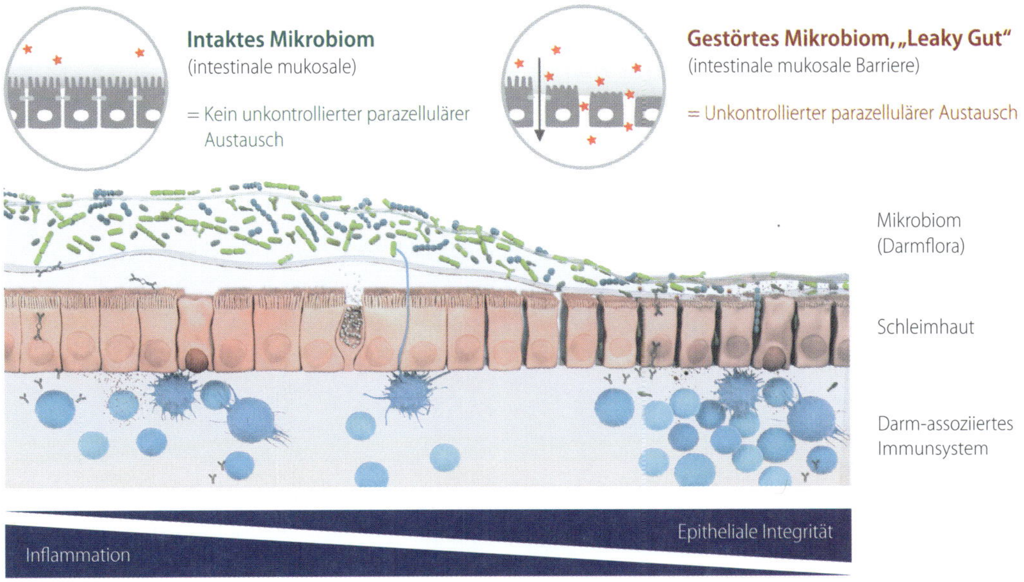

Quelle: nutrimmun.de

barriere gegen Allergene und schädliche Keime. Die guten Bakterien schützen sich selbst und damit uns vor krankmachenden Keimen. Ganz automatisch geschieht dies durch eine so dichte Besiedelung der Darmschleimhaut mit guten Keimen, dass einfach kein Platz mehr für schädliche bleibt. Indem sich das Mikrobiom wie eine Schutzschicht über unsere Darmschleimhäute legt, schützt es uns ganz nebenbei auch vor dem direkten Kontakt mit Allergenen und bewahrt uns vor Unverträglichkeiten und Allergien. Zusätzlich verhindert ein gesundes Mikrobiom die Ansiedlung schädlicher Keime, indem es spezielle antimikrobielle Substanzen produziert.

▶ Unser Mikrobiom erwerben wir mit der natürlichen (!) Geburt, durch monatelanges Stillen und durch eine jahrelang behutsam erweiterte, pflanzenbetonte, vital- und ballaststoffreiche Ernährung.

Grundsätzlich braucht jeder, gerade jeder Sportler, ein intaktes Mikrobiom für eine optimale Verdauung und Nährstoffaufnahme. Vieles von dem, was wir im Mund durch gutes Kauen zerkleinern und im Magen sowie im Darm mit unseren Verdauungssäften zerlegen, macht erst das Mikrobiom für uns aufnahmefähig. Darüber hinaus produziert es Nährstoffe für uns. Wir haben Vitalstoffe wie Vitamin K_2, B-Vitamine und kurzkettige Fettsäuren im Blut, die wir nicht gegessen haben, sondern die das Mikrobiom für uns produziert hat. Neben dem, was wir essen, ernährt uns also auch ein intaktes Mikrobiom. Im Gegenzug sollten wir darauf achten, dass wir unser Mikrobiom gut ernähren, also präbiotisch. Das Lebenselixier und die Hauptnahrung für unsere guten Bakterien sind Vital- und Ballaststoffe. Entsprechend sollten wir uns und damit unser Mikrobiom im Schwerpunkt pflanzlich ernähren!

Exkurs:

Verpilzung und Verdauungsprobleme: Berufskrankheit der Ausdauersportler

Viele Ausdauersportler rutschen aufgrund ihres erhöhten Kohlenhydratbedarfs sowie einer sportlich begründeten empfindlichen bis gestörten Verdauung in eine ballaststoffarme, zucker-, glukose- und fruktosereiche Ernährung mit vielen Riegeln, Pulvern, Drinks und künstlichen Fertigprodukten. Das ruiniert ihr Mikrobiom. Die guten, ballaststoffabhängigen Darmbakterien verhungern. Die Verdauungsleistung verschlechtert sich. Langsam aber sicher „verhungert" der Sportler, zumal die fehlende Nährstoffdichte und nicht vorhandene Nährstoffvielfalt seinem erhöhten Vitalstoffbedarf ohnehin nicht gerecht wird. Stattdessen vermehren sich die immer anwesenden Pilze übermäßig, überwuchern den Darm, fördern Blähungen, produzieren aus den Zuckern, die dann wiederum dem Sportler fehlen, Fuselalkohol und Kopfschmerzen, Mykotoxine sowie schlechte Leberwerte.

Gemäß dem Spruch: „Du bist, was du isst!" machen Fertigprodukte fertig! Zumindest die synthetischen Produkte. Diese Ernährungsweise schickt nicht wenige Sportler völlig unnötig ins frühzeitige, sportliche Aus!

Spätestens bei Verdauungsproblemen und nach Antibiotika-Einnahme ist es ratsam, eine Stuhlprobe von einem qualifizierten Fachmann in einem Speziallabor durchführen zu lassen. Ausgehend von den Ergebnissen der Stuhlprobe oder orientiert an den verabreichten Antibiotika, erfolgt der individuelle Wiederaufbau mit gezielten Probiotika, der jedoch nur auf Basis einer natürlichen, vital- sowie ballaststoffreichen und damit präbiotischen Ernährung erfolgreich ist! Der Wiederaufbau kann je nach Ausgangsbefund Monate dauern, wobei sich die ersten Verbesserungen in der Verdauung, im Wohlbefinden und natürlich in der Leistung schon nach wenigen Wochen bemerkbar machen. Die Studienlage zu Leistungssteigerungen gerade bei diagnostizierten Dysbalancen im Mikrobiom ist, vorsichtig formuliert, sehr vielversprechend!

Unser Immunsystem ist wesentlich von einem gesunden Mikrobiom abhängig. Dieses wird schon allein durch intensiven Sport, weiter durch Stress, eine zucker-, kohlenhydrat-, säure-, fremd- und schadstoff- sowie konservierungsmittelreiche, oft einseitige, vital- und ballaststoffarme Ernährung, Verstopfung, Durchfall und verschobene pH-Werte stark beeinträchtigt. Durch Medikamente wie entzündungshemmende Schmerzmittel aus der Gruppe der NSAR (nichtsteroidale Antirheumatika), Cortison, Chemotherapie, Blutdrucksenker, Schilddrüsenhormone, Antidepressiva, H_2-Magensäure-Blocker und vermeintliche „Magenschoner" sowie durch Schadstoffe wie Pestizide und/oder Schwermetalle wie Blei und Quecksilber wird es beschädigt. Durch Antibiotika wird unser Mikrobiom in kürzester Zeit ruiniert und damit auch unsere Schutzbarriere gegen schädliche Keime und Allergene ebenso wie unsere Verdauung. Letztlich wird unser Immunsystem nachhaltig geschwächt und geschädigt. Immer wieder treffe ich Sportler, die mit Antibiotika zunächst wieder starten konnten, um dann komplett und für den Rest der Saison abzustürzen.

Ein verschobenes, krankes und, spätestens nach Antibiotika, kaum mehr vorhandenes Mikrobiom hat eine mangelhafte Verdauung und Nährstoffaufnahme zur Folge sowie ein schwächer werdendes und zudem schlecht ausgebildetes, untrainiertes Immunsystem. Die beschädigte, löchrige oder kaum mehr vorhandene Schutzschicht des Mikrobioms hat eine „löchrige" Darmwand zur Folge („Leaky-Gut-Syndrom"). Diese lässt immer mehr Allergene, körperfremde Substanzen und schädliche Keime eindringen. Immer öfter kommt es zu Entzündungen, Unverträglichkeiten und zu Allergien sowie zu einem zunächst überreagierenden, jedoch letztlich überforderten Immunsystem.

Über die Zeit zehren der steigende Vitalstoffverbrauch und -bedarf des Sportlers, gerade bei vitalstoffärmer werdender Ernährung sowie schlechter werdender Verdauung, immer mehr an den Reserven und damit am Immunsystem. Die fortschreitende Übersäuerung verbraucht langsam aber sicher die Ausscheidungs-, Puffer- und Speicherkapazitäten für Säuren und Schadstoffe, sodass die pH-Werte in sämtlichen Körperflüssigkeiten, Geweben und Zellen messbar sinken. Die Immunaktivität und unsere Immunabwehr werden immer schwächer und der Sportler immer anfälliger für Infekte.

Spätestens nach dem letzten Wettkampf der Saison, wenn sich Körper, Geist und Seele entspannen und die Ausschüttung von Cortisol nachlässt, werden auffallend viele Sportler anfällig und krank. So wie „Manager", wenn sie endlich Urlaub haben und diesen dann krank im Bett verbringen. Im Laufe der Jahre passiert das leider immer früher in der Saison oder sogar schon in der Saisonvorbereitung.

Tipps für einen gesunden Darm

Eine konsequente, tägliche Darmpflege erreichen Sie durch eine vital- und ballaststoffreiche Ernährung sowie durch reichliches Trinken von Wasser, Kräutertees und Gemüsesaft-Schorlen. Zusammen mit Probiotika, ggf. schon während und nach intensiven Trainingsphasen und erst recht nach Antibiotika, sowie durch entlastende Einläufe oder therapeutische Colon-Hydro-Therapien (CHT, Darmspülungen), sorgt das für einen sauberen Darm und die bestmögliche Ausscheidung von Schadstoffen. Gleichzeitig wird dadurch auch das Mikrobiom optimal gepflegt und kann für eine optimale Verdauung und Nährstoffresorption sowie für ein starkes Immunsystem und einen gesunden Menschen sorgen.

Zusammenfassung

Bei der chronisch latenten Übersäuerung sind die originären Puffer-, Entsäuerungs- und Ausscheidungskapazitäten von Blut, Lymphe, Bindegewebe, Leber, Nieren, Darm, Lunge und auch einer „hyperaktiven" Haut dauerhaft überschritten und überfordert.

Da unser Blut unter allen Umständen im basischen Bereich zwischen pH 7,35 und 7,45 bleiben muss, lagern sich immer mehr Säuren und Schadstoffe im Austausch gegen Wasser in den Geweben ein. Diese verlieren mit dem Wasser sowohl ihre Flexibilität, Elastizität und ihre Stoßdämpferfunktion als auch besonders ihre Speicher- und Pufferkapazitäten für weitere Säuren und Schadstoffe. Unter Belastung sinken die pH-Werte in den Geweben immer schneller. Der saure Muskel macht immer häufiger und immer früher zu. Die Leistungs- und die Regenerationsfähigkeit nehmen immer weiter ab. Die pH-Werte in immer mehr Geweben sind dauerhaft zu niedrig. Der Sportler ist chronisch latent übersäuert.

Die Gewebezellen stellen schleichend ihre pH-Wert-abhängigen, regenerativen Prozesse ein. Stattdessen werden über die dauerhaft sauren pH-Werte degenerative Prozesse aktiviert, um zur Neutralisierung weiterer Säuren und Schadstoffe basische Vital- und insbesondere Mineralstoffe freizusetzen, z. B. aus den Haaren, Zähnen und Knochen. Die Folgen sind Haarverlust, Zahnverlust, Bindegewebsschwäche, Bandscheibenprobleme, Muskel-, Sehnen- und Bänderrisse sowie Ermüdungsbrüche.

Die bei der Neutralisierung von Säuren und Schadstoffen entstehenden Neutralsalze „deponiert" unser Körper als sogenannte Schlacken bevorzugt und hartnäckig im viszeralen

Hans Pum *1954

- 1977–1996 Trainer, Rennsportleiter und Marketingdirektor des Österreichischen Skiverbandes
- 1996–2010 Alpindirektor des Österreichischen Skiverbandes
- 2010–2019 Sportdirektor für alle Sparten des Österreichischen Skiverbandes (ÖSV)

„2006 habe ich durch meinen Freund Heinz Patanjek Roland Jentschura kennengelernt. Ich war von Anfang an von Rolands Fachwissen zum Säure-Basen-Haushalt begeistert. Seit nunmehr 15 Jahren berät er die Sportlerinnen und Sportler sowie das Trainer- und Betreuerteam des Österreichischen Skiverbandes im Bereich Ernährung und Regeneration."

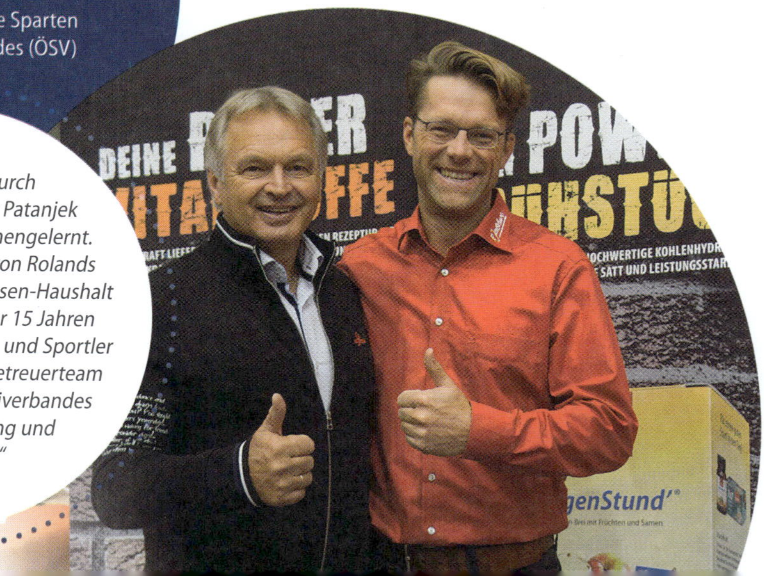

Foto: Erich Spiess

Fett und in den typischen Problemzonen sowie in sämtlichen Geweben, Faszien, Sehnen, Bändern, Gelenken, Knorpeln und Bandscheiben. Dort fördern die Schlacken zunächst hartnäckige Gewichtsprobleme, dann Schmerzen und entzündliche Prozesse wie Arthritis. Es kann zu Ablagerungen und Verkalkungen kommen, sowohl in den Geweben als auch in den Adern. Arteriosklerose, Nieren- und Blasensteine, Gicht usw. sind als Verschlackungen zu verstehen. In den Gelenken wirken auskristallisierte Neutralsalze wie „Sand im Getriebe" und fördern die Entstehung von Gicht sowie den Verschleiß, z. B. in Form von Arthrose.

Die schleichende Entwässerung durch Säureeinlagerung, die Entmaterialisierung, Entmineralisierung und Verschlackung bei gleichzeitiger Vitalstoffunterversorgung kosten die Gewebe ihre Leistungs- und Regenerationsfähigkeit und damit ihre Funktionalität, Flexibilität und Stabilität. Die chronisch latente Übersäuerung und Vitalstoffunterversorgung bremsen oder beenden die Erfolge sowie die Karriere der Sportler bei Verlust der Gesundheit! So bleibt auch unser Immunsystem unterversorgt und auf Dauer sauer auf der Strecke!

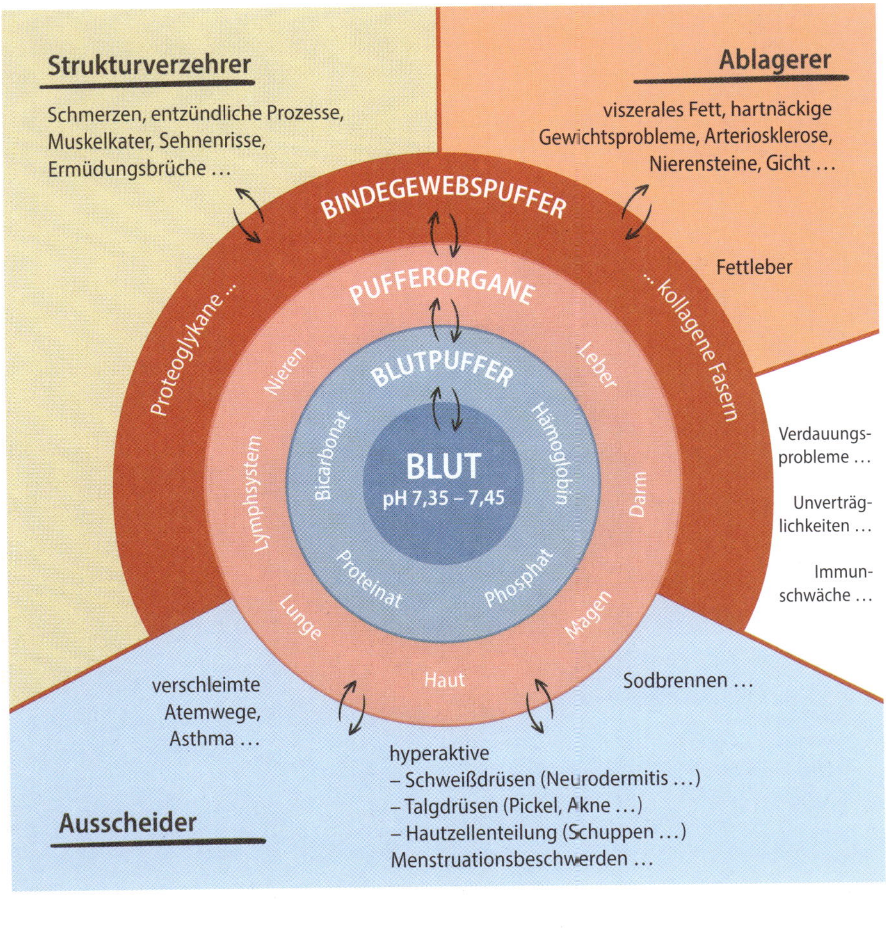

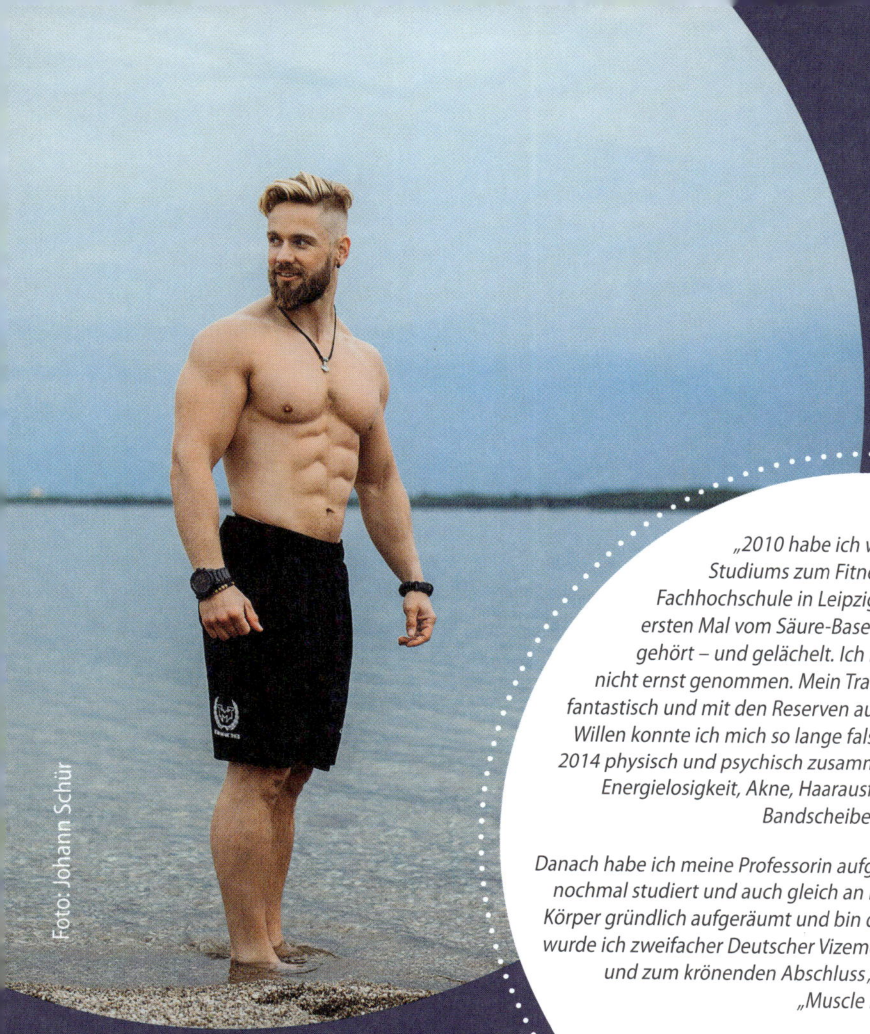

Foto: Johann Schür

„2010 habe ich während meines Studiums zum Fitness-Fachwirt an der Fachhochschule in Leipzig im Ernährungskurs zum ersten Mal vom Säure-Basen-Haushalt und Jentschura gehört – und gelächelt. Ich habe das Thema überhaupt nicht ernst genommen. Mein Training war perfekt, meine Erfolge fantastisch und mit den Reserven aus meiner Kindheit und mit meinem Willen konnte ich mich so lange falsch ernähren und verhalten, bis ich 2014 physisch und psychisch zusammengebrochen bin: Schlafstörungen, Energielosigkeit, Akne, Haarausfall, Gelenkschmerzen, mehrere Bandscheibenvorfälle …

Danach habe ich meine Professorin aufgesucht und den Säure-Basen-Haushalt nochmal studiert und auch gleich an mir ausprobiert. Ich habe in meinem Körper gründlich aufgeräumt und bin dann wieder voll durchgestartet. 2018 wurde ich zweifacher Deutscher Vizemeister, Europameister, Vizeweltmeister und zum krönenden Abschluss „Mr. Universe" in der Kategorie „Muscle Model".

Die Beachtung der Säure-Basen-Balance gehört zum Pflichtprogramm bei allen meinen Athleten. Hinzu kommen Spezialitäten bis in das Mentalcoaching aus mittlerweile 21 Jahren Erfahrung :) "

Maik Thies *1985

20 Jahre Kraftsport (1998-2018)

- 2014 1. Platz Internationale Ostdeutsche Meisterschaften
- physischer und psychischer Zusammenbruch… gründliches Aufräumen… (siehe sein Statement)
- 2015 3. Platz Internationale Ostdeutsche Meisterschaften
- 2016 Vizemeister Internationale Ostdeutsche Meisterschaften
- 2017 Pause, intensive Regeneration nach Jentschura
- 2018 2x Deutscher Vizemeister, International Europameister, Vizeweltmeister, Mister Universe „Muscle Model"
- seit 2010 Personal Trainer & Coach für Training, Ernährung, Regeneration und mentale Stärke

www.maik-thies.de

Teil 2

Wie bekommen Sie die sauren, kräfte- und vitalstoffzehrenden, teilweise zerstörerischen Trainingsreize bis zur Superkompensation umgewandelt? Wie erzielen Sie Höchstleistungen und bleiben dabei gesund?

Lösen Sie die Handbremse!
Trinken Sie genug! Essen Sie das Richtige und folgen Sie den drei Leitlinien gesunden, erfolgreichen Sports:

1. Vor dem Sport basenbildend mineralisieren!

2. Nach dem Sport basisch entsäuern!

3. Kontinuierlich regenerieren!

Der halbe Erfolg

> „Wenn jemand Heilung sucht, frage zuerst, ob er bereit ist, künftig die Ursachen seiner Krankheit zu vermeiden!
> Erst dann darfst du ihm helfen!“
> *Sokrates (469 – 399 v. Chr.)*

Ich sage ergänzend in meinen Schulungen und Vorträgen immer: „Erst dann kannst du ihm helfen!“ Denn wer sich neben seinem Sport ungenügend bewegt, sich unzureichend ernährt, seinen Körper sauer pflegt und nicht auf seine mentale Balance achtet, dem kann keiner helfen. Die Ursachen der chronisch latenten Übersäuerung bestmöglich in den Griff zu bekommen, ist der halbe Erfolg. Ansonsten bremsen uns diese Ursachen regelrecht aus.

„Handbremse lösen“ – in Bewegung kommen

Lösen Sie im übertragenen Sinne die Handbremse. Kommen und bleiben Sie rund um Ihren Sport im wahrsten Sinne des Wortes in Bewegung. Denn ansonsten versackt das Blut in unseren Beinen und die Harnsäure kristallisiert in unseren Gelenken aus. Dann gelten die Sprüche: „Sitzen ist das neue Rauchen!“ und „Wer rastet, der rostet!“

Regenerieren Sie aktiv! Nur mit ausreichend Bewegung erreichen Sie die zur Regeneration und Gesunderhaltung notwendige gute Durchblutung, den Lymphfluss und den erforderlichen Stoffaustausch in Ihren Geweben und Gelenken. Wer viel sitzt oder steht, sollte möglichst alle 90 Minuten kleine Bewegungseinheiten einplanen, um den Puls nicht ganz einschlafen zu lassen. Er sollte immer wieder einige Schritte gehen, um damit sein Herz-Kreislauf-System und die venöse Muskelpumpe zu aktivieren.

Im Sinne meiner Oma, die zwar keine Leistungssportlerin war, aber immerhin 104 Jahre lang gelebt hat und noch mit über 100 täglich in ihre Drogerie ging, beherzigen Sie bitte folgende Empfehlung für ein schönes, gesundes, langes Leben: „Es ginge viel mehr, wenn man viel mehr ginge!“ – Bewegung ist aktive Regeneration!

Perfekt für Sportler ist es, kleine, gezielte Spaziergänge abwechselnd zu kombinieren mit:

- kleinen Mobilisationseinheiten für die Gelenke,
- kleinen Dehnungseinheiten für das Bindegewebe und
- kleinen Kontraktionseinheiten für die Muskulatur, etwa durch die progressive Muskelentspannung (PME bzw. PMR (progressive Muskelrelaxation)).

Mit den nachfolgenden Empfehlungen zum Faktor Bewegung, die Sie am besten zu Ihren Ritualen machen, sorgen Sie für eine gute Durchblutung, Entsäuerung, Regeneration und Leistungsverbesserung:

Morgens und abends: Immer erst einmal recken und strecken, dehnen und stretchen wie die Tiere. Dann gehen Sie möglichst zu Fuß oder fahren Sie mit dem Rad zur Arbeit und wieder zurück. Wenn Sie mit dem Bus oder der Straßenbahn fahren, dann steigen Sie eine Station früher aus bzw. später ein. Parken Sie Ihr Auto möglichst weit weg von der Firma und laufen den Rest zur Arbeit. Nutzen Sie jede Treppe – auch im Bahnhof und im Flughafen. Jeder Schritt zählt!

Mittags gilt das Motto: „Nach dem Essen sollst du ruh'n oder 1000 Schritte tun!" Wer viel „auf den Beinen" war und gestanden hat, der darf gerne gezielt seine Beine hochlegen, damit das Blut und die Lymphe ablaufen können. Danach sollten Sie dennoch gezielt einen Spaziergang mit 1000 Schritten einplanen.

Die 1000 Schritte sind für Sportler, die vormittags viel gesessen haben, auf jeden Fall Pflicht, gerne auch 2000 bis 3000! Atmen Sie dabei bewusst tief ein und aus. Pumpen Sie Ihre Beine mit einigen extra Kniebeugen mit frischem Blut und Sauerstoff durch und befreien Sie sie von zurückgestauten Säuren. Die Pulsfrequenz sollte in Schwung kommen, aber im aeroben, also sauerstoffüberschüssigen und säurereduzierenden Bereich bleiben.

Zwischendurch sollten Sie möglichst viel gehen und beispielsweise die Arbeitskollegen nicht anrufen oder kommen lassen, sondern hingehen. Benutzen Sie möglichst die Treppe statt des Aufzugs. Trinken Sie ausreichend! Wer viel trinkt, spült seinen Körper, seine Gewebe und besonders seine Nieren gut durch und muss auch öfter auf die Toilette gehen, und gerne auf die Toilette ein oder zwei Stockwerke entfernt. Dadurch bringen Sie jedes Mal Ihre Durchblutung und Ihre Gelenkflüssigkeiten wieder in Schwung!

Wer viel am Schreibtisch sitzen muss, besorgt sich bitte einen Tennisball, eine Rolle oder eine Wippe und benutzt sie unter dem Tisch mit seinen Füßen! Oder er macht ein basisches Fußbad und aktiviert seine Schweißdrüsen zur Entsäuerung und Regeneration, bestens bewährt im Sommer.

Lassen Sie immer wieder zwischendurch Ihre Arme, Ihren Schultergürtel, Ihre Hüften und Füße kreisen. Mobilisieren Sie Ihre Gelenke. Kontrahieren Sie Ihre Muskeln. Dehnen Sie Ihre Gewebe. Jede Einheit ist förderlich und wichtig für die Durchblutung und den Stoffaustausch, besonders in Ihren Gelenken, als Basis für einen optimalen Stoffwechsel und für eine perfekte Regeneration.

Nach dem Sport ist ein gezieltes Cool-down die erste Maßnahme zur Entsäuerung. Bei Bewegung im aeroben Bereich mit einer individuellen, optimalen Pulsfrequenz wird mehr Milchsäure verstoffwechselt als neue entsteht. Deshalb radeln z. B. Tour-de-France-Fahrer nach der Belastung immer noch lange aus. Zu guter Letzt und auch gerne vor der Nachtruhe folgt optimalerweise noch ein entspannter Spaziergang und eine entspannende Mobilisations- und Dehnungseinheit.

„Wasser nachfüllen" – ausreichend trinken

Viele Sportler trinken insgesamt über den Tag zu wenig. Teilweise sogar absichtlich, damit sie trainieren können, ohne zwischendurch urinieren zu müssen. Viele schwitzen aber auch so viel aus, dass sie zu selten auf die Toilette müssen bzw. können. Mit zunehmender und anhaltender Dehydration sinkt nicht nur die Leistungsfähigkeit, sondern ebenso die Regenerationsfähigkeit, zumal die Übersäuerung enorm gefördert wird. Denn wenn das Blut eindickt, kann es nicht mehr ausreichend transportieren. Dann fehlen den Muskeln und dem Gehirn der Sauerstoff und die Nährstoffe, sodass immer mehr Säuren entstehen, die immer schlechter abtransportiert werden. Die Folgen: Der saure Muskel macht zu und der Körper regeneriert insgesamt immer schlechter.

Wenn Sportler „trocken laufen", fehlen ihnen außerdem die wichtigen und wesentlichen Entsäuerungskapazitäten ihrer Nieren! Entsprechend hoch konzentriert sind im Urin und im gesamten Körper die urinpflichtigen Säuren und deren Salze. Diese kristallisieren dann bei den gleichzeitig niedrigen pH-Werten leicht aus. Die Folgen sind Nieren- und Blasensteine, auch schon in jungen Jahren! Erhöhte Harnsäurewerte aufgrund eines erhöhten Eiweißumsatzes sowie durch den Konsum von Fruktose und Alkohol begünstigen bei Bewegungsmangel und zu geringen Trinkmengen die Entstehung von Gicht, Arthritis und Arthrose.

Sportler sollten darauf achten, dass sie mindestens fünfmal täglich ihre Blase entleeren. Außerdem sollte der Urin zwischendurch immer mal wieder hell und klar sein, so auch die Empfehlung von „Swiss Olympic", dem Dachverband des Schweizer Sports und des Nationalen Olympischen Komitees, für seine Athleten. Ist der Urin ständig dunkel und trübe, sind die Nieren offensichtlich überlastet.

Mit den nachfolgenden Empfehlungen zum Faktor Trinken sorgen Sie für eine gute Durchblutung, Entsäuerung, Regeneration und Leistungsverbesserung:

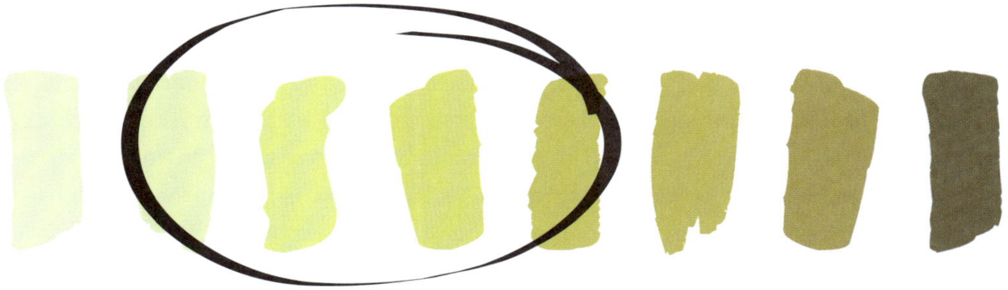

Grafik nach: Christof Mannhart

Urinfarbe kontrollieren (Farbe 2–4)
So die Empfehlung von Swiss Olympic für ihre Athleten vor Wettkämpfen (www.swiss-athletics.ch)

Morgens sollten Sie erst einmal urinieren können, sonst haben Sie am Abend vorher zu wenig getrunken! Da nachts generell und gerade von Sportlern ein halber Liter Flüssigkeit und mehr ausgeschwitzt und abgeatmet wird, muss dieser Verlust gleich morgens wieder aufgefüllt und ausgeglichen werden. Außerdem bietet es sich an, morgens den Körper und besonders die Nieren einmal gut durchzuspülen und damit die zurückgestauten Endprodukte des nächtlichen Stoffwechsels aus dem Körper zu befördern. Als gesundes Ritual empfiehlt es sich daher, direkt nach dem Aufstehen mindestens einen halben Liter warmes Wasser zu trinken. Als weiteres gesundes Ritual sollte sich jeder recken und strecken, sich dehnen und stretchen, seine Gelenke und Kräfte mobilisieren und besonders stark beanspruchte Muskeln bürsten.

Tagsüber sollten Sportler so viel trinken, dass sie insgesamt mindestens fünfmal Wasser lassen können. In erster Linie sollte zwischen den Mahlzeiten getrunken werden, denn zum Essen verdünnt das Wasser unnötig die Verdauungssäfte.

Abends sollten Sie so viel trinken, dass Sie gut durchschlafen, aber morgens gleich zur Toilette gehen können.

Zusätzlich zur Flüssigkeit brauchen unsere Puffer- und Entsäuerungssysteme und Organe wie unsere Nieren unbedingt natürliche Vitalstoffe in ihrer ganzen Vielfalt, Ausgewogenheit und in optimaler Bioverfügbarkeit, um sowohl gut durchgespült zu sein, als auch um enzymatisch „aktiv" entsäuern zu können.

Mit „natürlichen Vitalstoffen" meine ich nicht basische oder mineralische Präparate! Diese zielen lediglich symptomorientiert darauf ab, Säuren zu neutralisieren. Negativ für unsere Verdauung ist es, wenn zum Beispiel Präparate auf der Basis anorganischer Carbonatverbindungen die Magensalzsäure neutralisieren. Diese benötigen wir, wie gesagt, um krankmachende Keime möglichst unschädlich zu machen ebenso wie zur Eiweißverdauung und zur Aktivierung der eiweißverdauenden Enzyme. Weiterhin benötigen wir die Magensalzsäure zur Resorption von Eisen und Vitamin B_{12}. Zu guter Letzt dient uns die Säure zur Abwehr von Keimen und Krankheitserregern, die wir immer mitessen.

Carbonate sind in erster Linie im Magen und Darm aktiv, zumal sie nur zu einem geringen einstelligen Prozentsatz von unserem Darm resorbiert, von unserem Blut transportiert sowie letztlich von unseren Zellen aufgenommen werden können. In unserem gesamten Magen-Darm-Trakt erhöhen Carbonate bei häufiger Anwendung dann ungesund die pH-Werte. Präparate auf der Basis organischer Zitrat-, Aspartat-, Gluconat-, Orotatverbindungen oder als organische Aminosäurekomplexe haben schon eine deutlich höhere Resorptionsquote. Die Bioverfügbarkeit von organisch gebundenen Vitalstoffen aus bzw. in der ganzen Pflanze sowie ihr Nutzen für unsere Verdauung und unser Mikrobiom sind am höchsten.

Durch Basen- und Mineralstoffpulver und -tabletten steigt nur symptomatisch der pH-Wert in den Geweben und messbar im Urin, allerdings auch der Salzgehalt! Denn bei der

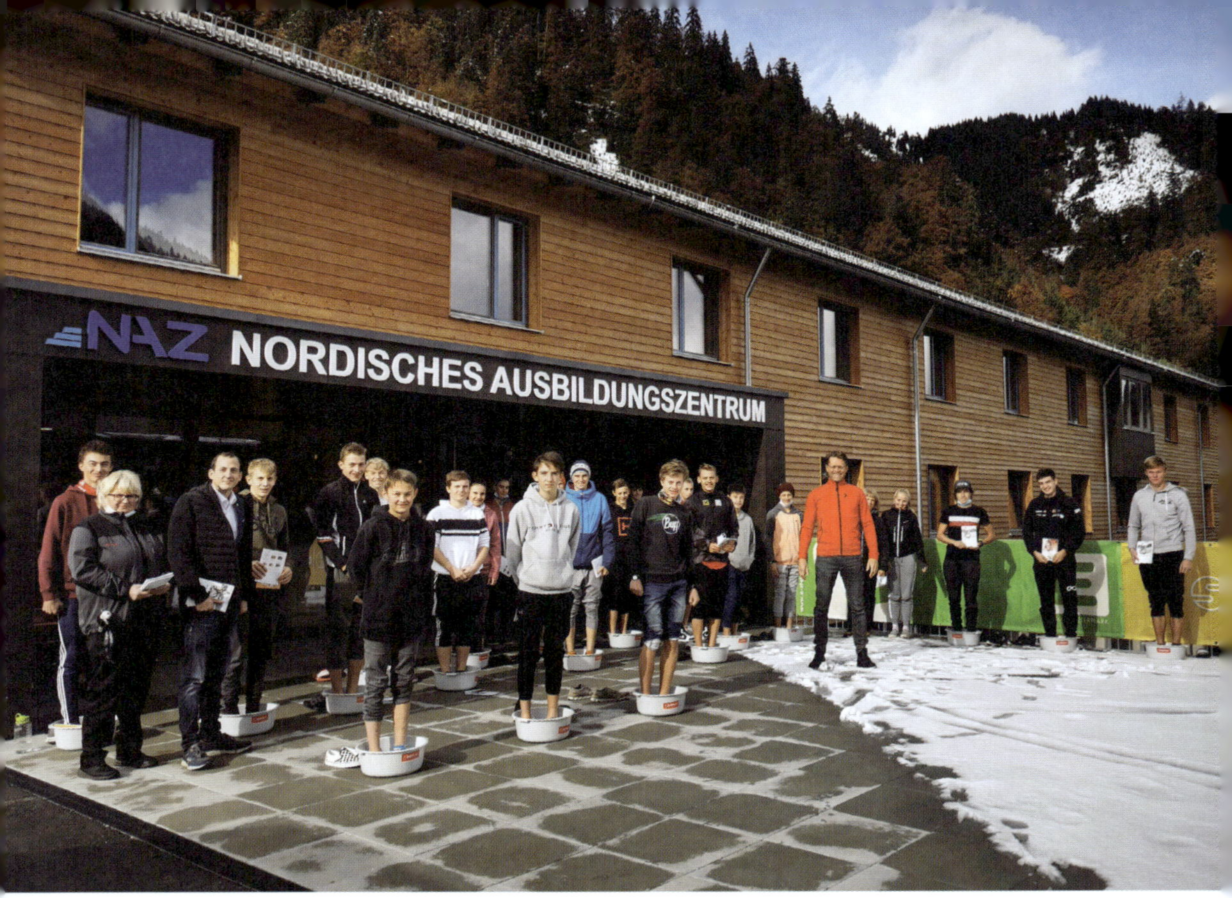

ÖSV-Nachwuchstalente am Nordischen Ausbildungszentrum (NAZ) in Eisenerz machen symbolisch basische Fußbäder anlässlich der Schulung von Roland Jentschura 2020

Neutralisierung von Säuren mit Mineralstoffen entstehen Neutralsalze. Schlimmstenfalls wird die Verschlackung im Sinne einer Versalzung der Nieren und der Blase, aber auch des gesamten Körpers sogar noch gefördert, mit der Folge von Nieren- und Blasensteinen sowie „Verkalkungen" und Arteriosklerose.

Im Gegensatz dazu unterstützen basisch wirkende Vitalstoffe, wie zum Beispiel Zink aus natürlichen Quellen wie Weizenkleie, Kürbiskerne, Sesam oder Nüsse, die eigenen, entsäuernden Enzyme, wie z. B. die Laktatdehydrogenase und die Carboanhydrase in der Muskulatur und in den Gelenken, in den Erythrozyten und in den Nieren und in der Leber.

Über seine entsäuernde Wirkung hinaus ist Zink auch noch Bestandteil und Co-Faktor von mehr als 3000 (!) Enzymen und Proteinen mit unterschiedlichsten Wirkungen. Hinzu kommen noch die vielfältigen Wirkungen der anderen Mineralstoffe, dann diejenigen der Vitamine und der sekundären Pflanzenstoffe und, nicht zu vergessen, deren Wechselwirkungen und Synergieeffekte untereinander. So sorgen die ausgewogene Vielfalt natürlicher Vitalstoffe, in Kombination mit ausreichend Flüssigkeit und Bewegung für eine wahrhaft „aktive" Entsäuerung und Entgiftung sowie Regeneration, Superkompensation und Leistungsbereitstellung des Körpers.

Im akuten Bedarfsfall, also bei einer symptomatisch weit fortgeschrittenen Übersäuerung mit entzündlichen Prozessen und Schmerzen im Bewegungsapparat, sowie bei der drohenden Gefahr einer akuten Azidose mit Herzinfarkt und Schlaganfall sind basische Präparate kurweise empfehlenswert. Sie eignen sich aber nicht zum dauerhaften Ausgleich einer ansonsten ursächlich schlechten Ernährung. Bei einer fortbestehenden, chronisch latenten Übersäuerung führen basische, mineralische Präparate nur zu Verdauungs- und weiteren Problemen und fördern auf Dauer die Versalzungen und Verschlackungen. Die Basis für eine langfristig ausgeglichene Säure-Basen-Balance und für dauerhaft erfolgreichen, gesunden Sport ist unsere tägliche Ernährung. Diese sollte basenüberschüssig und vitalstoffreich sein!

„Sand im Getriebe" vermeiden

Für dauerhafte Erfolge ersparen Sie bitte Ihrem Körper die heute „normale" vitalstoffarme, säure-, fremdstoff-, schlimmstenfalls schadstoffreiche und entzündungsfördernde, typisch westliche Ernährung mit wenigen Ballaststoffen, aber mit zu viel tierischem Eiweiß in minderwertiger Qualität, mit zu viel Zucker, Glukose, Fruktose und schlechten Fetten. Oder würden Sie Ihr Auto bewusst falsch tanken, an hochwertigen Schmiermitteln sparen und kein Öl für den Motor nachfüllen, sondern stattdessen „Sand ins Getriebe" streuen?

Mit der üblichen westlichen Ernährung sind Sportler mit Mengen und Arten von Säuren und Schadstoffen konfrontiert, die es so über Jahrtausende nicht gab. Unsere Puffersysteme und Ausscheidungsorgane sind darauf nicht eingestellt. Zum Glück, aber auch leider, kann unser Körper sehr viel kompensieren. Denn „leider" erkennen wir durch dieses Abpuffern, Ausgleichen und Ausbalancieren die Folgen einer Übersäuerung nicht schnell genug, um die Probleme noch der falschen Ernährung zuordnen zu können.

Ein falsch betanktes Auto bleibt ganz schnell stehen und bei einem zu geringen Ölstand geht sofort eine eindeutige Warnleuchte an. Dagegen brennen bei vielen Sportlern schon lange zahlreiche Warnleuchten, nämlich die im letzten Kapitel beschriebenen Symptome einer Übersäuerung. Aber diese werden als solche kaum oder gar nicht verstanden. Somit bleiben die Säuren und Schadstoffe als eigentliche Verursacher der Probleme leider lange Zeit unerkannt und werden nicht behoben. Nehmen Sie daher die Säuren und die chronisch latente Übersäuerung, bei gleichzeitiger Unterversorgung mit Vitalstoffen, mit den bereits beschriebenen Konsequenzen von Entzündungen bis hin zu Ermüdungs- und Verschleißerscheinungen bitte frühzeitig ernst!

Verbessern Sie Ihre Leistungsfähigkeit allein schon durch einen geringeren Konsum von „Sand im Getriebe" in Form von tierischen Produkten, ganz besonders aus konventioneller Massentierhaltung und ebensolchen Aquakulturen. Verzichten Sie weitgehend auf Fertigprodukte und Fast Food mit ihren zahlreichen Zusatzstoffen, Konservierungsmitteln, Säuren usw. Ersparen Sie sich möglichst den ständigen

Verzehr von Weißmehlprodukten und anderen „leeren" Kohlenhydraten wie Zucker, Süßigkeiten, Schokoriegel, Kekse, Kuchen, Knabbereien sowie schlechte Fette, Kochsalz, Milch und Milchprodukte, Soft- und Energydrinks, Alkohol und andere vermeintliche „Genuss"mittel.

Kompensativ genießen

Werden Sie nicht „sauer", weil Sie einige Ihrer Lieblingsgenüsse meiden oder zumindest minimieren sollten. Genießen Sie einige Stücke feine, hochwertige Bitterschokolade – aber nicht gleich die ganze Tafel. Genießen Sie ein Eis im Sommer. Genießen Sie bewusst ein kühles Bier. Aber eben nur eins oder vielleicht zwei. Seien Sie ehrlich zu sich. „Sündigen" in Maßen ist erlaubt. Denken Sie aber an die zusätzliche Säurebelastung, die bei der Verstoffwechselung dieser Genussmittel entsteht. Genießen Sie kleine Sünden bewusst und kompensieren Sie zum Beispiel ein Gläschen Wein mit einer Extraportion pflanzlicher Vitalstoffe und einem Glas Stillem Wasser. So werden die entstehenden Säuren ausgeglichen. Oder machen Sie ein zusätzliches basisches Voll- oder Fußbad. Und gehen Sie nachts mit basischen Strümpfen ins Bett.

ÖSV-Nachwuchstalente der Skitourismusschule in Bad Hofgastein machen symbolisch basische Fußbäder anlässlich der Schulung von Roland Jentschura 2020

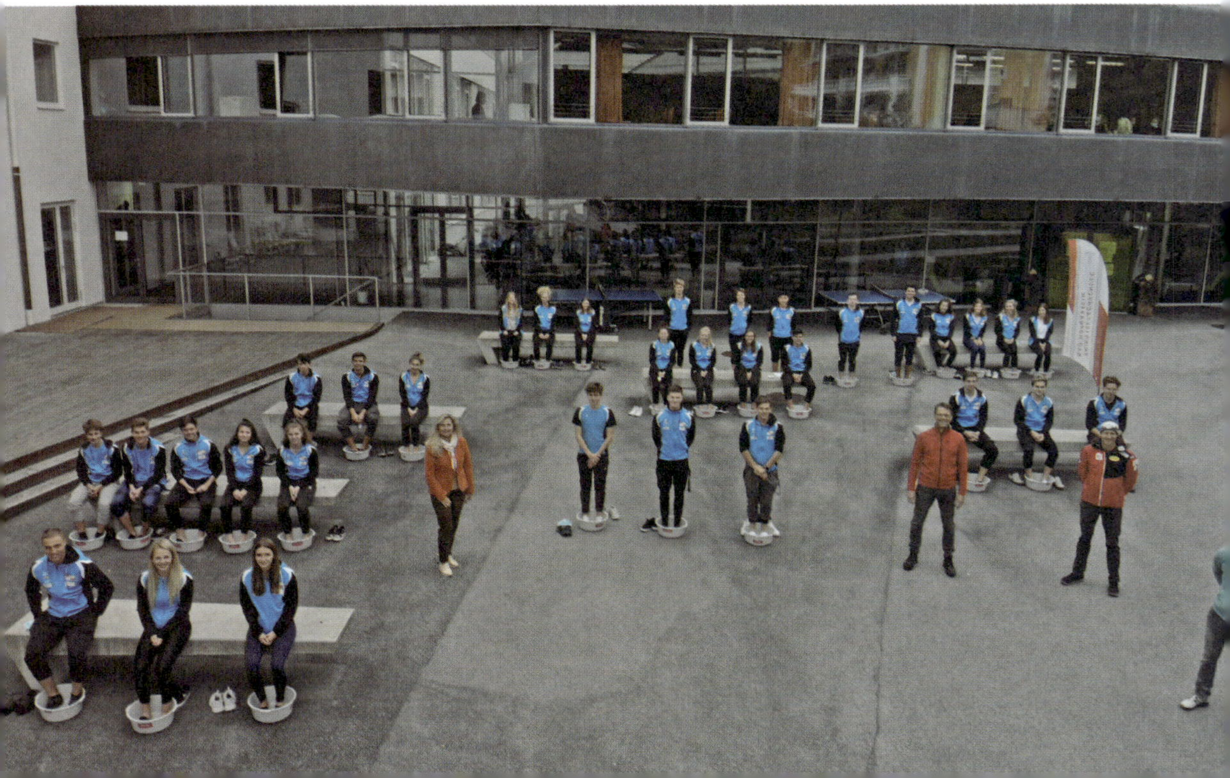

Give me five

Steigern und optimieren können Sie Ihre Leistungsfähigkeit durch den gezielten Genuss einer möglichst natürlichen, naturbelassenen, abwechslungs- und vitalstoffreichen, basenüberschüssigen und im Schwerpunkt pflanzlichen Ernährung.

„5 am Tag", täglich mindestens drei Portionen Gemüse und zwei Portionen Obst, so lautet die pauschale Empfehlung der Deutschen Gesellschaft für Ernährung e.V. (DGE) schon für „normale" Menschen, um gesund zu bleiben. Sportler haben allerdings einen erheblich höheren Vitalstoffbedarf.

Aber nur knapp 20 Prozent der deutschen erwachsenen Bevölkerung (nur zwei von zehn!) schaffen die täglich empfohlene Menge von 400 Gramm Gemüse! Wenn Sie als Sportler an dieser Leistungsschraube drehen und ab sofort einfach schon mal mehr Gemüse und Salat essen, sind Sie schnell und langfristig im Vorteil gegenüber der Konkurrenz.

Immerhin knapp 40 Prozent der Deutschen schaffen es, ihre 250 Gramm Obst täglich zu verzehren. Aber mit dem Schwerpunkt beim Obst passt das Verhältnis nicht mehr zum fruchtsäure- und fruchtzuckerärmeren, ballast- und vitalstoffreicheren Gemüse.

Außerdem stammt das meiste verfügbare Obst, aber auch das „normale" Gemüse, aus konventioneller Massenproduktion. Die konventionelle Landwirtschaft setzt Insektizide, Herbizide, Fungizide und Pestizide ein, die sich bis in unsere Mahlzeiten nachweisen lassen. Gülle und Düngemittel ermöglichen zwar ein schnelles Wachstum, aber dabei wachsen weder die Qualität noch die Quantität und schon gar nicht die Vielfalt der verschiedenen Vitalstoffe mit. „Hochgezüchtet" sind die meisten Obst-, Getreide- und Gemüsesorten lediglich im Fruchtzucker-, Kohlenhydrat- oder Glutengehalt.

Andererseits wurden einige dem Massengeschmack nicht entsprechende, aber wertvolle Vital- und insbesondere Bitterstoffe herausgezüchtet, z. B. aus dem Chicorée. Überdies wurde das meiste, vermeintlich frisch ausliegende Obst und Gemüse bereits vor Wochen und Monaten unreif geerntet. Entsprechend lange wurde es unter Sauerstoffentzug sowie bei niedrigen Temperaturen gelagert und transportiert und dann künstlich nachgereift. Folglich hat es einen geringeren Vitalstoff-, aber einen höheren (Frucht-)Säuregehalt als das wirklich frisch geerntete Obst und Gemüse.

Von den ohnehin wenigen 20 Prozent der „Gemüse-Genießer" müssen wir folglich diejenigen abziehen, die zu viel Obst dazu essen und auch noch diejenigen abziehen, die sich nicht „bio" und damit nicht wie über Jahrtausende basenüberschüssig und vitalstoffreich, sondern billig und konventionell ernähren.

Von den letzten paar Prozent der „Gemüse-Genießer" müssen wir dann noch diejenigen abziehen, die über Wochen, Monate und Jahre immer den gleichen Salat, das gleiche Gemüse und auch das gleiche Obst essen! Der Mensch ist ein Gewohnheitstier, und da sein Lieblingsobst und -gemüse das ganze Jahr über immer an der gleichen Stelle ausliegen bzw. am Buffet zu finden sind, greift und isst er unbewusst immer das Gleiche! Da jede Pflanze aber nur ihre arttypischen Inhaltsstoffe hat, fehlt bei dieser zwar pflanzenbetonten, aber relativ einseitigen Ernährung die wichtige Vielfalt an Vitalstoffen.

Letztlich bleibt heute unter „normalen" Umständen kaum jemand übrig, der sich so ernährt, dass er überhaupt die Chance hat, gesund zu bleiben und gesund alt zu werden. Und obwohl bei Sportlern der Bedarf an Vitalstoffen, also an Obst und Gemüse, natürlich höher als bei Durchschnittsmenschen ist, werden verstärkt und hauptsächlich „leere" Kohlenhydrate konsumiert. Dies geschieht in Form von Weißmehlprodukten, Zerealien, Riegeln, Pulvern usw. mit Zucker, Glukose, Fruktose und billigen Fetten für den Energiebedarf. Hinzu kommen häufig Unmengen an Eiweiß in oft fragwürdiger Qualität sowie verschiedenste Präparate für eine beschleunigte Regeneration und erhoffte Leistungssteigerung. Der abwechslungsreiche Genuss von Gemüse, Salaten, Sprossen, Samen, Nüssen, Kräutern, Gewürzen, guten Pflanzenölen und anderen natürlichen Lebensmitteln in bester Qualität bleibt bei den meisten Sportlern zunehmend auf der Strecke und damit auf Dauer auch der Sportler selbst!

Meine Empfehlungen zum Faktor „Ernährung" für dauerhaft bestmögliche Leistung, Entsäuerung, Regeneration und Leistungsverbesserung lautet deshalb: Stellen Sie Ihre Ernährung dauerhaft von der heute „normalen" auf eine ursprünglich natürliche, abwechslungs- und vitalstoffreiche, basenüberschüssige Kost um, denn sie bietet Ihnen überzeugende Vorteile:

- Sie erspart Ihrem Säure-Basen-Haushalt „Sand im Getriebe" in Form von unnötigen Säuren und Schadstoffen.
- Sie optimiert Ihren Stoffwechsel und die energieproduzierenden Enzyme, sodass während Training und Wettkampf mehr Energie, aber weniger Säuren entstehen.
- Sie liefert Ihrem Säure-Basen-Haushalt basenbildende und basisch wirkende Mineral- und Vitalstoffe, mit deren Hilfe die Sportlersäuren direkt neutralisiert, verstoffwechselt und ausgeschieden werden können. So kommt es unter Belastung zu einem verzögerten Laktatanstieg und nach der Belastung zu einem beschleunigten Absinken der Laktatkurve.
- Sie schont Ihre Mineralstoffdepots und füllt sie stattdessen wieder auf.
- Sie optimiert Ihren gesamten Stoffwechsel sowie die regenerativen Enzyme und liefert auch gleich das Material für eine bestmögliche Regeneration und Leistungssteigerung. Hohe CK-Werte bekommen Sie schneller wieder in den grünen Bereich.
- Sie ermöglicht persönliche Spitzenleistungen, nachhaltige Gesundheit und dauerhafte Freude am Sport.

Das sollten genug Gründe sein, die eigene Ernährung auf Erfolg und auf die 80:20-Erfolgsernährung umzustellen und sich von der Masse abzuheben. Das verschafft Ihnen einen echten Vorsprung zur Konkurrenz und ist auch relativ einfach, wenn Sie sich an der ersten Leitlinie gesunden, erfolgreichen Sports orientieren und sich vor dem Sport basenbildend mineralisieren.

Kanadas Ernährungs-leitfaden

Essen Sie gesund. Leben Sie gesund.

Genießen Sie jeden Tag eine abwechslungsreiche, gesunde Ernährung

Essen Sie viel Gemüse und Obst

Essen Sie eiweißhaltige Lebensmittel

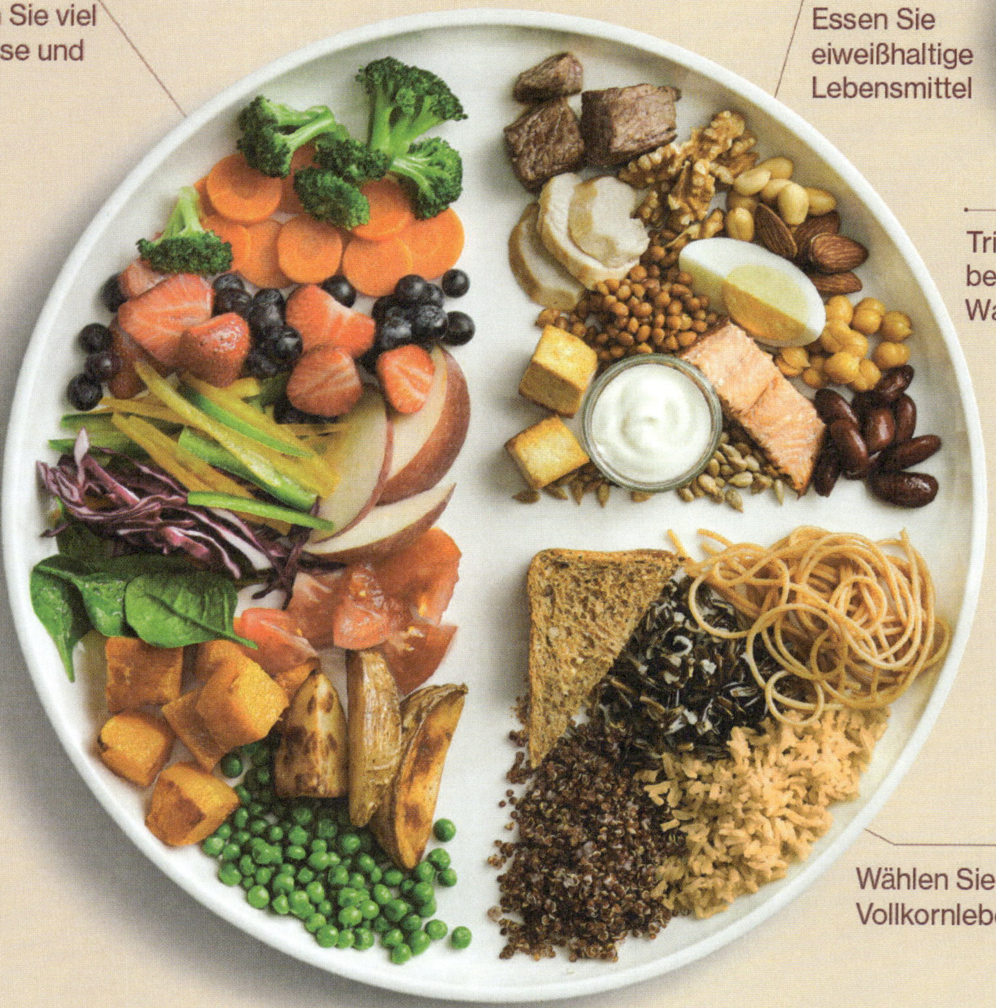

Trinken S
bevorzug
Wasser

Wählen Sie Vollkornlebensmitt

Beim gesunden Essen geht es um mehr als die Lebensmittel, die man isst

Die erste Leitlinie gesunden, erfolgreichen Sports:

Vor dem Sport basenbildend mineralisieren!

Eine tragende Säule für dauerhafte Erfolge und Gesundheit ist eine naturnahe und möglichst naturbelassene Ernährung. Wir haben uns über Jahrtausende immer der Natur und der natürlichen Ernährung folgend zu unserer heutigen, gigantischen Komplexität von Körper, Geist und Seele entwickelt. Wir funktionieren heute bis in unsere Psyche hinein auf Basis dessen, was wir über Jahrtausende gegessen haben. Unser gesamter Stoffwechsel mit seinen bis zu 100.000 Stoffwechselprozessen pro Sekunde und pro Zelle (!) wird ermöglicht durch etwa 50.000 verschiedene, milliardenfach vorhandene Enzyme. Diese Enzyme funktionieren nur optimal in für sie optimalen pH-Werten ihrer Umgebung und jedes Enzym braucht für seine Struktur sowie für seine perfekte Funktionsweise bestimmte Vitalstoffe.

Was ist eigentlich Stoffwechsel

Stoffwechsel bedeutet, dass jede Sekunde in jeder unserer 30 bis 40 Billionen Körperzellen bis zu 100.000 chemische, hauptsächlich enzymatische Reaktionen stattfinden, in denen „Stoffe" ihre Struktur „wechseln". Das sind circa 1 Trillionen Stoffwechselprozesse je Sekunde.

Die erforderliche Vielfalt an Vitalstoffen für einen perfekten Stoffwechsel ist so vielfältig wie Vielfalt an Enzymen.

Auf dem hohen Leistungsniveau, auf dem Sport heute stattfindet, muss auch die Ernährung sein. Je intensiver und damit stoffwechselintensiver, vitalstoffverbrauchender sowie säurebildender Sport betrieben wird, desto vitalstoffreicher und basenbildender muss vorher, aber natürlich auch insgesamt, die Ernährung sein. Sie darf natürlich auch gern besser sein, denn für persönliche Bestleistungen ist unsere Ernährung ein limitierender Faktor.

▶ Limitierende Faktoren im Sport sind Einflüsse, die unsere Leistungsfähigkeit begrenzen.

Gerade im Spitzensport haben wir heute ein so enorme Leistungsdichte, dass die Nährstoffdichte ein entscheidender Erfolgsfaktor ist! Denn die Mineralstoffe, Vitamine und sekundären Pflanzenstoffe entscheiden in ihrer Qualität, Menge und Vielfalt sowie in ihrem Zusammenspiel über die Effizienz unseres Stoffwechsels. Und unser Stoffwechsel entscheidet über unsere sportlichen Erfolge.

Vitalstoffe sind wie Musketiere

„Einer für alle! Alle für einen!" Jeder Vitalstoff ist unersetzlich, zusammen sind sie unschlagbar! Der Blick auf jeden einzelnen Vitalstoff und seine Bedeutung im Stoffwechsel, seine Bedeutung für hunderte, tausende und teilweise zehntausende Enzyme und Stoffwechselprozesse lässt uns schnell „den Wald vor Bäumen nicht mehr sehen". Deshalb möchte ich Ihnen am Beispiel von Kalzium zunächst einen kleinen Einblick in seine Rolle für den Knochenstoffwechsel geben, jedoch auch in seine Abhängigkeiten von anderen Vitalstoffen und vom Säure-Basen-Haushalt. Danach schauen wir uns für Kalzium noch seine Beteiligungen an zahlreichen weiteren Stoffwechselprozessen an, damit Sie ansatzweise ein Gefühl dafür bekommen, wie komplex die Zusammenhänge in unserem Organismus sind.

Kalzium (Ca^{2+}) ist bekanntermaßen wichtig für die Mineralisierung der Knochen und Zähne, jedoch nur in Verbindung mit Phosphor ($P^{3-/5+}$) als Kalziumphosphat ($Ca_3(PO_4)_2$) beziehungsweise Hydroxylapatit ($Ca_5[OH|(PO_4)_3]$). Die Stabilität der Knochen und Zähne kommt dann in Verbindung mit Magnesium zustande sowie durch Eiweißstrukturen (kollagene Fasern), die auch für eine gewisse Flexibilität der Knochen sorgen. Die Stabilität der kollagenen Fasern hängt ab von der Verfügbarkeit der Aminosäuren Lysin und Prolin sowie wesentlich von ausreichend Vitamin C als Co-Enzym für die Enzyme, die an der Kollagensynthese beteiligt sind. Vitamin D wiederum ist erforderlich, damit der Darm Kalzium und Phosphat aus der Nahrung aufnehmen kann. Andererseits verhindert eine höhere Kaliumzufuhr eine unnötig erhöhte Kalziumausscheidung, wie sie durch einen hohen Kochsalzkonsum (NaCl) hervorgerufen wird, welcher gerade im Ausdauersport häufig vorkommt. Kalium fördert, neben einigen tausend anderen Stoffwechselprozessen, die Kalziumrückgewinnung in den Nieren. Die vermehrte Bereitstellung von Kalzium und Phosphat im Blut stimuliert dann die Knochenmineralisierung durch die Osteoblasten. Phosphat alleine, so wie es reichlich mit Soft- und Energydrinks sowie Fertigprodukten konsumiert wird, fördert hingegen die Entmineralisierung der Knochen. Damit schließt sich für Kalzium ein kleiner Gedankenkreis im Knochenstoffwechsel.

Allein dieses Beispiel soll Ihnen die Komplexität, die Wechselbeziehungen und Abhängigkeiten im Stoffwechsel verdeutlichen, die jedoch grundlegend vom Säure-Basen-Haushalt abhängig sind. Denn auch wenn alle erforderlichen Vitalstoffe für gesunde, starke Knochen ausreichend vorhanden sind, kann schon individuell übertriebenes Training in die Übersäuerung und später zu Ermüdungsbrüchen führen. Das gilt besonders in Kombination mit Bewegungsmangel im Alltag, mit der heute „normalen" sauren Körperpflege und mit Stress. Denn über chronisch zu niedrige pH-Werte im Bindegewebe werden die knochenaufbauenden Osteoblasten gehemmt und gleichzeitig die knochenabbauenden Osteoklasten aktiviert, um säurepufferndes Kalzium und Phosphat freizusetzen, damit unser Blut basisch bleibt!

Kalzium ist aber nicht nur für die Mineralisierung der Knochen und Zähne wichtig, sondern auch für die Reizübertragung im Nervensystem sowie zur Erregung von Muskeln und Nerven – ebenso wie wiederum Magnesium. Die Ursache von Muskelkrämpfen im Ruhezustand kann ein Kalziummangel im Blut sein. Diesen provozieren Sportler häufig selbst durch eine übertriebene Magnesium-Supplementierung. Da beide Mineralstoffe in der Darmschleimhaut denselben Transporter vom Darm ins Blut benutzen, führt die Überdosierung von einem Mineralstoff zur Verdrängung und schlimmstenfalls zum Mangel des anderen. So führt eine übertriebene Kalzium-Supplementierung zu einem relativen Magnesiummangel, Krämpfen usw.

Kalzium und Magnesium sind Antagonisten, also Gegenspieler, die sich gegenseitig im Stoffwechsel brauchen. Der eine kann ohne den anderen nicht funktionieren. Der Erfolg liegt also auch für die Vitalstoffe in der Balance! Kalzium und Magnesium sollten im Körper im Verhältnis von 2:1 vorhanden sein. Dieses Verhältnis entspricht demjenigen in einer natürlichen Ernährung. Ebenso entsprechen die Verhältnisse aller möglichen anderen Vitalstoffe in unserem Körper denjenigen in einer natürlichen Ernährung, weil sie unseren Stoffwechsel in seiner Entwicklung über Jahrtausende geprägt hat.

Kalzium ist weiterhin essenziell, also unverzichtbar, für Blutgerinnung, Zellteilung, Stabilisierung der Zellmembran, Sekretion endokriner Drüsen (z. B. die Insulinfreisetzung), Aktivierung zahlreicher Hormone und hunderter Enzyme als unersetzbarer Co-Faktor. Außerdem ist es unersetzlich als Co-Faktor von Enzymen im Glykogen-Stoffwechsel ebenso wie als Co-Faktor von hunderten weiteren Enzymen in hunderten weiteren Stoffwechselprozessen!

So wie Kalzium sind alle Mineralstoffe, alle Vitamine und alle sekundären Pflanzenstoffe an jeweils hunderten und tausenden von Stoffwechselprozessen unersetzlich beteiligt. Wir sind mit unserem gesamten Stoffwechsel abhängig von einer möglichst natürlichen Ernährung:

- mit unserem Kohlenhydrat-, Fett- und Eiweißstoffwechsel
- mit unserem Gehirn- und Nervenstoffwechsel
- mit unserem Muskel-, Sehnen-, Bänder-, Faszien-, Knorpel- und Knochenstoffwechsel
- mit dem Stoffwechsel in allen unseren Organen
- mit unserem sich selbst und andere Stoffwechselprozesse regulierenden Säure-Basen-Haushalt
- mit unserem Immunsystem und mit seiner Abhängigkeit von unserer Verdauung und von unserem Mikrobiom
- Alles hängt zusammen und voneinander ab – und vor allem von der Ernährung!

Die einzige Möglichkeit, unserem Körper die erforderliche Vielfalt an stoffwechseloptimierenden, regenerativen, superkompensierenden, immunstärkenden, basisch wirkenden und säureausgleichenden Vitalstoffen in den natürlichen Mengen und Balancen zuzuführen, ist heute wie seit Jahrtausenden unsere tägliche, möglichst natürliche Ernährung.

80:20 – die natürliche Erfolgsernährung

Den Schwerpunkt einer natürlichen Ernährung stellen seit jeher Pflanzen dar, in all ihrer, auch über das Jahr wechselnden, Artenvielfalt. Tiere mussten wir als Jäger und Sammler erst einmal jagen und erwischen und konnten sie nicht beliebig vermehren, mästen, schlachten und essen. Selbst bis Mitte des letzten Jahrhunderts beschränkte sich das Fleischessen mehr oder weniger auf den Sonntagsbraten. Pflanzen konnten noch nie weglaufen und stellten schon deshalb den Großteil unserer Nahrungsmittel dar.

Demzufolge empfehle ich als natürliche Ernährung im Sinne von Jahrtausenden unserer körperlichen Entwicklung eine mindestens zu 80 Prozent pflanzliche, abwechslungsreiche, vital- und ballaststoffreiche, basenüberschüssige Ernährung.

Pflanzen sind für uns die besten Energielieferanten, mit ihren vollwertigen Kohlenhydraten, wertvollen Fetten und auch mit ihren hochwertigen Eiweißen. Über diesen Aspekt als Energie liefernde Makronährstoffe hinaus dienen uns Kohlenhydrate, Fette und Aminosäuren auch als essenzielle Bausteine für unsere Zellen, Enzyme, Hormone, Gewebe und Organe. Ebenfalls als Bausteine, dann aber insbesondere für einen perfekt funktionierenden Stoffwechsel, bieten uns die Pflanzen auch noch zusätzlich hunderttausende Mikronährstoffe.

Makronährstoffe: Energie liefernde Kohlenhydrate, Fette und Eiweiße

Mikronährstoffe = Vitalstoffe: nicht Energie liefernde bzw. nicht zur Energiegewinnung benötigte, sondern für unseren Stoffwechsel und als regenerative Bausteine erforderliche essenzielle Fett- und Aminosäuren, Mineralstoffe, Vitamine, sekundäre Pflanzenstoffe sowie, je nach Betrachtungsweise, auch Ballaststoffe und andere Probiotika

Die Pflanze als Ganzes ist unersetzlich

Hunderte arttypische Vitalstoffe sind mittlerweile allein schon für den guten Bioapfel bekannt. Im gesamten Pflanzenreich gibt es aber schätzungsweise mehrere hunderttausend pflanzliche Vitalstoffe und vitalstoffreiche Verbindungen, von denen täglich neue entdeckt werden. Allein in der Gruppe der „sekundären Pflanzenstoffe" werden 250.000 vermutet, von denen gut 100.000 näher erforscht sind. Auch wenn nach aktuellem wissenschaftlichem Stand „nur" 5.000 bis 10.000 sekundäre Pflanzenstoffe für uns Menschen relevant sind, so sollten wir uns dennoch bewusst machen, dass es sich dabei immer noch um eine gigantische, unersetzliche Vielfalt handelt, auf deren Basis

Säure-Basen-Tabelle nach Jentschura nach der 80:20-Regel

basenüberschüssig & neutral 80 %

Gemüse
Salat, Sprossen
frische Kräuter
Amarant, Buchweizen
Hirse, Quinoa
Kartoffeln
Obst
Trockenobst
Kräutertee
Gemüsesäfte
Obstsäfte als Schorle

neutral

hochwertige Pflanzenöle (Lein- und Olivenöl)
Kokosfett, Ghee
Butter, Sahne
Mandeln
Naturjoghurt
Leinöl-Magerquark*
natürliches Fischöl
veganes Algenöl

*nach Dr. Johanna Budwig

säureüberschüssig 20 %

Fisch
Fleisch
Eier
Käse
Quark
Sojaprodukte
Hülsenfrüchte
Vollkornprodukte
Agavendicksaft, Honig

möglichst meiden

Schweinefleisch
Wurstwaren
Zucker und Süßwaren
Süßstoffe
Fast Food, Fertigprodukte
Weißmehl
Nudeln
Sonnenblumen-, Distel- und Maiskeimöl
Salzige Knabbereien
Soft- und Energydrinks
Alkohol

wir Menschen uns entwickelt haben und die wir für persönliche Bestleistungen brauchen.

Obwohl einige, vor allem die essenziellen, also die absolut lebensnotwendigen Vitalstoffe schon besser erforscht sind, steht die Wissenschaft erst am Anfang ihrer Erkenntnisse, sowohl über die Vielfalt der Vitalstoffe als auch über deren verschiedenste Wirkungen, Wechselwirkungen und Synergieeffekte im Stoffwechsel. Es tauchen immer mehr Querverbindungen und Abhängigkeiten von anderen Vitalstoffen und anderen Stoffwechselprozessen sowie von pH-Werten und von anderen Aspekten auf, so wie wir es am Beispiel Kalzium ansatzweise gesehen haben.

Die Recherche zum Nutzen und zu den Vorteilen jedes einzelnen Vitalstoffs birgt die Gefahr in sich, die Wechselwirkungen und Abhängigkeiten, sofern sie überhaupt bekannt sind, außer Acht zu lassen und diesen Vitalstoff sofort supplementieren zu wollen! Am liebsten nach dem Motto: Viel hilft viel! Jeder seriöse Wissenschaftler rät ohne vorherige fundierte Analyse davon ab, denn: Eine Supplementierung mit isolierten, hochdosierten Monosubstanzen kann äußerst negative Folgen haben und die für einen perfekten Stoffwechsel erforderlichen Balancen der Vitalstoffe untereinander aushebeln. „Je mehr, desto besser!" gilt nur für den abwechslungsreichen Verzehr von Pflanzen mit ihrer natürlichen Vielfalt und Ausgewogenheit an Vitalstoffen, nach der wir uns entwickelt haben.

Bei diagnostizierten Defiziten ist das Kind ursächlich aufgrund einer schlechten Ernährung in den Brunnen gefallen. Deshalb stellt die konsequente Umstellung auf die 80:20-Erfolgsernährung den ersten und wichtigsten Schritt sowie die Basis zur dauerhaften Leistungsoptimierung dar. Zur schnellen Behebung der Defizite ist eine Supplementierung mit hochwertigen, „sauberen" Produkten durchaus sinnvoll. Diese sollten auf der „Kölner Liste" stehen, wurden also auf anabole Substanzen bzw. Dopingstoffe getestet. Eine Supplementierung gehört dann in die professionellen Hände eines darin aus- und fortgebildeten Therapeuten, z. B. Arztes, Heilpraktikers oder Ernährungsberaters. Sie sollte auf Basis von qualifizierten Analysen aus spezialisierten Laboren erfolgen sowie in Kenntnis der anzustrebenden Werte und Balancen.

Vermeintliche Kenntnis haben wir allerdings nur von wenigen Vitalstoffen und nur von rund zehn Prozent aller Stoffwechselprozesse. Ich schreibe aus gutem Grund „vermeintliche Kenntnis": Selbst neueste wissenschaftliche Erkenntnisse haben heute kurze Halbwertzeiten und sind ohnehin nur kleine Details im Sinne von kleinen Puzzlesteinen im gigantischen Mosaik des menschlichen Stoffwechsels. Sie sind oft nur Zacken einzelner Zahnräder im riesigen Uhrwerk des Stoffwechsels, wo eins ins andere greift. Insofern können Nahrungsergänzungsmittel, wenn überhaupt, nur die Spitze vereinzelter aktuell erforschter Vitalstoffe abdecken. Da die Enzyme im Stoffwechsel in Ketten arbeiten, müssen wir außerdem noch den Spruch berücksichtigen: „Die Kette ist nur so stark wie ihr schwächstes Glied!" Fehlt auch nur ein Vitalstoff als essenzieller Co-Faktor oder Co-Enzym, sind meist gleich mehrere Stoffwechselketten beeinträchtigt oder durchbrochen.

▶ Auf essenzielle Nährstoffe kann der Körper nicht verzichten und er kann sie nicht selbst herstellen, sondern muss sie mit der Nahrung aufnehmen. Ein Mangel führt zu massiven Stoffwechselproblemen und Krankheiten. Andererseits ist für einen perfekten Stoffwechsel über die essenziellen Nährstoffe hinaus die gesamte, allumfassende (= omnimolekulare) Vielfalt an Vitalstoffen erforderlich.

Gewissheit dürfen wir zum Glück darüber haben, dass unser Stoffwechsel seit Jahrtausenden auf Basis einer natürlichen, abwechslungsreichen, pflanzenbetonten Ernährung funktioniert, und zwar sehr gut! Bewusstmachen sollten wir uns, dass Pflanzen wegen ihrer Vielfalt und Ausgewogenheit an Vitalstoffen durch nichts zu ersetzen sind. Diese lebendigen Vitalstoffe wiederum sind wegen ihrer Vielzahl an Funktionen im Stoffwechsel durch nichts zu ersetzen. Die Wissenschaft hat für Expeditionen und speziell für die Astronauten versucht, alle Nähr- und Vitalstoffe in wenige Pillen zu packen. Mittlerweile liefern sie Äpfel, Zwiebeln und Co. ins Weltall, weil die Vielfalt an Vitalstoffen in der ganzen Pflanze nicht nachzuahmen ist.

Nachfolgend stelle ich deshalb die Vitalstoffe und ihre Stoffwechselrelevanz nicht einzeln, sondern in Gruppen vor. Lediglich bei interessanten, zu beachtenden Details, Erkenntnissen, Prinzipien und Tipps gehe ich hier und da etwas in die Tiefe.

Mineralstoffe

Mineralstoffe werden in Mengen- und Spurenelemente unterteilt:

- Mengenelemente sind in unserem Organismus mit mehr als 50 Milligramm pro Kilogramm Körpergewicht in relativ großen Mengen vorhanden. Als essenziell für den Menschen gelten Kalzium, Chlor, Kalium, Magnesium, Natrium, Phosphor und Schwefel.
- Spurenelemente sind in unserem Organismus mit weniger als 50 Milligramm pro Kilogramm Körpergewicht in relativ geringen Mengen vorhanden. Essenziell für den Menschen sind Chrom, Eisen, Jod, Kobalt, Kupfer, Mangan, Molybdän, Selen, Silizium und Zink.

Mindestens Jod und Selen sind bei unserer normalen, westlichen Ernährung und konventionellen Landwirtschaft auf verarmten Böden Mangelware und sicherheitshalber per Blutanalyse zu kontrollieren.

Fluor zählte früher auch zu den essenziellen Spurenelementen. Nach meinem Verständnis wurde es zu Recht von der Liste gestrichen. In zahlreichen Lebensmitteln, gerade aus dem Meer, und auf jeden Fall in der abwechslungsreichen 80:20-Erfolgsernährung sind Fluor ebenso wie Jod und Selen ausreichend vorhanden. Fluor ist in größeren Mengen schädlich und in überhöhter Dosis giftig. Mit fluoridiertem Trinkwasser und Kochsalz sowie mit fluoridierter Zahnpasta und Gels können schnell Konzentrationen erreicht werden, die zu Lasten des Jod-Stoffwechsels gehen und mindestens für unsere Schilddrüse und ihre Funktionen schädlich sind.

Für viele Spurenelemente und insbesondere für Ultraspurenelemente, von denen der Organismus noch weniger benötigt, steht wissenschaftlich noch nicht fest, ob möglicherweise selbst Arsen als eines der giftigsten Elemente(!) oder auch Bor, Nickel, Nitrat, Rubidium und Vanadium ebenfalls essenziell sind, nach dem Motto: Die Dosis macht das Gift.

Mineralstoffe sind nicht nur wesentlich für die Mineralisierung der Knochen und Zähne. Meist mehrere Mineralstoffe sind auch in absolut jeder Zelle vorhanden und sorgen für ihre Funktionsfähigkeit sowie für die Permeabilität der Zellmembran, also ihre Durchlässigkeit für Sauerstoff und Nährstoffe sowie für Stoffwechselendprodukte. Mineralstoffe regulieren und stabilisieren zum Beispiel die Bioelektrizität der Zellmembran, die Reizbarkeit, Reizbildung und -übertragung. Sie sorgen für kontrollierte Muskelkontraktionen. Sie dienen als Puffer im Säure-Basen-Haushalt und regulieren die Säure-Basen-Balance. Sie regeln den Elektrolytsowie den Wasserhaushalt, die Blutbildung, den Blutdruck, die Blutgerinnung, die Sekretion endokriner Zellen und die Freisetzung von Hormonen, den Energiestoffwechsel und den gesamten Zellstoffwechsel sowie sämtliche Zell- und Organfunktionen, oder sie haben zumindest daran teil. Mineralstoffe sind außerdem als essenzielle Co-Faktoren fast aller Enzyme an nahezu allen Stoffwechselprozessen im Körper beteiligt. Jeder einzelne Mineralstoff ist gleichzeitig Co-Faktor von hunderten bis tausenden enzymatischer Reaktionsschritte, die ohne ihn nicht stattfinden würden.

Zu beachten ist, dass Mineralstoffe in zahlreichen Wechselbeziehungen zueinander und auch zu anderen Vitalstoffen stehen. Kalzium und Magnesium sind Antagonisten und sollten im Stoffwechsel im Verhältnis von 2:1 zueinander vorhanden sein, also mit doppelt so viel Kalzium wie Magnesium. Ebenfalls im Verhältnis von 2:1 sollte wiederum Kalium doppelt so häufig wie Kalzium vorkommen. Kalium und Natrium sind ebenfalls Antagonisten, wobei die Kaliumzufuhr höher als die Natriumzufuhr sein sollte (3:2). In unserer normalen, vitalstoffarmen, salzreichen „westlichen Ernährung" und besonders bei Sportlern mit einem hohen Salzkonsum ist es jedoch meistens umgekehrt. Die Natrium- ebenso wie die Chlorzufuhr sind viel zu hoch und übersteigen deutlich die ohnehin geringe Zufuhr an Kalium und auch der übrigen basischen Mineralstoffe. Natrium muss dann aber auch noch im passenden Verhältnis zu Chlor stehen, ebenso wie Jod zu Fluor. Weiterhin stehen der Kupfer- und der Eisenstoffwechsel in engem Zusammenhang usw.

Was ich damit sagen möchte: Hohe Dosierungen einzelner Mineralstoffe über künstliche Anreicherungen oder Nahrungsergänzungsmittel, aber auch schon aufgrund eines übertriebenen Konsums wie z. B. von Kochsalz und dann auch noch von fluoridiertem Kochsalz, bergen immer die Gefahr in sich, die natürlichen Balancen der Mineralstoffe zueinander zu stören.

Zusätzlich ist zu beachten, dass zahlreiche Elemente auf der einen Seite stoffwechselentscheidend sind, auf der anderen Seite jedoch eine hohe Toxizität haben, z. B. Fluor, Chlor und Bor. Zu viel davon schadet dem Körper langfristig.

Mit der 80:20-Erfolgsernährung werden Überdosierungen ebenso wie eine Unterversorgung mit der Vielfalt an Mineralstoffen in ihren natürlichen Balancen zueinander und aus der ganzen Pflanze in optimaler Bioverfügbarkeit von vornherein vermieden. Auch mit Jod und Selen sollten wir über die abwechslungsreiche Erfolgsernährung mit pflanzlichen und tierischen Produkten aus biologischer Landwirtschaft und aus dem Meer gut versorgt sein.

Essenzielle Aminosäuren

Essenzielle Aminosäuren sind unentbehrlich als Grundbausteine für die Biosynthese körpereigener Struktur-, Transport-, Rezeptor-, Membran- und immunaktiver Proteine, Peptidhormone, unserer ca. 50.000 verschiedenen Enzyme sowie unserer DNA und RNA. Von den 20 Aminosäuren gelten acht auf jeden Fall als essenziell für den Menschen: Isoleucin, Leucin, Lysin, Methionin, Phenylalanin, Threonin, Tryptophan und Valin. Als semiessenziell in Wachstums- und Genesungsphasen werden Histidin und Arginin diskutiert.

Bei ausreichender Versorgung mit den essenziellen Aminosäuren kann unser Körper alle anderen daraus selbst herstellen. Aus den 20 Aminosäuren baut unser Organismus dann eine riesige Vielfalt unterschiedlicher Proteine mit bis zu 3000 Aminosäuren in unterschiedlichen Sequenzen und mit ebenso unterschiedlichsten Funktionen auf.

Sportler sollten unbedingt ein Auge auf die ausgewogene Zufuhr der acht definitiv essenziellen Aminosäuren haben, zumal Aminosäuren nicht so effektiv gespeichert werden können wie Kohlenhydrate und Fette. Jedes Lebensmittel, egal ob tierisch oder pflanzlich, enthält typische Aminosäuren in bestimmten Mengen. Zur sinnvollen Kombination der Aminosäuren hat es sich deshalb bewährt, mehrere Eiweißquellen in einer Mahlzeit zu kombinieren. Fehlt auch nur eine der essenziellen Aminosäuren als „limitierende Aminosäure", so können keine weiteren Proteine im Körper mehr hergestellt werden.

Nicht weiter verwertbare Aminosäuren werden dann, mit neurotoxischem, extrem alkalischem Ammoniak als Zwischenprodukt, unter großem Energieaufwand im Harnstoffzyklus zu Harnstoff abgebaut. Dieser Prozess belastet die Säure-Basen-Balance und fördert die Übersäuerung, zumal die Entgiftungskapazitäten der Leber unnötig beansprucht werden. Die Leber muss Ammoniak schnellstmöglich umbauen, denn in puncto Toxizität hat er Priorität – noch vor Alkohol.

Ammoniak entsteht außerdem im Darm durch die Darmbakterien, besonders wenn mehr Eiweiß konsumiert wird, als verdaut und resorbiert werden kann. Auf Dauer züchtet man sich durch eine eiweißreiche Ernährung die falschen Bakterien hoch, dezimiert seine guten Darmbakterien, schwächt seine Immunabwehr und fördert zusätzlich belastende, unnötige Fäulnisprozesse.

So bedeutend die essenziellen Aminosäuren für uns sind, so sehr wird der Verzehr von tierischen Eiweißprodukten aus konventioneller Produktion mit einer unvorteilhaften und mindestens übersäuernden Aminosäurezusammensetzung übertrieben. Dabei liefern uns die vielen, guten Pflanzen in der 80:20-Erfolgsernährung hervorragendes Eiweiß, ohne Cholesterin und entzündungsfördernde Arachidonsäure und ohne Rückstände von Medikamenten und Antibiotika. Eine vermeintliche Lücke für Lysin als essenzielle Aminosäure schließt Amarant.

Kohlenhydrate

Kohlenhydrate zählen per Definition nicht zu den Mikronährstoffen, sind also keine klassischen Vitalstoffe. Sportler sollten jedoch auf eine ausreichende Zufuhr achten, damit sie ihre Energie nicht aus der Verbrennung von Aminosäuren ziehen müssen. Dazu ist der Körper gezwungen, wenn Glukose zur Energiegewinnung für unsere Blutzellen, Nerven und unser Gehirn fehlt. Das kann im Wettkampf passieren, wenn nicht rechtzeitig und regelmäßig Kohlenhydrate nachgefüllt werden und die körpereigenen Glykogenspeicher nach zwei bis drei Stunden leerlaufen!

Das schaffen aber auch viele Sportler in mehrtägigen, hochintensiven Trainingslagern, bei Turnieren oder Alpenüberquerungen, wenn sie unter Belastung nicht konsequent Kohlenhydrate nachschieben oder sich insgesamt relativ kohlenhydratarm und stattdessen eiweißreich ernähren. Schlimmstenfalls fehlt bei zeitlich sehr umfangreichen, täglichen Trainingseinheiten schlichtweg die erforderliche Zeit zum Wiederauffüllen der Glykogenspeicher. Sind die Glykogenspeicher dann leer, werden unnötig essenzielle Aminosäuren verbrannt! Tryptophan läuft dann auch noch Gefahr, für die Umwandlung in unser Glückshormon Serotonin im Gehirn zu fehlen. Deshalb kommen etliche Sportler nach übertriebenen Trainingslagern völlig fertig, schlecht gelaunt und im wahrsten Sinne des Wortes „unglücklich“ nach Hause, zumal sie deutlich weniger Muskelmasse als vorher haben! Die Energiegewinnung aus den essenziellen Aminosäuren Isoleucin, Leucin, Lysin, Phenylalanin, Tryptophan sowie der nicht essenziellen Aminosäure Tyrosin verbraucht unnötig wertvolle Aminosäuren, die dann zur Regeneration und Superkompensation fehlen. Außerdem entsteht zusammen mit zwar energiereichem, aber saurem Acetoacetat und Acetyl-CoA auch wieder belastendes, nervenschädigendes Ammoniak.

Essenzielle Fettsäuren

Essenzielle Fettsäuren sind unentbehrlich als Grundbausteine für die Biosynthese unserer Zellmembranen und Nerven sowie unseres Gehirns und für deren Funktionsfähigkeit. Lebenswichtig sind sowohl die verschiedenen, mehrfach ungesättigten Omega-3- als auch die Omega-6-Fettsäuren.

Problematisch ist heute, dass Omega-6 im Verhältnis zu Omega-3 in relativ großen und dann entzündungsfördernden Mengen konsumiert wird. Besonders reich an Omega-6-Fettsäuren sind vor allem Fleisch und besonders Fleischprodukte aus konventioneller Massentierhaltung ebenso wie Fast Food, Fertigprodukte und Fertiggerichte, aber oft auch selbst Zubereitetes. Ausschlaggebend ist, dass sowohl von der Industrie für ihre Fertigprodukte, ebenso wie in den Großküchen und Kantinen, als auch in den privaten Haushalten bevorzugt preiswerte Soja-, Sonnenblumen-, Distel- und Maiskeimöle verwendet werden, die übermäßig viel Omega-6-Fettsäuren enthalten.

Ein Verhältnis von Omega-6- zu Omega-3-Säuren von etwa 3:1 wäre physiologisch günstig und kann als entzündungsneutral betrachtet werden. Jedoch beträgt das Verhältnis heute in der durchschnittlichen Bevölkerung ca. 15:1. Das bedeutet, dass wir 15-mal mehr Omega-6-Fettsäuren zu uns nehmen als Omega-3! Jugendliche unter 25 Jahren verzeichnen im Durchschnitt sogar ein Verhältnis von 25:1, was zusammen mit anderen negativen Einflussfaktoren wie Zucker und Softdrinks zu deren sinkender körperlichen und geistigen Leistungsfähigkeit beiträgt.

Den übertriebenen Konsum Omega-6-lastiger Produkte und Öle wie Sonnenblumen-, Distel- und Maiskeimöl können Sie in Ihrer kalten Küche recht einfach reduzieren und durch gutes Olivenöl sowie Omega-3-reiches, hochwertiges Lein-, Hanf-, Walnuss- und Rapsöl ersetzen. Zur Zubereitung ihrer heißen Speisen verwenden Sie am besten hitzestabiles Bio-Kokosfett oder Ghee sowie ausdrücklich zum Erhitzen geeignetes Oliven-Bratöl.

Sehr empfehlenswert ist es dann noch hinsichtlich der verschiedenen Omega-3-Fettsäuren, zusätzlich zur Alpha-Linolensäure (ALA) aus dem klassischen Leinöl, die Eicosapentaensäure (EPA) und Docosahexaensäure (DHA) aus marinen Quellen (Algen oder Fisch) direkt zuzuführen. EPA und DHA kann unser Stoffwechsel nur in geringem Umfang selbst aus ALA, also aus Leinöl, synthetisieren. Deshalb sollten Sie diese Fette gezielt in Ihren Speiseplan einbauen. Gerade die beiden mehrfach ungesättigten Fettsäuren EPA und DHA optimieren unsere Blutfette und die Fließeigenschaften des Blutes. Weiterhin verbessern sie das Fettsäuremuster in unseren Zellmembranen für eine optimale Membranfluidität: Dadurch können sich die eingelagerten Rezeptor- und Membranproteine, wie zum Beispiel die Glukosetransporter, schneller bewegen und besser funktionieren. Darüber hinaus verbessern Omega-3-Fettsäuren die Gehirnentwicklung und -funktionen sowie die Sehkraft (DHA), wirken antientzündlich (EPA), beugen einem plötzlichen Herztod vor usw.

Empfehlenswerte Omega-3-Öle

Leinöl: 56 – 71 % Omega-3, dreimal mehr als Omega-6

Hanföl: ca. 17 % Omega-3, jedoch dreimal so viel Omega-6

Walnussöl: ca. 13 % Omega-3, jedoch sechsmal so viel Omega-6

Rapsöl: ca. 9 % Omega-3, jedoch doppelt so viel Omega-6

Vitamine

Alle Vitamine sind essenziell für unseren Stoffwechsel. Sie werden unterschieden in fettlösliche und damit speicherfähige Vitamine (A, D, E, K) sowie in wasserlösliche und damit nur begrenzt speicherfähige Vitamine ($B_{1,2,6,12}$, Biotin, C, Folsäure, Niacin = Vitamin B_3, Pantothensäure).

Niacin (Vitamin B_3) kann unser Organismus in Abhängigkeit von Vitamin B_6 und der Aminosäure Tryptophan aus unserer Ernährung begrenzt selbst herstellen, ebenso wie Vitamin D mit Hilfe von UV-B-Strahlung (Sonnenlicht!). Alle anderen Vitamine müssen wir mit der Nahrung ausreichend aufnehmen, sonst sind meist schwerwiegende Mangelerscheinungen die Folge.

Vitamine sind als Co-Enzyme für tausende Enzyme in unserem Stoffwechsel unentbehrlich. Ist auch nur ein Vitamin nicht ausreichend vorhanden, sind zahlreiche Stoffwechselprozesse und Enzymketten wegen des fehlenden Vitamins unterbrochen. Sie sind unverzichtbar für den Aufbau und die volle Funktionsfähigkeit sämtlicher Zellen, Bindegewebe (Faszien, Muskeln, Sehnen, Bänder, Knorpel, Kapseln, Knochen und Zähne) sowie Organe. Vitamine stärken das Nerven- und das Immunsystem.

Vitamin C

Die „Seefahrerkrankheit" Skorbut dürfte vielen bekannt sein. Aufgrund des eklatanten Vitamin-C-Mangels brach die Immunabwehr der Betroffenen zusammen und eigentlich harmlose Erkältungen und Infektionskrankheiten verliefen tödlich. Ansonsten konnte ohne ausreichend Vitamin C insbesondere kein funktionsfähiges, stabiles Kollagen mehr produziert werden. Die Folge war eine so enorme Bindegewebsschwäche, dass schon leichte Stöße zum Platzen der Adern, zu Blutergüssen und inneren Blutungen führten. Durch den Mangel an Vitamin C kam es auch zu Zahnverlust und brüchigen Knochen.

Solch ein extremer Mangel ist heute nicht mehr zu erwarten, wohl aber ein chronischer und oft auch deutlicher Mangel. Zwar wird Vitamin C häufig in Form von Ascorbinsäure als Konservierungsmittel in Fertigprodukten eingesetzt, aber die Wirkung von dieser Ascorbinsäure ist nicht mit natürlichem Vitamin C im natürlichen Umfeld mit weiteren natürlichen Vitalstoffen vergleichbar. Ohnehin sind heute im „normalen", oft unreif geernteten sowie lange transportierten und/oder gelagerten Obst und Gemüse Vitamin C sowie die meisten Vitamine und sekundären Pflanzenstoffe nicht in den Mengen vorhanden wie bei regional, saisonal, frisch geerntetem und gegessenem Gemüse und Früchten.

Eine weitere Ursache für eine Mangel ist, dass Vitamin C auf seinem Weg in die Zelle aufgrund seiner fast identischen Struktur wie Zucker (Glukose) den gleichen Transporter wie dieser nutzt. Durch einen hohen Blutzuckerspiegel wird Vitamin C folglich verdrängt und fehlt dann zusehends in der Zelle zur Synthese stabiler, belastbarer kollagener Fasern, Sehnen, Bänder und Kapseln. Diese hohen Blutzuckerspiegel sind immer wieder, wenn nicht sogar permanent, bei Sportlern mit ständigem Kohlenhydrat- und Zuckerkonsum vorprogrammiert, mit der Folge von schwächer werdenden Geweben. (Das gleiche Schicksal erleiden die „Zucker-Junkies" in unserer Gesellschaft ebenso wie schlecht eingestellte Diabetiker aufgrund eines ständig erhöhten Blutzuckerspiegels.)

Da Vitamin C wesentlich für unser Immunsystem und an etwa 15.000 enzymatischen Reaktionen als Co-Enzym beteiligt ist, sollte konsequent auf eine ausreichende Zufuhr geachtet werden. Zur schnellen Behebung eines diagnostizierten Defizites haben sich hochdosierte Vitamin-C-Infusionen bewährt. Mit der 80:20-Erfolgsernährung sind sie auf Dauer gut aufgestellt.

Vitamin D

Eklatant ist heute der Vitamin-D-Mangel, vor allem in den Wintermonaten. Vom Frühling bis in den Herbst hinein kann unsere Haut mithilfe des Sonnenlichts genügend Vitamin D produzieren. Jedoch sind wir dafür viel zu wenig draußen, geschweige denn in der Sonne. Nicht nur der Indoor-Sport, sondern auch viele Trainingseinheiten und auch das allgemeine Leben heute finden fast ausschließlich in Verkehrsmitteln und geschlossenen Räumen statt. Selbst Outdoor-Sportler sind von einem Mangel betroffen, weil sich heutzutage fast alle zum Schutz gegen Hautkrebs eincremen. Ab einem Sonnenschutzfaktor von etwa 10, wie ihn schon jede Tagescreme enthält, kann unsere Haut kein Vitamin D mehr produzieren. Dabei haben Sportler einen höheren Bedarf als Nichtsportler, allein aufgrund der höheren Stoffwechselaktivität und besonders nach intensiven Trainingseinheiten, Trainingslagern und in der Saisonvorbereitung. Nachweislich kommt es hier bei einem Mangel vermehrt zu Infekten sowie zu Muskel- und Sehnenverletzungen.

Ein für Sportler empfehlenswerter 25(OH)D Vitamin-D-Spiegel im Blutplasma von 40 – 60 ng/ml bzw. 100 – 150 mmol/l verbessert maßgeblich die Muskelfunktionen, die Schnellkraft und die maximale Muskelkraft sowie die Stabilität und Flexibilität der kollagenen Fasern in Sehnen, Bändern, Bandscheiben, Knorpeln und Knochen. Darüber hinaus wirkt sich Vitamin D positiv auf das Ausdauervermögen und die Leistungsfähigkeit aus. Das Sonnenhormon schützt Sportler und selbst ältere Menschen vor Muskelabbau, Verletzungen sowie überschießenden Entzündungsreaktionen und stärkt das Immunsystem.

▶ **Genügend Vitamin D aus Nahrungsmitteln aufzunehmen, ist schwierig, weil es nur in Lebertran und Seefisch in nennenswerten Mengen enthalten ist. Die einzig bekannte pflanzliche Quelle sind Pilze, die in der Natur und im Licht herangewachsen sind. Sonnengetrocknete Pilze enthalten sogar höhere Konzentrationen, jedoch nicht so hohe, um damit seinen Bedarf zu decken.**

Meine Empfehlung lautet deshalb, sich gerade in den Sommermonaten täglich für 15 bis 30 Minuten „ungeschützt", also uneingecremt, in der Sonne zu baden. Die zahlreichen Vitamine und sekundären Pflanzenstoffen aus einer natürlichen, abwechslungsreichen, pflanzenbetonten Ernährung schützen uns für diese kurze Zeitspanne bestens vor den vermeintlich schädlichen Sonnenstrahlen, sodass sich der positive Nutzen der Sonne voll entfalten kann.

Generell ist dieses natürliche, selbst vom Körper produzierte Vitamin D wirksamer als künstliches. In den Wintermonaten und für Personen, die selten an die Sonne kommen oder wollen oder sich mit Sonnenschutzmitteln eincremen (müssen), empfiehlt sich allerdings eine Vitamin-D-Supplementierung. Wie vor jeder Supplementierung sollte man vorher den 25(OH)D Plasmaspiegel im Blut messen. Routine-Messungen empfehlen sich im späten Herbst. Bei einem diagnostizierten Mangel empfehle ich nach anfänglichen Hochdosierungen für den weiteren Bedarf eine kontinuierliche, tägliche Supplementierung von 2000 bis 4000 IE (internationalen Einheiten).

Da Vitamin D ein fettlösliches Vitamin ist, sollte eine Supplementierung möglichst zu einer fetthaltigen Mahlzeit erfolgen sowie auf Basis der pflanzenbetonten, kalzium- und magnesiumreichen 80:20-Erfolgsernährung.

Denn bei einem Kalzium- und Magnesiummangel beschleunigt ein hoher Calcitriol*-Spiegel im Blut noch unnötig die Knochenentkalkung, Osteoporose und die ohnehin säurebedingten Ermüdungsbrüche. Darüber hinaus fördert ein hoher Calcitriol-Spiegel stille Entzündungen („silent inflammations"), die auf Dauer chronische Erkrankungen wie z. B. Herzinfarkt, Bluthochdruck, Diabetes oder Krebs fördern.

Sekundäre Pflanzenstoffe

Sekundäre Pflanzenstoffe zählen nach bisherigen Erkenntnissen nicht zu den essenziellen Nährstoffen. Sie haben aber einen unverzichtbaren Einfluss auf eine Vielzahl von Stoffwechselprozessen. Sie bieten die Rahmenbedingungen für einen perfekten Stoffwechsel. Ihnen werden außerdem zahlreiche gesundheitsfördernde Wirkungen zugeschrieben.

> „Heute geht die Forschung davon aus, dass diese Substanzen Krankheiten vorbeugen und für die langfristige Aufrechterhaltung der menschlichen Gesundheit ein notwendiger Nahrungsbestandteil sind."
> *Dr. Edmund Semler, Ernährungswissenschaftler*

* Vitamin D3 wird im Körper zu den zwei Hormonen Calcidiol und Calcitriol umgewandelt. Für das Gleichgewicht zwischen den beiden ist das antientzündliche Spurenelement Bor zu berücksichtigen, welches ganz natürlich und absolut ausreichend in Gemüse, Nüssen und Trockenobst enthalten ist, jedoch im Übermaß giftig ist. Mal wieder ist alles eine Frage der Balance. Deshalb kann ich nur wiederholen, dass eine Supplementierung nur auf Basis einer qualifizierten Analyse Sinn macht und nur auf Basis der 80:20-Erfolgsernährung.

Sekundäre Pflanzenstoffe werden aufgrund ihrer sehr unterschiedlichen Strukturen und funktionellen Eigenschaften in verschiedene Gruppen eingeteilt: Carotinoide (über 700 Strukturen), Glucosinolate, Polyphenole (Flavonoide: über 6.500 verschiedene Strukturen, Phenolsäuren), (Mono-)Terpene (= ätherische Öle), Phytosterine, Phytoöstrogene, Protease-Hemmer, Saponine und Sulfide. Chlorophyll und Phytinsäure lassen sich keiner Gruppe zuordnen, zählen aber auch zu den sekundären Pflanzenstoffen.

Sekundäre Pflanzenstoffe dienen den Pflanzen einerseits als Lockstoffe für „Freunde". Sie sollen zum Beispiel Insekten zur Bestäubung anlocken oder auch Tiere, um mitsamt ihren verdauungsresistenten Samen gefressen, weitergetragen und weiterverbreitet zu werden. Andererseits wirken sekundäre Pflanzenstoffe wesentlich als Abwehrstoffe gegen „Feinde", um nicht gefressen zu werden, sowie gegen mikrobielle Angriffe. Abgesehen davon, dass wir nach wie vor etliche Pflanzen nicht essen sollten, haben wir über Jahrtausende gelernt, uns die antibakteriellen, antimykotischen, antiviralen Wirkungen zunutze zu machen. Generell über die tägliche Ernährung und gerade in Kräutern und Gewürzen.

Nützlich ist für uns auch, dass sekundäre Pflanzenstoffe zum Beispiel als Bitterstoffe die Verdauung fördern und die Magen- und Gallensaftsekretion sowie die Darmperistaltik anregen.

Zahlreiche sekundäre Pflanzenstoffe wirken antioxidativ und schützen uns vor „freien Radikalen". Das sind hochreaktive, teils aggressive, chemische Sauerstoffmoleküle oder organischen Verbindungen, wie sie als Zwischenprodukte unseres Stoffwechsels ständig im Körper entstehen. Zum Beispiel entstehen sie bei der Energiegewinnung in der Atmungskette in den Mitochondrien, und zwar umso mehr, je mehr und je intensiver Sport betrieben wird. Auch intrazelluläres, nicht proteingebundenes Eisen und Kupfer spielen eine wichtige Rolle bei der Radikalbildung. Ein immer größerer Teil freier Radikaler wird mittlerweile aus der Umwelt aufgenommen, z. B. durch Zigarettenrauch, aber auch durch die zunehmende Luftverschmutzung. Mit den höheren Belastungen steigt auch der Bedarf an sekundären Pflanzenstoffen sowie an sämtlichen Vitalstoffen und damit die Bedeutung der 80:20-Erfolgsernährung.

Sekundäre Pflanzenstoffe wirken außerdem neurologisch entspannend, entkrampfend, schmerzlindernd und entzündungshemmend. Sie schützen uns vor Thrombosen, zu hohem Blutdruck und Krebs. Sie sind insgesamt bekannt für ihre immun- und stoffwechselmodulierende, -stimulierende und -optimierende Wirkung.

Aber all das gilt nicht, wenn wir sie einzeln einnehmen! Die hochdosierte Supplementierung in Studien allein mit Betacarotin oder auch allein mit Eisen als Monosubstanzen erhöhte die Krebsquote! In späteren Studien entdeckte man, dass Betacarotin in Kombination mit anderen Vitalstoffen, und dann bereits bei jeweils geringeren Dosierungen, viel bessere Wirkungen entfaltet, sogenannte Synergie-Effekte.

Das bedeutet: Die Wirkungen einzelner Vitalstoffe multiplizieren sich in Kombination mit anderen Vitalstoffen und machen auch hier wieder die Natur unersetzlich.

Wie der Name schon sagt, befinden sich sekundäre Pflanzenstoffe in pflanzlichen und nicht in tierischen Produkten. Dies ist ein weiterer guter Grund für meine Empfehlung zu einem Pflanzenanteil in der Ernährung von mindestens 80 Prozent. Dazu möchte ich Ihnen noch empfehlen, dass Sie Ihr Essen weniger salzen und viel mehr würzen sollten.

Ballaststoffe

Ballaststoffe sind für uns unverdauliche, aber deswegen längst keine unwichtigen Pflanzenbestandteile: Sie sind die Grundnahrung für unser Mikrobiom! Sie erinnern sich: Wir tragen mehr Mikroorganismen in unserem Darm und auf unseren (Schleim-)Häuten mit uns herum, als wir eigene Körperzellen haben. Unser Mikrobiom ist in der Überzahl. Das ist von der Natur so vorgesehen und hervorragend, wenn wir es gut ernähren und es mit oder noch besser für uns arbeitet.

Wenn wir unser Mikrobiom jedoch ruinieren, arbeitet eine entartete Darmflora gegen uns, und es kommt zur sportlichen Vollbremse! Mit der heute leider auch für viele Sportler ballaststoffarmen Ernährung „verhungern" die guten Darmbakterien. Die Konservierungsmittel in den Fertigprodukten und spätestens Antibiotika eliminieren sie fast gänzlich. Stattdessen werden durch Zucker, Fruktose, Glukose und Co. sowie durch schlechte Fette und zu viel tierisches Eiweiß die Pilze (Candida) und die schlechten Bakterien hochgezüchtet. Leider merkt der Betroffene das erst im fortgeschrittenen Stadium mit einem unvorhergesehenen massiven Leistungseinbruch oder -zusammenbruch, wenn die Reserven des Körpers an Energie und Vitalstoffen aufgebraucht sind. Müdigkeit, Blähungen, Reizdarmsyndrom, Bauch- und Kopfschmerzen bis zu Migräne, Krämpfen, Rückenproblemen und anderen Beschwerden sind oft inklusive.

Eine qualifizierte Stuhlanalyse von einem spezialisierten Fachmann in einem Fachlabor bringt hier frühzeitig Gewissheit und zeigt Optimierungsmöglichkeiten und Handlungsempfehlungen, um die Darmflora wieder in die Balance zu bringen. Nur ein intaktes Mikrobiom spaltet die Nahrung bestmöglich für uns auf und macht die Nährstoffe für uns optimal resorbierbar – für persönliche Bestleistungen. Ein gesundes Mikrobiom schützt sich selbst und uns vor krankmachenden Keimen. Zum einen lässt es kaum oder gar keinen Platz für schlechte Keime. Zum anderen produzieren gesunde Darmbakterien antimikrobielle Substanzen, die gegen schädliche Bakterien wirken. Ein gesundes Mikrobiom ist, wie gesagt, der „Personal Trainer" für unsere Immunabwehr und macht uns immunstark.

Darüber hinaus bewirken Ballaststoffe ein gutes Sättigungsgefühl, regen die Darmtätigkeit an, beugen Verstopfung vor, binden Schadstoffe und sind cholesterinsenkend.

Zusammenfassung

Auf Basis einer enormen Vielfalt an pflanzlichen Vitalstoffen haben sich unser unvorstellbar komplexer Stoffwechsel, unser Immunsystem, unsere Verdauung und unser Mikrobiom über Jahrtausende entwickelt und sich daran angepasst.

Genauso vielfältig wie die Vitalstoffe sind auch ihre Funktionen im Körper:

- Vitalstoffe dienen unserem Körper und all seinen Geweben als Bausteine/Ersatzteile.
- Vitalstoffe dienen als elektrisch geladene Teilchen zur Übertragung von Botschaften, z. B. im Nervensystem.
- Vitalstoffe neutralisieren Säuren und unterstützen Leber und Nieren in ihren Entsäuerungs-, Entgiftungs- und Ausscheidungsfunktionen.
- Vitalstoffe fangen als Antioxidantien „freie Radikale" ab.
- Vitalstoffe dienen unseren Enzymen als Co-Enzyme und Co-Faktoren, also als notwendige und unersetzliche Bausteine und als „Treibstoff" für einen perfekten Stoffwechsel.

Unser Stoffwechsel braucht für persönliche Bestleistungen die Vitalstoffvielfalt. Er braucht „omnimolekular" alle Vitalstoffe!

„Das Prinzip ‚Omnimolekular' kann ich als ausgebildeter Landwirt und als Hochleistungssportler mit meiner Leistungsfähigkeit und meinen Erfolgen voll bestätigen."

Urs Zumstein

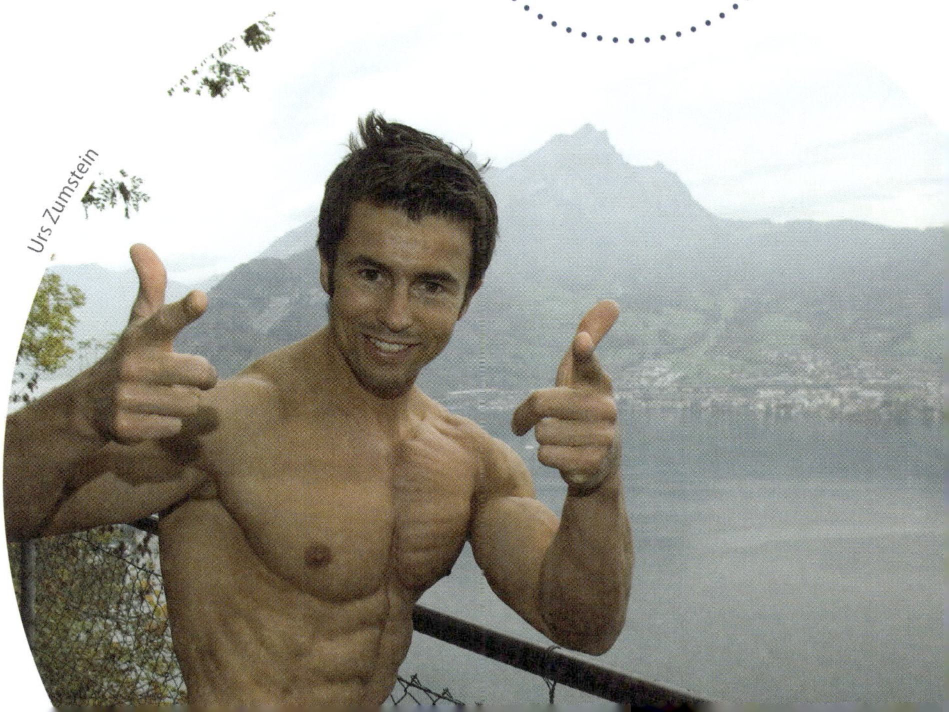

Urs Zumstein

An apple a day, five-a-day… 80:20 every day

„Ein Apfel täglich" ist schon gut, reicht aber allein nicht ansatzweise für persönliche Bestleistungen aus. Zwar sind für den guten Bioapfel mittlerweile hunderte arttypische Vitalstoffe bekannt, die tausende der anderen erforderlichen Vitalstoffe für einen perfekten Stoffwechsel wird er aber nie haben. Wenn Sie, überspitzt dargestellt, täglich immer nur einen Apfel und immer nur dieselbe Sorte mit denselben Vitalstoffen essen, liefert Ihnen das weder die erforderliche Menge noch die notwendige Vielfalt an Vitalstoffen.

„An apple a day" funktioniert schon besser im Rahmen von „five-a-day". Ein großer Schritt, um mit der erforderlichen Vielfalt an verschiedenen Vitalstoffen versorgt zu sein, ist der tägliche Verzehr von mindestens drei Portionen Gemüse und nur zwei, maximal drei Portionen Obst.

▶ **Eine Portion ist in der Regel eine Handvoll, also so viel, wie in die eigene Hand passt. Durch dieses individuelle Maß müssen Kinder und zierliche Frauen nicht so viel essen wie z. B. große Männer.**

Jedoch sind auch „5-am-Tag" zu wenig, und vor allem im Leistungssport zu wenig, wenn über Wochen, Monate und schlechtestenfalls über Jahre mehr oder weniger immer das Gleiche gegessen wird. Sie glauben, das ist übertrieben? Der Mensch ist, wie gesagt, ein Gewohnheitstier, und weil sein Lieblingsobst und -gemüse das ganze Jahr über immer an derselben Stelle im Laden ausliegt oder am Buffet in der Kantine oder im Hotel zu finden ist, isst er unbewusst mehr oder weniger immer das Gleiche! Damit möglichst viele verschiedene Vitalstoffe in den erforderlichen Mengen zusammenkommen, sollte unsere Ernährung sowohl über den Tag als auch über das Jahr sehr abwechslungsreich und bunt sein, mit ganz vielen verschiedenen Gemüsen, Samen, Salaten, Sprossen, Nüssen, Kräutern, Gewürzen usw.

Aber auch eine abwechslungsreiche Ernährung liefert noch nicht die nötigen Mengen und nicht die Vielfalt an Vitalstoffen, wenn die Qualität der Lebensmittel nicht stimmt. Entscheidend dafür sind die Wachstumsbedingungen der Pflanze. Wird sie im wahrsten Sinne des Wortes schnell „großgezogen" mit Gülle und Kunstdünger und mit Pflanzen„schutz"mitteln, also mit Insektiziden, Herbiziden, Fungiziden und Pestiziden? Steht sie auch noch „geschützt" vor Wind und Wetter und vor der natürlichen Sonnenstrahlung im Gewächshaus? Wird sie für lange Transport- und Lagerzeiten relativ unreif geerntet? Diese vielleicht auch noch genmanipulierten Pflanzen machen zwar satt, aber weder gesund noch erfolgreich. Zur vollen Vitalstoffvielfalt in wünschenswerten Mengen können Pflanzen nur mit ausreichend Zeit, in nährstoffreichen Humusböden sowie bei Wind und Wetter heranreifen. Der Sonnenschein sorgt dann für das Maximum an Vitaminen und sekundären Pflanzenstoffen in nahezu reif geernteten und möglichst frisch verzehrten pflanzlichen Bio-Lebensmitteln.

Im Unterschied zur Pflanze enthalten Nahrungsergänzungsmittel „viel" im Sinne von hohen Dosierungen, jedoch meist nur einzelner oder weniger Substanzen. Die Pflanze hingegen enthält „viel" im Sinne von Vielfalt! Nur über diese Vielfalt kommen als weiterer Vorteil der Pflanze die erwähnten Synergie-Effekte der Vitalstoffe zum Tragen, wobei sich die Wirkungen der einzelnen Vitalstoffe nicht nur einfach addieren, sondern multiplizieren oder sogar potenzieren.

Ebenfalls im Unterschied zu Nahrungsergänzungsmitteln haben die Vitalstoffe aus der ganzen Pflanze für uns die optimale Bioverfügbarkeit, sodass sie auch weitgehend in unserem Stoffwechsel ankommen. Unsere Verdauung mit ihren Organen, Verdauungssäften und ihren Resorptionswegen hat sich über die Jahrtausende der natürlichen, pflanzenbetonten Ernährung folgend entwickelt und kann dadurch die Nähr- und Vitalstoffe optimal aus der 80:20-Erfolgsernährung aufnehmen.

Die über unsere tägliche, vitalstoffreiche Ernährung und gerade mit Ballaststoffen gleichfalls gut ernährten Mikroorganismen in unserem Darm bereiten das Gegessene perfekt für uns auf und steigern somit nochmals die Bioverfügbarkeit der Nähr- und Vitalstoffe unserer Nahrung. Zusätzlich produziert unser Mikrobiom auch noch Vitalstoffe für uns. Wir haben z. B. Mengen an Vitamin K_2 und B-Vitaminen sowie kurzkettige Fettsäuren im Blut, die wir nicht gegessen haben, sondern die unser Mikrobiom für uns produziert hat.

„an apple a day"

▼ besser

„five a day"

▼ besser

abwechslungsreiche
80:20 every day

▼ optimal!

abwechslungsreiche
80:20 every day
in bester Qualität

= omnimolekulare Vielfalt an Vitalstoffen in optimaler Bioverfügbarkeit

= gute Verdauung + gesundes Mikrobiom

= gesunder, leistungsstarker Sportler

Auf natürliche Vielfalt setzen statt auf Pillen und Pulver

Für persönliche Spitzenleistungen braucht unser Stoffwechsel eine natürlich, allumfassende = „omnimolekulare" und ausbalancierte Vitalstoffversorgung.

Nahrungsergänzungsmittel können das nicht bieten. Sie sollen gerne und können auch nur diagnostizierte Defizite der aktuell erforschten Vitalstoffe ausgleichen. Zur schnellen Behebung der Defizite ist, wie gesagt, eine professionelle Supplementierung mit hochwertigen, „sauberen" Produkten unter Aufsicht eines Experten durchaus sinnvoll.

Allerdings hat bei diagnostizierten Defiziten vorher fast immer die Ernährung nicht gepasst und ist im Sinne der 80:20-Erfolgsernährung zu optimieren. Die gesunde Basis für dauerhafte Erfolge stellt eine Ernährung dar, die mindestens zu 80 Prozent aus pflanzlichen, abwechslungsreichen, vital- und ballaststoffreichen, basenbildenden und basenüberschüssigen Lebensmitteln besteht. Diese sollten möglichst Bio-Qualität haben sowie möglichst reif geerntet und frisch genossen werden.

Mir ist bewusst, dass das nicht ganzjährig möglich ist. Die genannten Kriterien der Ernährung sollten dennoch als Grundlage für exzellente Leistungen bestmöglich umgesetzt werden. Defizite, wie sie in den Winter- und Frühjahrsmonaten, in Trainingslagern oder in Wettkampfphasen

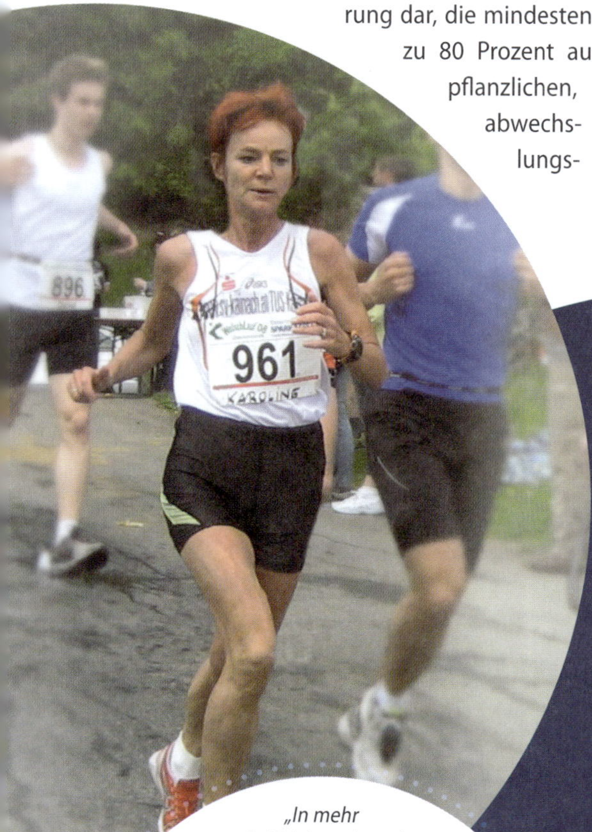

Karoline Dohr

***1958, „Vollblutläuferin"**

- 1989: erste Laufsportveranstaltungen
- 1999: Österreichische Staatsmeisterin Marathon, Bestzeit: 2:51:17 Stunden
- 2006: Masters Weltmeisterin Halbmarathon (Team)
- 2008: Masters Europameisterin Marathon
- 2008: Masters Europameisterin über 10.000 m auf der Bahn
- 2008: Masters Vizeeuropameisterin Berglauf
- 2008: Masters Siegerin beim New York Marathon
- 2010: Österreichische Meisterin Berglauf – Langdistanz
- 2010: Masters Siegerin beim Swiss Alpin 78 km Marathon
- 2012: Masters Siegerin beim Chicago Marathon
- 2013: Masters Siegerin des ultimativen Pikes-Peak Bergmarathon in Colorado/USA – mit Streckenrekord, der immer noch gültig ist!!
- 2014: Masters Weltmeisterin Berglauf
- 2016: Masters Siegerin beim Rom Marathon
- 2017: Masters 3. Platz beim internationalen Halbmarathon in Lissabon
- 2018: Österreichischer Meistertitel Marathon mit Masters Allzeitrekord in der Klasse W 60
- 2019: Österreichischer Meistertitel Bergmarathon / Langdistanz
- 2019: Österreichischer Vizemeistertitel Berglauf
- 2019: Masters Siegerin beim internationalen Kitzbüheler Hornlauf
- 2019: Masters Siegerin beim internationalen Budapest Halbmarathon
- 2020: CORONA: 4.500 Trainingskilometer

… und das sind nur die Highlights

„In mehr als 30 Jahren bin ich mindestens 100.000 Trainings- und Wettkampfkilometer gelaufen. Mehr als 70 Paar Laufschuhe sind platt. Ich noch lange nicht.

Die sehr, sehr gute Regeneration, die mir meine Erfolge ermöglicht hat, sehe ich neben meinem harten, konsequenten Training und dem „Hören auf meinen Körper" großteils auch in der Säure-Basen-Balance. 2006 habe ich Jentschura kennen gelernt und seitdem mache ich regelmäßig basische Fußbäder und nehme gezielt pflanzliche Vitalstoffe zu mir."

vorkommen können, lassen sich eigenverantwortlich und auf natürliche Art und Weise beheben – z. B. durch Pflanzenpulver und -granulate. Wenn mit einem Mangel zu rechnen ist, können Sie damit vorbeugen. Bei Pflanzenpulvern und -granulaten kann, so wie auch der Bauer für die Wintermonate sein Heu macht, durch schonendes Trocknen von ganzen Pflanzen deren Vitalstoffvielfalt weitgehend in einen „Dornröschen-Schlaf" versetzt und jederzeit mit Wasser wieder zum Leben erweckt werden. Damit hat jeder jederzeit die Möglichkeit, sich seine extra Portion Vitalstoffe zu gönnen. Über die gezielte Kombination der eingesetzten Pflanzen können deren typische Vitalstoffe kombiniert werden. Dadurch kann auch die erforderliche Vielfalt an Vitalstoffen für einen perfekten Stoffwechsel sichergestellt werden.

Auf Basis dieser „omnimolekularen" = allumfassenden Vitalstoffversorgung gehen Sie mit optimalen Startbedingungen in den Sport und können Ihre Leistung im Training und im Wettkampf auch bestmöglich abrufen. Mit ihr funktionieren auch die angestrebte Regeneration sowie der Leistungserhalt und die Leistungssteigerung optimal.

Pflanzenpower für Spitzenleistung

Der Bedarf eines Sportlers an Kohlenhydraten, Fett und Eiweiß ist hauptsächlich abhängig von Geschlecht, Alter, Gewicht, Sportart und dem Training. Er ist relativ leicht zu berechnen. Zu decken ist dieser Bedarf unter Beibehaltung einer mindestens zu 80 Prozent pflanzlichen, basenüberschüssigen Ernährung sowie unter Beachtung der genannten Kriterien der Lebensmittelauswahl, bei einer funktionierenden Verdauung und einem intakten Mikrobiom.

Besonders geeignet, um den immensen Bedarf von Sportlern an **Makronährstoffen** zu decken, sind dafür die folgenden Lebensmittel:

Kohlenhydratlieferanten für einen möglichst konstanten Blutzuckerspiegel: glutenfreier, vitalstoffreicher Amarant, Buchweizen, Hafer, Hirse, Süßkartoffeln, Quinoa und Vollkornreis sowie glutenarmer (Ur)Dinkel. Kartoffeln sind ebenfalls sehr kohlenhydratreich, provozieren jedoch eine Insulinausschüttung. Diese kann generell durch die Zugabe von etwas Fett reduziert werden, wodurch die Verdauung verlangsamt wird.

Fettsäurelieferanten: Nüsse, schonend gewonnenes, kalt gepresstes Olivenöl und Omega-3-haltiges Lein- und Rapsöl sowie maritime EPA- sowie DHA-haltige Algen- und Fischöle, um insbesondere dem Überschuss an entzündungsfördernden Omega-6-Fettsäuren aus Sonnenblumen-, Distel-, Maiskeim- und Sojaöl entgegenzuwirken.

Zum Erhitzen sollten speziell dafür ausgewiesene Bratöle aus Oliven- und Rapsöl sowie Ghee-Butter und Kokosöl verwendet werden.

Eiweißlieferanten: Hülsenfrüchte (Erbsen, Bohnen, Linsen), Lupine, Hanf, Quinoa, Amarant, Nüsse, Leinsamen und Sesam, Kürbiskerne sowie Produkte daraus.

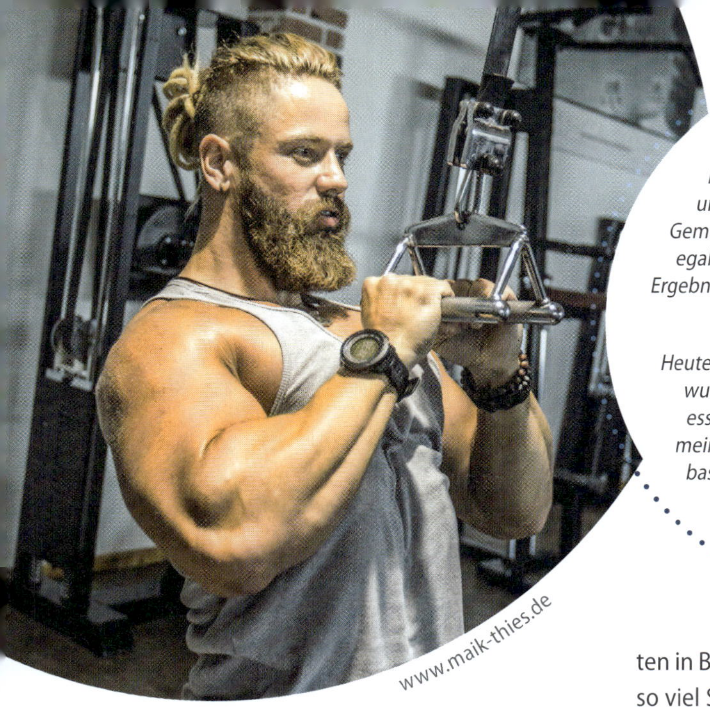

„An einem typischen Tag habe ich früher 1 kg Magerquark, 500 g billiges Hähnchen und 500 g billiges Rindfleisch gegessen. Gemüse war Mangelware. Mineralstoffe waren egal. Dafür gab es reichlich Supplemente. Im Ergebnis war meine Haut eine Katastrophe – voller Pickel und Akne.

Heute weiß ich, dass pflanzliche Eiweißprodukte wunderbar funktionieren, auch für die acht essenziellen Aminosäuren. Zusammen mit meiner basenüberschüssigen Ernährung und basischer Körperpflege habe ich heute ein sichtbar straffes Gewebe und ein echt gutes Hautbild."

Fisch und Fleisch (jeweils ca. 20 bis 25 Prozent Aminosäuren) sowie Produkte daraus sind besonders aufgrund der reichlich enthaltenen entzündungsfördernden Arachidonsäure sowie der schwefelhaltigen Aminosäuren Methionin und Cystein säureüberschüssiger als pflanzliche Eiweißquellen. Auch weil sie mehr Cholesterin und zum Teil Purine enthalten, sollten sie seltener genossen werden. Wer auf sein Stück Fleisch nicht verzichten möchte, der verzichtet zumindest auf Schweinefleisch und genießt alles andere am besten in Bio-Qualität und zusammen mit doppelt so viel Salat und Gemüse, also mit extra vielen basenbildenden, pflanzlichen Vitalstoffen. Zur Kombination der jeweils enthaltenen, essenziellen Aminosäuren sollten verschiedene Eiweißquellen möglichst in einer Mahlzeit verzehrt werden.

Lebensmittel	Eiweißgehalt
Lupine	36 %
Kürbiskerne	36 %
Hanf	24 %
Linsen	23–27 %
Erbsen	23 %
Bohnen	21–23 %
Leinsamen	20 %
Sesam	20 %
Amarant	18 %
Nüsse	16 %
Quinoa	14 %
Hafer	13,5 %
Hirse	10–11 %

Vermeidbare Defizite haben Sportler häufig in ihrer Versorgung mit **Mikronährstoffen** im Sinne der pflanzlichen Vitalstoffe, sowohl in der Qualität als auch in der Quantität und erst recht in der Vielfalt. Viele greifen für ihren unbestritten höheren Energie- und Eiweißbedarf zu Konzentraten mit nur vereinzelt hinzugefügten Vitalstoffen, jedoch mit geringer bzw. einseitiger Nährstoffdichte.

In den Trainingslagern sind die Taschen meistens gefüllt mit Riegeln und Dosen voller Pillen und Pulver. Die Teller hingegen sind voll mit „leeren" Kohlenhydraten in Form von Brot und Brötchen, Nudeln, weißem Reis, Pommes oder bestenfalls mit Kartoffeln. Dazu gesellen sich Berge an konventionellem Fleisch, Fisch, Eiern, Tofu … Wenn ich die Sportler nach Salat und

Gemüse frage, erhalte ich, meist mit Blick auf den randvollen Teller, die Gegenfrage: „Was soll ich denn noch alles essen?!"

Ja, es stimmt: Sportler benötigen Kohlenhydrate als Energieträger und Eiweiß zur Regeneration. Doch beim Blick auf die Teller tut sich oft schon bei der Frage nach der Qualität der Kohlenhydrate, nach den essenziellen Amino- und Fettsäuren, nach den essenziellen Vitaminen und sekundären Pflanzenstoffen eine einzige Bildungslücke auf. Die entsprechende Leistungslücke und das Karriereende sind damit vorprogrammiert.

Dabei müssten Sportler gar nicht so viele Kalorien konsumieren. Kohlenhydrate, Fette und auch Aminosäuren können von einem mit Vitalstoffen optimierten Stoffwechsel viel besser verwertet werden. Demzufolge habe ich häufig die Rückmeldung, dass Sportler für ihre volle Leistungsfähigkeit bei der 80:20-Erfolgsernährung gar nicht mehr so viel essen müssen, weil sie aus der rechnerisch gleichen Kalorienzahl viel mehr Energie gewinnen.

Die 80:20-Erfolgsernährung

Damit der Motor „Mensch" rundläuft, sollten die vitalstoffreichen Lebensmittel folgendermaßen gewichtet sein:

- 80 Prozent abwechslungsreiche, möglichst naturbelassene, pflanzliche, basenüberschüssige und neutrale Lebensmittel
- 20 Prozent säureüberschüssige Lebensmittel

Ihr Power-Day

Viel wichtiger als die erforschte oder anzunehmende Bedeutung und Wirkung der Vitalstoffe ist für Sportler, dass sich die ganze Vitalstoffvielfalt der Natur auf ihrem Teller befindet und ihrem Körper zur Verfügung steht. Denn Sportler haben einen höheren Vitalstoffbedarf als Nichtsportler aufgrund ihres:

1. erhöhten Grundumsatzes,
2. erhöhten Verbrauches bei der Energieerzeugung,
3. erhöhten Verbrauches als „Radikalfänger",
4. erhöhten Verlustes durch Schwitzen,
5. erhöhten Verbrauches zur Entsäuerung, besonders über die Leber und die Nieren,
6. erhöhten Bedarfes zwecks Regeneration,
7. erhöhten Bedarfes für die Superkompensation.

Nahrungsergänzungsmittel können, wenn überhaupt, wie der Name schon sagt, die Ernährung nur ergänzen. Sie können sie nicht ersetzen! Nahrungsergänzungen dürfen auch nicht als Ausgleich für eine ansonsten suboptimale Ernährungsweise genutzt werden.

Die natürliche, basenüberschüssige Ernährung mit einer hohen Nährstoffdichte und -vielfalt war, ist und bleibt die Basis für den sportlichen Erfolg. Schon allein gegen die rund 250.000 sekundären Pflanzenstoffe haben Nahrungsergänzungen keine Chance, dem Sportler – und auch allen anderen Menschen – die erforderliche Vielfalt an Vitalstoffen zu bieten.

Early Bird – das Frühstück

„Der frühe Vogel…" – braucht noch nichts!

Der Morgen stellt die Stoffwechselweichen, besonders für die direkt leistungsbestimmenden Blutzucker- und Insulinspiegel. Über Nacht ist unser Zucker-Stoffwechsel hervorragend in der Eigenregulation und liefert gerade so viel Glukose, dass der Energiestoffwechsel damit perfekt in der Fettverbrennung ist. Ihre erste Ausdauereinheit dürfen Sportler gerne nüchtern absolvieren, natürlich mit ausreichend Wasser.

Danach ist es auch nur noch ein kleiner Schritt zum 16:8-Intervall-Fasten. 16 Stunden lang wird gefastet und nur kalorienfrei getrunken. In den verbleibenden 8 Stunden werden je nach Zielsetzung zwei bis vier hochwertige Mahlzeiten in gleichmäßigen Abständen genossen und nicht heruntergeschlungen. Für optimale Verdauungsarbeiten wird dazwischen nichts konsumiert, also auch keine Kleinigkeiten.

Durch das 16-stündige Fasten werden körpereigene Aufräumarbeiten aktiviert, die sogenannte Autophagie. 2016 erhielt Yoshinori Ohsumi für deren Erforschung den Medizin-Nobelpreis. Bei der Autophagie werden defekte oder schadhafte Moleküle abgebaut. Gleichzeitig verbessert sich die sportlich sehr nützliche Fähigkeit, zwischen Zucker- und Fettstoffwechsel hin und her zu schalten! Bisherige Studienergebnisse und auch die Rückmeldungen, die ich dazu bekomme, sind sehr gut! Probieren Sie es aus, hören Sie auf Ihren Körper und machen Sie sich die Vorteile schon über einzelne Tage zu passenden Zeiten zunutze.

Honig-Toast ist out!

Ein Zucker-Frühstück mit einfachen Kohlenhydraten wie in Weißmehl, Crunchy-Zucker-Müsli, Cornflakes & Co., mit Nuss-Nougat-Creme, Marmelade oder auch natürlichem Zucker in Form von Honig, Ahornsirup oder Agavendicksaft entfacht im Körper ein kurzes, heftiges „Strohfeuer". Es führt aufgrund der extremen Insulinausschüttung anschließend in die Unterzuckerung mit ihren leistungsmindernden Folgen: Konzentrations-, Koordinations- und Leistungsschwäche oder -abbruch.

Unter körperlicher Belastung und Stress wird die Unterzuckerung zunächst noch ausgeglichen, weil aufgrund des ausgeschütteten Adrenalins Glykogen aus der Leber freigesetzt wird. Allerdings ist über den hohen Insulinspiegel die Lipolyse, also die Spaltung und Mobilisierung von Fetten im Depotgewebe, und damit der Nachschub an freien Fettsäuren zur Energiegewinnung direkt und nachhaltig blockiert. Viele Sportler sind mit ihrem Zuckerfrühstück schon zu Trainingsbeginn oder im Startbereich „auf Reserve" und viel zu früh, wie angefixte Junkies, „abhängig" vom Nachschub an Kohlenhydraten als einzig verbliebene Energiequelle für Blutzellen, Muskeln, Nerven und Gehirn!

„Morgenstund' hat Gold im Mund!"

Gerade für ein intensives Training, einen langen Belastungstag oder für einen Wettkampf ist es wichtig, gut gestärkt mit noch unberührten, prall gefüllten Glykogenspeichern und am besten auch mit leicht verfügbaren Kohlenhydratreserven im Bauch an den Start zu gehen. Ein vollwertiges Frühstück oder die Mahlzeit ca. 1,5 Stunden vor dem Start sorgt mit leicht verdaulichen, komplexen, vollwertigen Kohlenhydraten für ein gutes Bauchgefühl und einen relativ konstanten Blutzucker- sowie Insulinspiegel. Beide sind entscheidend für die Energiegewinnung und auch für eine optimale Fettverbrennung.

Hirse, Quinoa, Amarant und Buchweizen haben sich für Sportler unter Belastung bestens bewährt. Diese sogenannten Pseudogetreide oder Pseudozerealien gehören nicht zu den Getreiden und sind alle von Natur aus glutenfrei.

Glutenfreie Lebensmittel sind für Sportler deshalb empfehlenswert, weil der Organismus unter Belastung sensibler auf Gluten reagiert. Sportler können hier eine Glutensensitivität entwickeln, mit Reizdarmsymptomen wie Blähungen, Durchfall und Benommenheit.

Mit glutenfreien Pseudogetreiden sind Sportler auf der sicheren Seite. Diese enthalten auch einen guten Mix an Vitalstoffen und teilweise bis zu 18 Prozent Eiweiß. Fleisch hat auch nur etwas mehr als 20 Prozent. In erster Linie enthalten die Pseudogetreide jedoch Kohlenhydrate in komplexen, kompakten Strukturen. Diese können nur langsam verdaut werden und sorgen für eine lange Zeit für einen leicht erhöhten, jedoch relativ konstanten Blutzuckerspiegel, bei folglich entspanntem Insulinspiegel.

„Juli 2007. Nach meinem 2. Platz im Vorjahr musste sich was ändern. Wenn ich beim damals größten Ironman-Rennen Europas ganz oben stehen will, musste alles auf den Prüfstand.

Optimierteres Training, das ich damals in Eigenregie weiter plante, besseres Material, smarte Taktik, ein harmonisches Umfeld, ausreichend Schlaf und gute Ernährung.

Ich erinnere mich, als wäre es gestern. Am „längsten Tag des Jahres" beim Ironman Germany in Frankfurt kochte mir mein Physio schon um 4 Uhr meinen warmen Frühstücksbrei, garniert mit Banane, Apfelmus, Rosinen, Zimt und ein paar Walnüssen.

Dieses Rennen konnte ich mit Streckenrekord gewinnen und sicherte mir meinen ersten Europameister-Titel. Es passte einfach alles, und der Frühstücksbrei war nicht nur ein festes Ritual in meiner weiteren Karriere, sondern ich beschäftige mich mehr und mehr mit den Vorteilen und Möglichkeiten hochwertiger basischer Lebensmittel.

Seitdem ist Jentschura mein ständiger Begleiter, bis heute, auch und gerade in den Jahren nach meiner Profikarriere.

2009 wurde der Frühstücksbrei offiziell am Hotelbuffet serviert. Auch in dem Jahr konnte ich erneut mit Streckenrekord und einer Zeit von 7:59 h den Titel gewinnen."

Timo Bracht

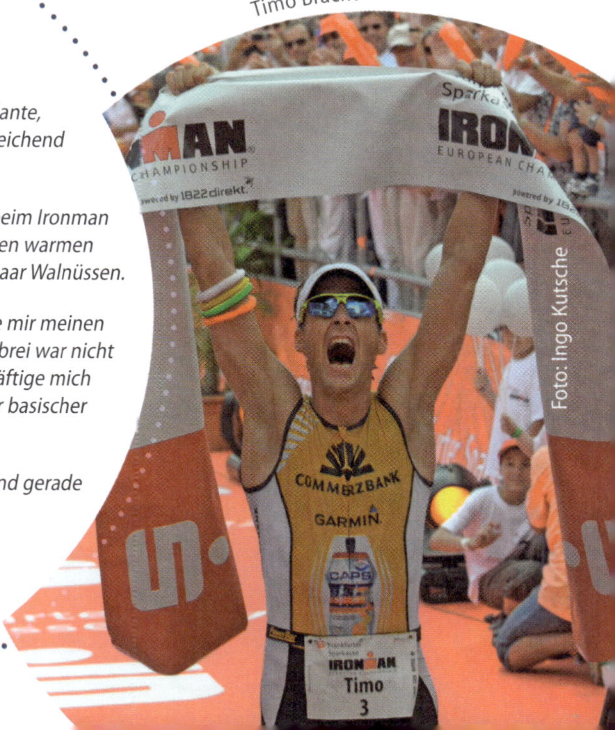

Foto: Ingo Kutsche

Zubereitet werden die Zerealien optimalerweise als Brei/Porridge, also entweder kurz aufkochen lassen oder einfach mit kochendem Wasser anrühren. Danach wird der Brei mit weiteren leicht verdaulichen, leckeren Zutaten und Gewürzen verfeinert. Die Nährstoffdichte und die Vitalstoffvielfalt mit getrocknetem Pflanzenpulver „aufpimpen" und fertig. Durch den kurzen Temperaturkontakt leiden zwar ein paar hitzeempfindliche Vitalstoffe, aber die harten Pflanzenstrukturen werden dadurch aufgeschlossen und können leichter verdaut werde. Die teilweise in den Strukturen fest gebundenen und verpackten Vitalstoffe, wie man es von Möhren und Nüssen her kennt, werden durch den kurzen Hitzekontakt besser bioverfügbar. Insgesamt überwiegen die Vorteile dieser Zubereitungsart gegenüber herkömmlichem Müsli.

Als weiterer Vorteil ist diese Zubereitungsweise auch laktose- und kuhmilcheiweißfrei. Unterm Strich ist der Brei definitiv bekömmlicher und hält mit einem guten Bauchgefühl und relativ wenigen Kalorien auffallend lange satt und leistungsstark, was für sitzende Tätigkeiten perfekt, jedoch als Sportler mit einem erhöhten Energiebedarf bitte zu beachten ist.

Seit 2009 begleite ich die großen Transalp-Events, die Tour- und Bike-Transalp. Im sogenannten Betten-Camp bereite ich jeden Morgen für die gut 100 Sportler einen gluten-, laktose- und kuhmilcheiweißfreien Hirse-Buchweizen-Brei mit Früchten, Samen und einem abwechslungsreichen Zutatenbüfett zu, ebenso das Ganze später im Zielbereich nochmals. Dort bekomme ich immer wieder die Frage nach den Kalorien zu hören, weil viele Sportler an der ersten Zwischenverpflegungsstation noch nicht den erwarteten Hunger hatten. Die Erklärung ist, dass sie mit den wenigen Kohlenhydraten, jedoch dem relativ konstanten Blutzucker- und Insulinspiegel perfekt in der viel effizienteren Fettverbrennung waren.

Kriterien für eine gute erste Sportlermahlzeit:

- kohlenhydratbetont, energie- und vitalstoffreich
- mit einem guten Mix aus wenigen einfachen und vielen komplexen Kohlenhydraten sowie aus Amino- und Fettsäuren
- auf jeden Fall leicht verdaulich und gut bekömmlich für ein gutes Bauchgefühl und für möglichst konstante Blutzucker- und Insulinspiegel. Diese sind entscheidend für eine optimale Funktion von Nerven-, Gehirn- und Blutzellen. Ebenso entscheidend sind sie für eine optimale Energiegewinnung, vor allem auch aus Fett, denn „Fette verbrennen im Feuer der Kohlenhydrate"!

Individuelle und bedarfsgerechte Variationsmöglichkeiten

Ein **höherer Kohlenhydratbedarf** kann beispielsweise durch eine größere Menge an Hirse-Buchweizen-Brei, mit gepopptem Amarant und Quinoa, Hafer- und Erdmandelflocken sowie durch die Zugabe von frischem Obst und Trockenfrüchten gedeckt werden. Hafer ist prinzipiell gut, wird aber nicht immer gut vertragen, zumal er durch Verunreinigungen Gluten enthalten kann.

Für mehr Ballaststoffe sorgen Leinsamen(schrot), Haferkleie und Erdmandelflocken.

Hinweis: Bitte süßen Sie nicht übertrieben mit Honig, Ahornsirup oder Trockenfrüchten, um keine schlagartige Insulinausschüttung und damit keinen Heißhunger und Leistungseinbrüche zu provozieren.

Ein **höherer Energie- bzw. Fettbedarf** kann auch durch die Zugabe von Lein- und Hanföl, von maritimen Omega-3-haltigen Algen- oder Fischölen, von Kokosfett und Kokosöl, Chiasamen und Nüssen gedeckt werden. MCT-Fette auf Kokosbasis sind leicht verdaulich und als Energieträger leicht verwertbar sowie vermutlich antimikrobiell, also mindestens hemmend gegen Bakterien, Pilze und Viren.

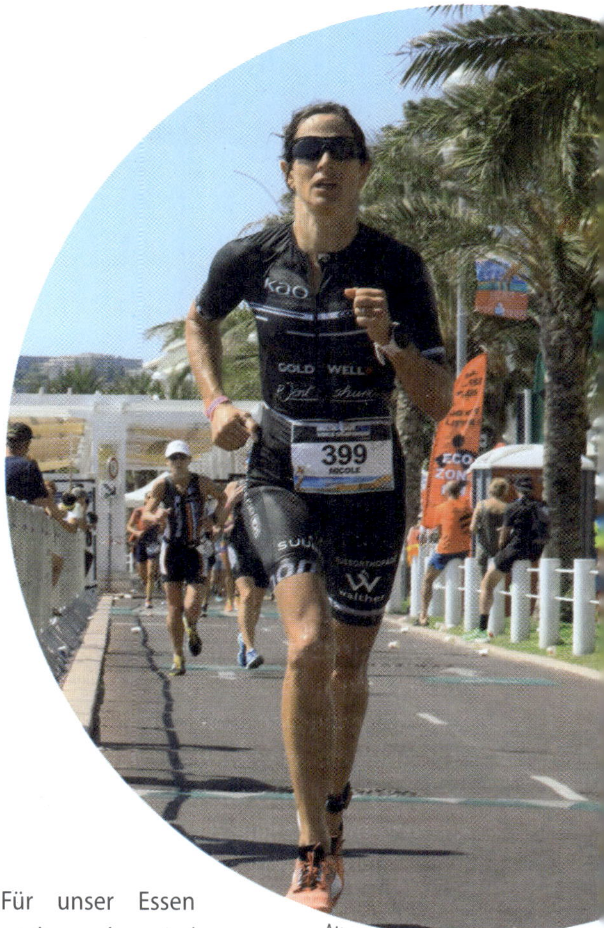

Nicole Best

Boxenstopp – Mittagessen und Zwischenmahlzeiten

Höchste Priorität nach Belastungen hat für unseren Stoffwechsel immer das Auffüllen seiner Glykogenspeicher in den Muskeln als seine schnellstverfügbare Energiequelle. Entwicklungsgeschichtlich war es überlebenswichtig, für die nächste drohende Gefahr schnellstmöglich wieder kampfbereit zu sein. Folglich sollten wir nach jeder Belastung diesen Bedarf als erstes über unser Essen decken, bevor sich unser Stoffwechsel an den Glykogenreserven der Leber bedient oder notfalls aus Muskeleiweiß über die Gluconeogenese selbst Glykogen herstellt.

Für unser Essen nach und zwischen den Belastungen gelten folglich die gleichen Kriterien wie beim Frühstück oder bei der ersten Mahlzeit. Der Schwerpunkt des Mittagessens und der Zwischenmahlzeiten sollte wieder auf leicht verdaulichen, gut bekömmlichen, komplexen, vollwertigen Kohlenhydraten für ein gutes Bauchgefühl liegen. Sehr gut funktionieren dazu wieder die glutenfreien Pseudogetreide wie Hirse, Quinoa, Amarant und Buchweizen, ebenso wie (Süß-)Kartoffeln und Vollkornreis, glutenhaltige Vollkorn- oder Dinkelnudeln.

RENNRAD- UND TRIATH
MOHR
WIRT

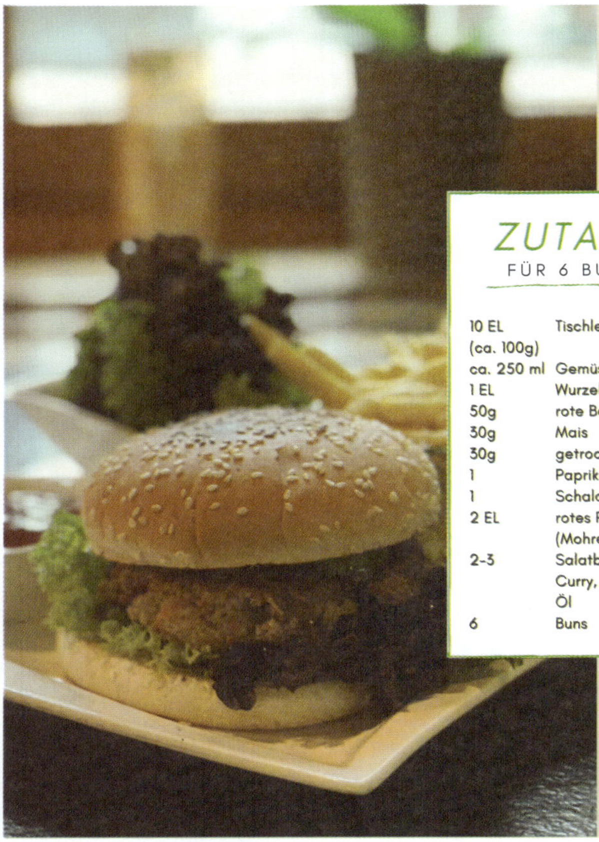

VEGANER P. JENTSCHURA BURGER

BY HOTEL MOHRENWIRT

ZUTATEN

FÜR 6 BURGER

10 EL (ca. 100g)	TischleinDeckDich
ca. 250 ml	Gemüsebrühe
1 EL	WurzelKraft
50g	rote Bohnen
30g	Mais
30g	getrocknete Tomaten
1	Paprika
1	Schalotte
2 EL	rotes Pesto (Mohrenwirt-Rezept)
2-3	Salatblätter
	Curry, Salz, Pfeffer
	Öl
6	Buns

ZUBEREITUNG

TischleinDeckDich mit ca. 250ml kochender Gemüsebrühe übergießen, umrühren und abgedeckt abkühlen lassen.

Rote Bohnen, Mais und getrocknete Tomaten zu einer glatten Masse mixen.

Die Schalotte in feine Würfeln schneiden und mit der Bohnen-Mais-Masse in die TischleinDeckDich-Masse unterrühren.

Die Patty-Masse mit WurzelKraft, Curry, Salz und Pfeffer würzen.

Die Paprika in ca. 2cm lange Scheiben schneiden und in etwas Öl anbraten.

6 Patties formen und in einer Pfanne mir ausreichend Öl goldbraun anbraten.

Die Buns auf ein Backblech legen und kurz in den vorgeheizten Backoffen bei 100 Grad toasten.

GESCHICHTET VON UNTEN NACH OBEN

Bun Boden
Salatblatt
TischleinDeckDich-Patty
gegrillte Paprika
Tomatenpesto
Bun Deckel

Dazu gibt es auf jeden Fall viel Gemüse. Dieses ist bitte nicht tot zerkocht, sondern knackig gedünstet oder mit guten Omega-6-armen Ölen angebraten. Erhitzt ist Gemüse sehr viel leichter und schneller zu verdauen als roh.

Wenn genügend Zeit bis zur nächsten Belastung ist, sollte mittags zusätzlich ein großer bunter Salat genossen werden. Als Klassiker zum Salat gehören ein richtig gutes Olivenöl, Kräuter und Gewürze. Dann braucht man auch nicht mehr so viel Salz, das im Übermaß ein Kalziumräuber ist. Und man braucht auch keinen sauren Essig mehr. Gern darf etwas Essig, Zitronen-, Grapefruit- oder Orangensaft im Salatdressing verwendet werden, weil diese basenüberschüssig verstoffwechselt werden. Ein bis zwei Extralöffel getrocknetes Pflanzengranulat zum Essen sorgen generell für die passende Vitalstoffvielfalt und -menge. Für eine Extraportion entzündungshemmendes Omega-3-Öl sorgen als Klassiker Leinöl sowie hochwertige Fisch- und Algenöle. Fett verlangsamt die Verdauung, sodass Sie hier individuell ein Auge darauf haben müssen, dass sie nicht zu langsam wird. Sonst kommt es Ihnen bei der nächsten Belastung im wahrsten Sinn „quer" oder sogar „hoch". Wenn genügend Zeit und Ruhe vorhanden sind – so wie es sein sollte (!) –, sorgt die Fettkomponente für eine noch gleichmäßigere Verdauung und für einen konstanten Blutzuckerspiegel. Er ist auch nach und zwischen den Belastungen wichtig, und zwar für ein optimales Auffüllen der Glykogenspeicher.

Je häufiger trainiert wird, desto wichtiger sind diese gezielten Zwischenmahlzeiten. Entscheidend sind sie für den Erfolg von mehrtägigen Trainingslagern, Turnieren wie einer „Englischen Woche", Touren wie der Tour de France oder Alpenüberquerungen wie der Tour- oder Bike Transalp.

Nach dem Sport ist vor dem Sport – das Abendessen

Höchste Priorität für unseren Stoffwechsel hat, wie gesagt, nach Belastungen das schnellstmögliche Auffüllen der Muskel-Glykogenspeicher. Folglich sollte die erste Mahlzeit nach der Belastung möglichst zeitnah eingenommen werden und im Schwerpunkt wieder kohlenhydratreich, aber zuckerarm sein – nach den gleichen Qualitätskriterien wie die Zwischenmahlzeit. Aufgrund der zeitlichen Nähe unmittelbar nach dem Sport und da später noch eine ausgiebigere Mahlzeit kommt, können wir diese erste Mahlzeit quasi als Zielverpflegung bezeichnen.

Direkt im Zielbereich in den Etappenorten auf den Transalp-Events oder nach den Sportevents versorge ich die Teilnehmer sowohl mit dem fruchtig-nussigen Hirse-Buchweizen-Brei als auch mit einem herzhaften, ebenfalls gluten-, laktose- sowie kuhmilcheiweißfreien Quinoa-Hirse-Brei mit Gemüse, verfeinert mit Tomatensauce, Parmesan, Pesto, Oliven, Oliven- und Omega-3-Öl, reichlich Gewürzen, Kräutern und Kräutersalz. Auch diese Mahlzeit

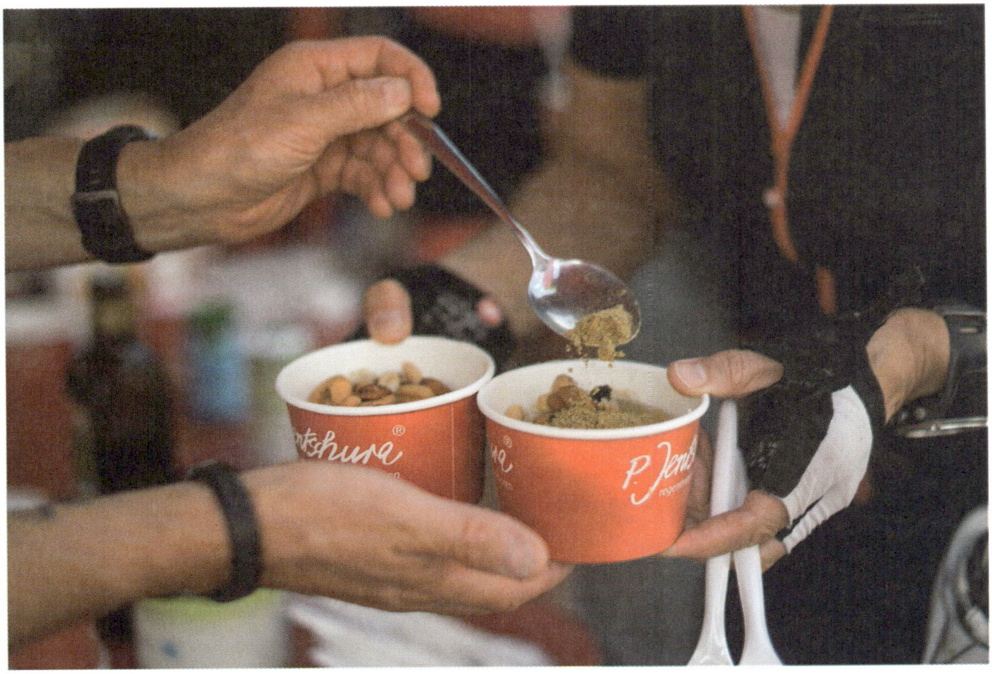

Foto: Uwe Geissler

Zielverpflegung bei einer Transalp.

ist schnell und einfach mit kochendem Wasser angerührt und verfeinert.

Ich darf im Verlauf einer Woche jeden Tag mehr anrühren, sodass ich insgesamt auf gut 1000 Kilogramm, also 1 Tonne, Brei komme. Die Rückmeldungen der sehr gut trainierten Athleten, die alle ihren Körper ganz genau kennen, sind durchweg positiv. Zwar ist die Konsistenz von Brei, Porridge oder Risotto Geschmackssache und mancher Erwachsene hat hier aus seiner Kindheit ein „Haferschleim-Trauma". Aber der glutenfreie Bio-Brei funktioniert. Probieren Sie es aus.

Zu unserer 10-jährigen Jentschura-Partnerschaft mit dem Österreichischen Skiverband haben wir bei der sogenannten „Einkleidung" alle etwa 700 Spitzensportler und Betreuer den ganzen Tag lang mit glutenfreien leckeren Varianten beglückt – vom „Brei" in den verschiedensten fruchtig-nussigen oder herzhaften Varianten, über „Chili sin Carne" und vegetarischen Strudel bis hin zu fantastischen glutenfreien Keksen und Kuchen.

Selbstverständlich sind in den natürlichen Kohlenhydratlieferanten dieser ersten Mahlzeit nach dem Sport auch Amino- und Fettsäuren enthalten, ebenso wie zahlreiche leicht verdauliche, gut bioverfügbare Vitalstoffe.

Unter Belastung sind etliche Eiweißstrukturen und fetthaltige Zellwände beschädigt und zerstört worden. Durch den stark beschleunigten Stoffwechsel wurden auch sehr viele Mineralstoffe, Vitamine und sekundäre Pflanzenstoffe wie Antioxidantien verbraucht und/oder ausgeschwitzt. Diese Defizite gilt es, vor allem mit der zweiten Mahlzeit nach dem Sport wieder auszugleichen. Zusätzlich muss der erhöhte Bedarf an Vitalstoffen sowohl für die erforderliche Entsäuerung und Aufräumarbeiten im Organismus als auch zur notwendigen Regeneration und angestrebten Superkompensation gedeckt werden.

▶ Keine körperliche Superkompensation ohne Vitalstoffkompensation!

Die zweite, die wirkliche Abendmahlzeit soll deshalb neben ganz viel Gemüse und reichlich Vitalstoffen auch hochwertige Eiweißquellen aufweisen, ebenso wie die verschiedenen Omega-3-Fettsäuren aus Lein-, Fisch- und Algenöl.

Wenn möglich, sollte nicht zu spät, nicht zu viel, nicht zu fett, nicht zu scharf und nicht zu viel Eiweiß gegessen werden. Für einen guten Schlaf hat es sich außerdem bewährt, abends keine größeren Mengen an Salat und rohem Gemüse zu verzehren, sondern leichter verdauliches, knackig gedünstetes. Weiterhin sorgen ein abendlicher Spaziergang, kleine Beweglichkeits- und Dehnübungen sowie das Schlafen mit offenem Fenster für eine gute Regeneration.

Zusammenfassung 1. Leitlinie

Wir haben uns über Jahrtausende immer der Natur und der natürlichen Ernährung folgend zu unserer heutigen, gigantischen Komplexität von Körper, Geist und Seele entwickelt.

Unser Stoffwechsel mit seinen circa 1 Trillionen Stoffwechselprozessen pro Sekunde, ermöglicht durch etwa 50.000 verschiedene, milliardenfach in unseren Zellen, Geweben und Organen vorhandene, meist pH-Wert-gesteuerte Enzyme, ist abhängig von der natürlichen enormen Vielfalt an Vitalstoffen: von essenziellen Amino- und Fettsäuren, Mineralstoffen, Vitaminen und 5.000 bis 10.000 verschiedenen sekundären Pflanzenstoffen in ihrer natürlichen Ausgewogenheit und in ihrer optimalen Bioverfügbarkeit. Diese Vitalstoffe sind notwendig als Bausteine der Regeneration sowie als Co-Enzyme und Co-Faktoren für funktionsfähige Enzyme. Damit sind Vitalstoffe entscheidend für unseren gesamten Stoffwechsel: für unseren Energiestoffwechsel, unseren Kohlenhydrat-, Fett- und Eiweißstoffwechsel, unseren Gehirn- und Nervenstoffwechsel, unseren Muskel-, Sehnen-, Bänder-, Faszien-, Knorpel und Knochenstoffwechsel. Vitalstoffe sind aber auch erforderlich für eine gute Verdauung, ein gesundes Mikrobiom*, ein funktionierendes Immunsystem sowie für unseren stoffwechselbestimmenden Säure-Basen-Haushalt.

Mit Hilfe von Vitalstoffen neutralisieren und verstoffwechseln unsere Entsäuerungs- und Entgiftungsenzyme sowohl die aufgenommen als auch die im Stoffwechsel immer und verstärkt beim Sport entstehenden Säuren und sauren Stoffwechselendprodukte. Dadurch sichern die Vitalstoffe die lebensnotwendige Säure-Basen-Balance, sorgen für optimale Energiebereitstellung, Regeneration und Leistungssteigerung und bieten insgesamt unseren Stoffwechselprozessen optimale Rahmenbedingungen.

Unsere heute „normale" Ernährungs- und Lebensweise ist zwar reich an Kalorien, aber auch reich an Säuren, Konservierungs-, Fremd- und Schadstoffen. Auf der anderen Seite hat sie eine geringe Nährstoffdichte und enthält nur relativ wenig Vital- und Ballaststoffe. Statt Sportlersäuren aufzufangen und die Leistung und Regeneration zu verbessern, treibt diese typisch westliche Ernährung die Sportler in die chronisch latente Übersäuerung und lässt sie auf der Strecke bleiben.

Für erfolgreichen und langfristig gesunden Sport brauchen wir heute, wie seit Jahrtausenden, die natürliche, biologische, abwechslungsreiche, omnimolekulare, vital- und ballaststoffreiche, basenüberschüssige, pflanzenbetonte 80:20-Erfolgsernährung.

* Unsere Darmflora, unser Mikrobiom, ist mit ihren 30 bis 40 Billionen Bakterien (ca. 98–99 %), Viren und Pilzen abhängig von einer vital- und insbesondere ballaststoffreichen Ernährung. Und wir sind, angefangen von der Verdauung über unsere Nährstoffversorgung bis in unser Immunsystem hinein, abhängig von einem gesunden, funktionierenden Mikrobiom.

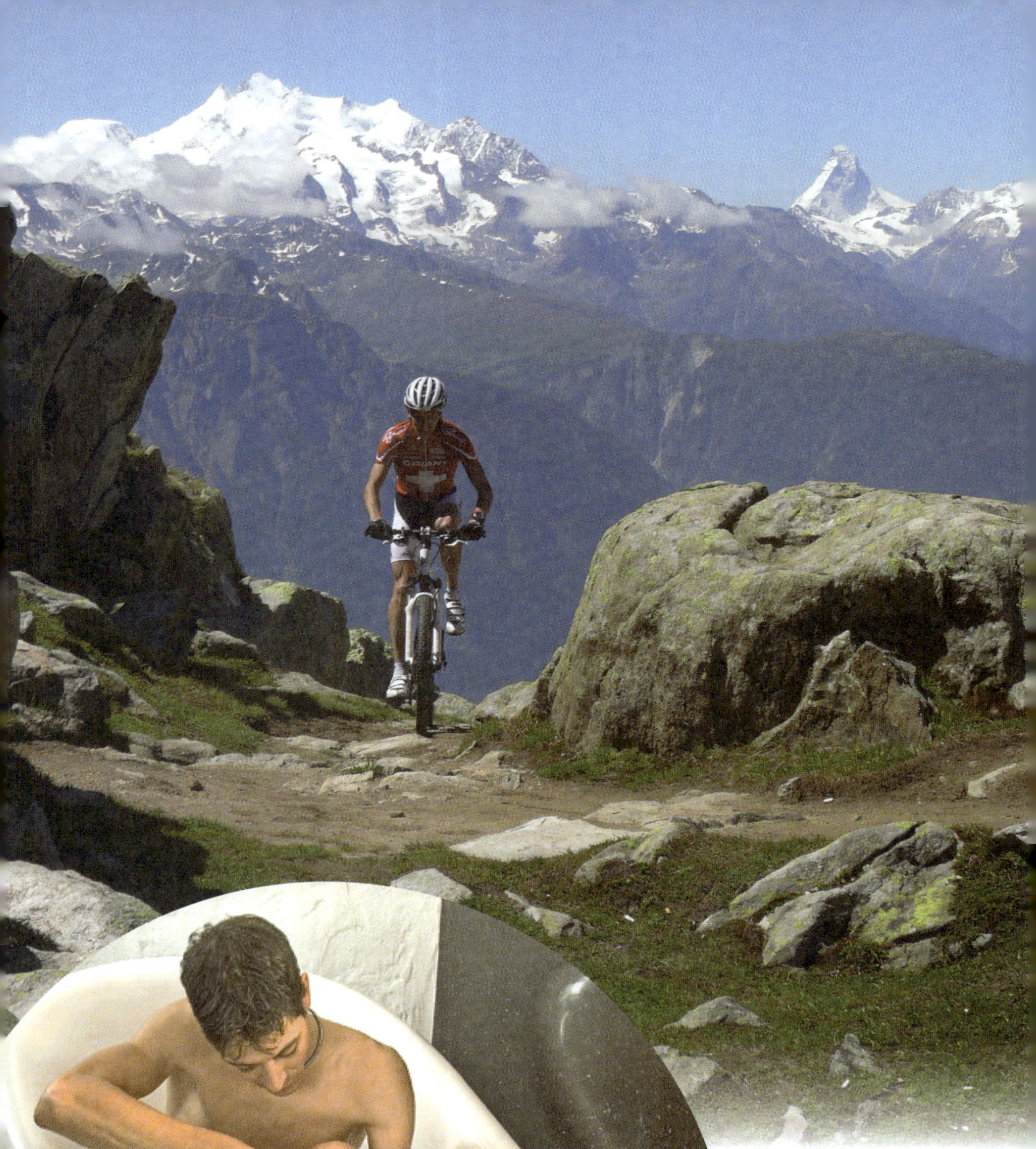

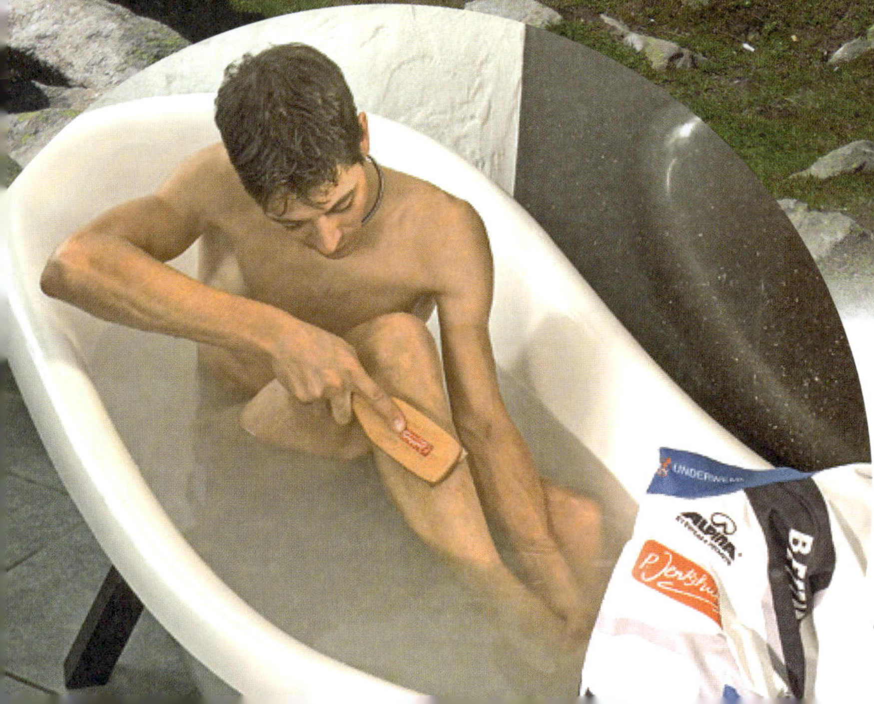

Roland Abächerli

Die zweite Leitlinie gesunden, erfolgreichen Sports:

Nach dem Sport basisch entsäuern!

Die zweite Maßnahme, um möglichst schnell nach dem Sport, egal ob nach dem Training oder dem Wettkampf, wieder fit und einsatzbereit zu sein, umfasst die Entsäuerung des Körpers sowie die Reinigung von sämtlichen entstandenen Stoffwechselendprodukten und abgestorbenen Zellen. Dies ist besonders wichtig, weil nahezu alle regenerativen Stoffwechselprozesse erst in einem basischen Milieu wieder funktionieren. Die regenerativ arbeitenden Enzyme werden durch Säuren gehemmt. Stattdessen werden bei einer Übersäuerung der Gewebe die degenerativen und besonders die entmineralisierenden Prozesse aktiviert. Das sind die Hintergründe, warum eine chronische latente Übersäuerung ins Übertraining führt, mit den Folgen von entzündlichen Prozessen sowie einer erhöhten Anfälligkeit für Infekte, Verletzungen, Sehnenrisse, Ermüdungsbrüche und anderen Beschwerden.

Um möglichst schnell und effektiv zu entsäuern und zu regenerieren, unterstützen basenbildende Vitalstoffe unsere körpereigenen Systeme und Enzyme bei der Neutralisierung, dem Abtransport und der verbesserten Ausscheidung der Säuren. Das reichliche Trinken von Stillem Wasser in Kombination mit reichlich Bewegung verbessert die Durchblutung und beschleunigt darüber die inneren Reinigungs- und Entsäuerungsprozesse.

Zu einem Engpass können die begrenzten Ausscheidungskapazitäten des Körpers für Säuren und Schadstoffe werden:

- Leber und Nieren arbeiten 24 Stunden täglich. Das Entsäuerungs- und Ausscheidungsvermögen ihrer Enzyme wird durch Mineral- und Vitalstoffe sowie reichliches Trinken optimiert, aber länger als 24 Stunden können auch diese Organe nicht arbeiten.
- Der Darm arbeitet ebenfalls 24 Stunden am Tag und wird durch ausreichendes Trinken sowie eine gesunde basenüberschüssige, ballaststoffreiche Ernährung unterstützt. Eventuell bietet sich für dieses Aufnahme- und Auscheidungsorgan bei jahrelanger einseitiger Ernährung, häufigem Stress und Stressverdauung sowie auf jeden Fall nach der Einnahme von Antibiotika eine Probiotika-Kur zur Optimierung an.
- Die Lunge arbeitet ebenfalls 24 Stunden täglich, ist bei intensivem Sport mit ihrer Ausscheidungskapazität meist am Limit und wird durch den Faktor „Bewegung" sowie bewusste Atemübungen unterstützt.

Leber, Nieren, Darm und Lunge sollen unbedingt, aber können nur um einige Prozentpunkte optimiert werden. Zeitlich sind ihre Ausscheidungskapazitäten erschöpft.

Zum Schutz der Säure-Basen-Balance wird darüber hinaus ein weiteres Ausscheidungsorgan aktiv – unsere Haut. Gerade bei Sportlern ist die Haut oft schon „hyperaktiv". Besonderes nach Wettkämpfen wachen viele Sportler nachts schweißgebadet auf. Viele leiden permanent unter saurem, unangenehm riechendem Schweiß bis hin zu Neurodermitis. Andere leiden unter fettiger Haut, Pickeln, Akne und/oder schuppiger (Kopf-)Haut bis hin zur Schuppenflechte. Diese intelligenten Ausscheidungsmechanismen der Haut werden als unangenehm empfunden und deshalb unterdrückt. Das ist zwar verständlich, aber falsch, ja sogar kontraproduktiv und schädlich.

Stattdessen sollten gerade Sportler die natürlichen Ausscheidungsfunktionen der Haut sinnvoll nutzen, denn die Ausleitung von Säuren und Schadstoffen über die Haut ist die direkteste und effektivste Maßnahme zur Regeneration. Durch die Aktivierung der ungenutzten Ausscheidungskapazitäten der Haut kann der Engpass der übrigen Ausscheidungsorgane effektiv gelöst werden. Zudem entlastet die direkte Ausscheidung der Säuren und Schadstoffe über die Haut die Puffersysteme, das Lymphsystem und die übrigen Ausscheidungsorgane. Auf jeden Fall wird die Entsäuerung des Körpers als erster Schritt zur Regeneration enorm beschleunigt.

▶ Die Haut ist ein Ausscheidungsorgan! Hautprobleme sind Ausscheidungsprobleme – sauer verursacht, basisch gelöst!

Die Haut als Ausscheidungsorgan

Die natürlichste Art, die Ausscheidungsfunktion der Haut zu aktivieren und sich zunutze zu machen, ist die basische Körperpflege. Wir alle haben schon einmal neun Monate lang, 24 Stunden am Tag basisch-mineralisch gebadet: Neun Monate lang sind wir im basischen Fruchtwasser unserer Mutter herangewachsen. Neun Monate lang haben wir unsere sauren Stoffwechselendprodukte fast ausschließlich über das Ausscheidungsorgan Haut ausgeschieden. Das basische Fruchtwasser der Mutter befreit die Babyhaut von den ausgeschiedenen Säuren und neutralisiert sie, sodass immer wieder weitere Säuren nachgeschoben werden können. Babyhaut kennt bis zur Geburt nur basische Körperpflege mit einer Alkalität von etwa pH 8,0 bis pH 8,5.

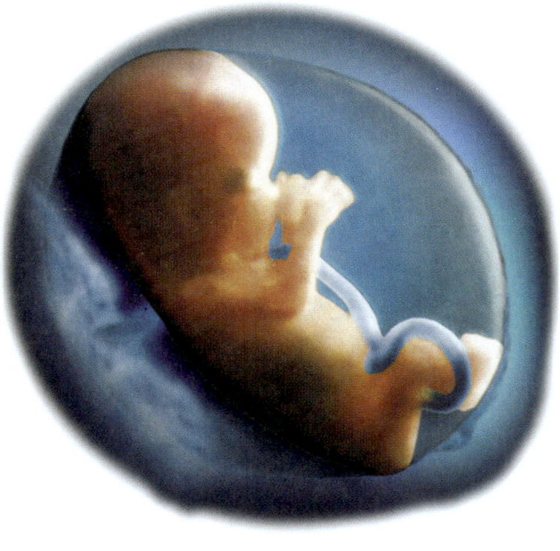

Ausscheidungsmöglichkeiten der Haut

Schweißdrüsen: Die Haut hat an den Füßen und Händen, in den Armbeugen und Kniekehlen, in den Achselhöhlen, im Uro-Genital-Bereich und im Kopfbereich bis zu 600 Schweißdrüsen auf einem Quadratzentimeter. Insgesamt kommen wir auf die sagenhafte Zahl von 2 bis 3 Millionen Schweißdrüsen, allein 90.000 befinden sich an den Füßen. Wenn auf einer so kleinen Fläche übermäßig viele Säuren ausgeschieden werden, kann das ganz schön „ätzend" werden. Das macht dem Betroffenen keinen Spaß, ist jedoch eine intelligente Leistung des Organismus. Die Säuren sind draußen und belasten den Stoffwechsel nicht mehr.

Gerüche: Intensive, „pikante" Körpergerüche sind als Reinigung des Organismus zu verstehen.

Talgdrüsen: Jedes Haar hat eine Talgdrüse. Somit hat allein der Haarboden mehr als 100.000 Talgdrüsen. Insgesamt kann sich unser Organismus mehr als 300.000 Talgdrüsen zunutze machen. Verstehen Sie fettiges Haar oder auch Pickel als einen sinnvollen Mechanismus der Ausscheidung.

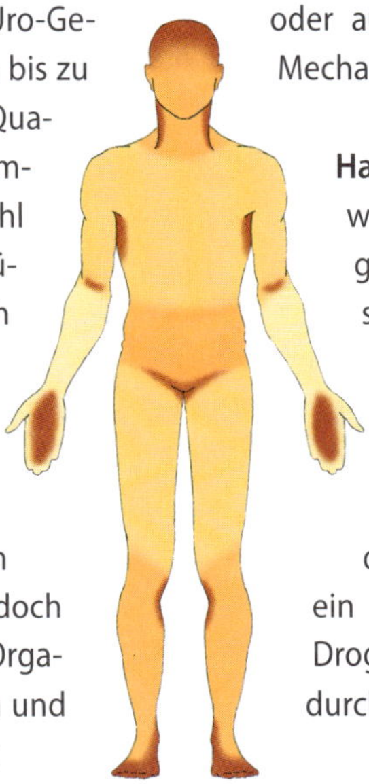

Die Verteilung der Schweißdrüsen in der Haut. Rot = 600 Schweißdrüsen pro cm^2

Haarwuchs: Auch der Haarwuchs wird zur Schadstoffausscheidung genutzt. Die Zellen teilen sich und schieben das Haar aus dem Haarboden. Dabei nutzt der Organismus die Zellteilung auch dazu, Säuren und Schadstoffe im Haar einzulagern. Aus diesem Grunde kann und wird ein Medikamenten-, Doping- oder Drogennachweis oft per Haaranalyse durchgeführt.

Schuppen: Die beschleunigte Schuppenbildung ist so wie der Haarwuchs ebenfalls nichts anderes als ein intelligenter, sinnvoller Mechanismus zur Ausscheidung von Schadstoffen, wodurch sich der Körper reinigt.

Was liegt also näher, als von der Natur zu lernen und die Pflege unseres Körpers ebenfalls basisch zu betreiben? Ein Leben lang können Sie jederzeit mit basisch-mineralischer Körperpflege Ihre Haut als Ausscheidungsorgan aktivieren und sich zunutze machen!

Basische Körperpflege

Die Ausscheidungskapazitäten und -möglichkeiten unserer Haut werden weit unterschätzt und kaum genutzt. Ganz im Gegenteil wird die Ausscheidungsfunktion bewusst unterdrückt, weil die Ergebnisse wie Schweiß und Geruch als unangenehm empfunden werden. Machen Sie sich stattdessen diese Möglichkeiten für eine beschleunigte Entsäuerung, Regeneration und Leistungsoptimierung sowie für Ihre Gesundheit dauerhaft zunutze.

Basisches Vollbad

Am effektivsten ist das basische Vollbad, weil dabei die größtmögliche Hautoberfläche mit 2 bis 3 Millionen Schweißdrüsen und etwa 300.000 Talgdrüsen zur Ausscheidung aktiviert wird. Die Haut arbeitet dann als unsere „dritte Niere".

In bleibender Erinnerung ist mir ein Treffen mit mehreren Medizinern in einer Krebsklinik. Bei meinem Vortrag über die Ausscheidungsfunktion der Haut wurde der Gesichtsausdruck eines Chefarztes immer ernster und nachdenklicher. Auf meine Nachfrage hin, äußerte er sinngemäß: Jetzt verstünde er endlich, warum früher, bevor es Dialysegeräte zur Blutwäsche gab, die Patienten mit Vollbädern therapiert und in die Sauna geschickt wurden. Das und wie die Haut als Ausscheidungsorgan zu nutzen ist, hatte er im Studium noch gelernt und so wurde es auch früher praktiziert. Mittlerweile und mit Erfindung der Blutwäsche ist dieses Wissen um die Funktionen der Haut sträflicherweise vom Lehrplan gestrichen worden und total in Vergessenheit geraten.

Dabei spürt doch jeder die Ausscheidungsfunktion und kann sie sich am effektivsten mit Vollbädern zunutze machen – so wie es jeder als Baby im Bauch seiner Mutter neun Monate lang getan hat.

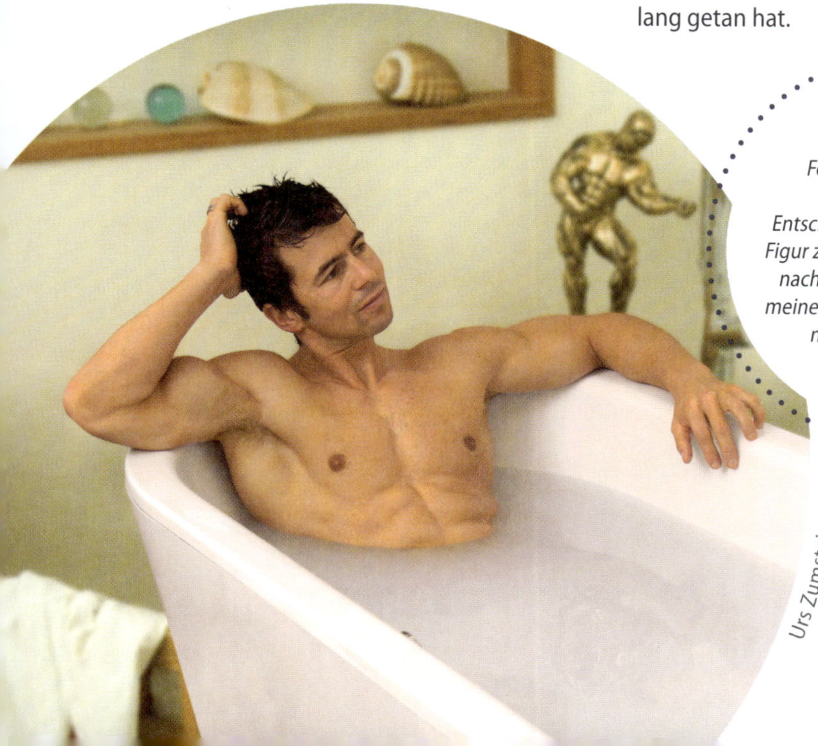

„Sport verbrennt Fett und lässt Muskeln wachsen. Aber erst Entschlackung bringt die gute Figur zum Vorschein. Besonders nach hartem Training und in meiner Wettkampfvorbereitung nutze ich intensiv die basischen Bäder."

Urs Zumstein

Basisches Fußbad

Sehr effektiv ist auch die Ausscheidung von Schadstoffen über die Füße mit ihren etwa 90.000 Schweißdrüsen. Diese entfalten über die basisch verbesserte Durchblutung einen entsäuernden Effekt auf den gesamten Organismus. Zu Recht gelten die Füße in der Naturheilkunde als unsere „Hilfsnieren". Bekannt ist, dass bei Nierenproblemen verstärkt über die Füße sogar urinpflichtige Substanzen ausgeschieden werden.

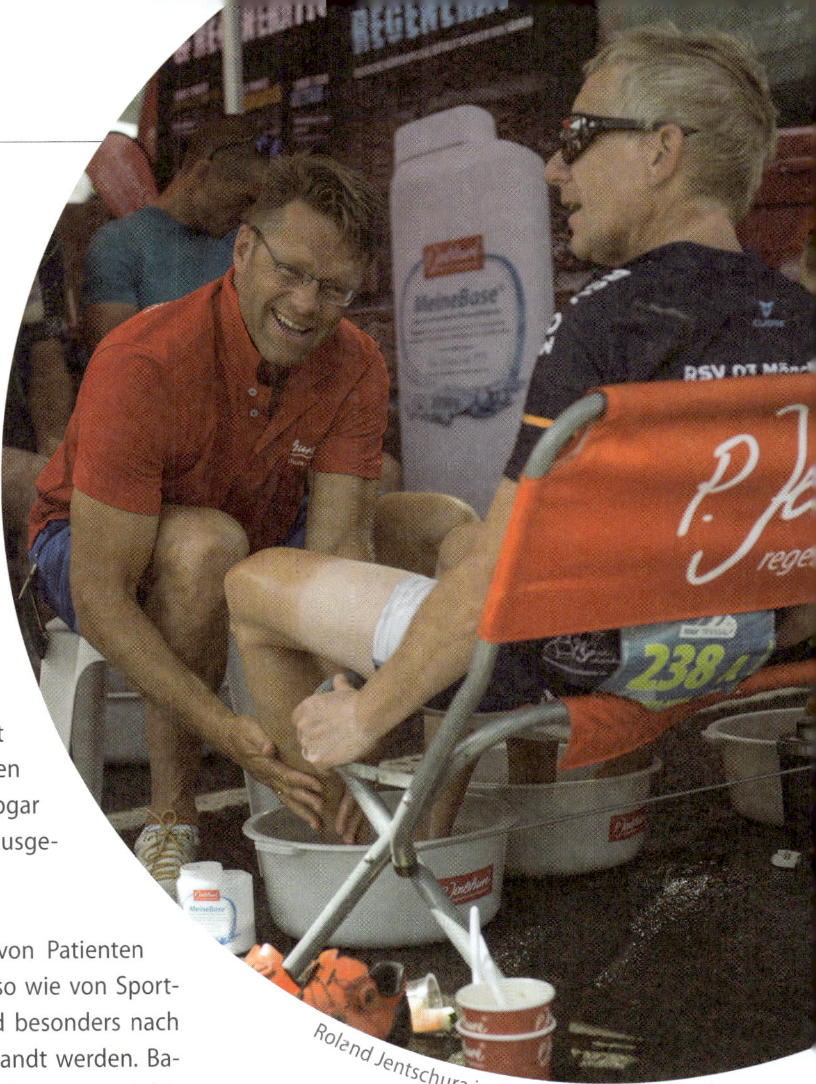

Roland Jentschura im Zielbereich einer Transalp

Basische Fußbäder sollten von Patienten mit Niereninsuffizienz ebenso wie von Sportlern so oft wie möglich und besonders nach intensiver Beinarbeit angewandt werden. Basische Fußbäder sollten mindestens zwei- bis dreimal wöchentlich durchgeführt werden. Die Temperatur darf gern angenehm warm sein, wobei sich bei kalten Füßen auch höhere Temperaturen anbieten. Für eine optimale Durchblutung und Entsäuerung sollten auch im heißen Sommer keine kalten Bäder praktiziert werden. Die optimale Dauer liegt bei circa 60 Minuten. Je länger, desto besser.

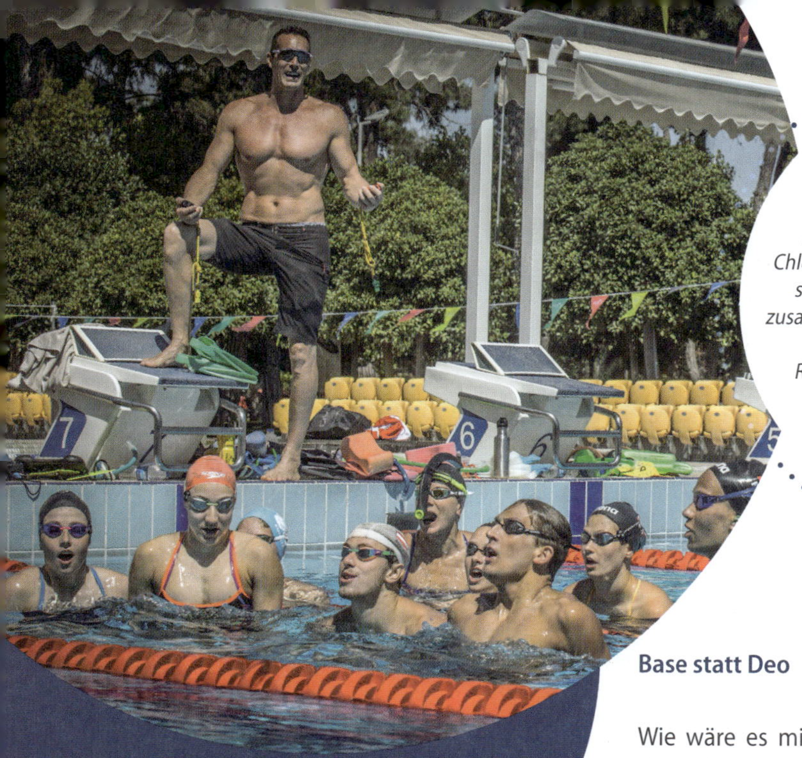

Trainer Marco Wolf: „Nach stundenlangem, hartem Training im Chlorwasser empfehle ich meinen Athleten seit Jahren schon, basisch zu duschen, zusammen mit einem basischen Salzpeeling! Die Rückmeldungen für bessere Regeneration und ganz besonders für eine bessere Haut sind super!"

Marco Wolf *1975

- Seit 2001 Schwimm- und Triathlontrainer
- Seit 2010 Schwimmtrainer am Olympiazentrum Oberösterreich
- 2012, 2016 Trainer bei den Olympischen Spielen

Foto: Wilhelm Lilge

Basische Dusche und basisches Peeling

Sinnvoll, sehr bequem und der erste Schritt in Richtung Regeneration ist die basische Dusche nach säurebildender Belastung. Dazu eignet sich ein basisches Duschgel mit einem pH-Wert von etwa 7,5, das die Haut von bereits ausgeschiedenen Säuren befreit und so die Ausscheidungsleistung der Haut fördert und verbessert. Sie können das Duschgel auch mit einem basischen Badesalz in einem Verhältnis von 2:1 zu einem sanften Peeling vermischen und Ihren Körper damit einreiben, besser noch einmassieren und die Alkalität einwirken lassen, bevor Sie sich abduschen.

Base statt Deo

Wie wäre es mit einem natürlichen, regenerierenden Deo? Lösen Sie etwa ½ Teelöffel basisches Badesalz in ein wenig lauwarmem Wasser auf. Tragen Sie die Lauge in die gewaschenen und trocken frottierten Achseln auf und lassen Sie die Lauge trocknen – eine wunderbare Erfrischung am Morgen, die weit in den Tag hinein anhält.

Der ehemalige Handball-Nationaltorwart der Schweiz, Antoine Ebinger, hat sich präventiv schon vor dem Training und dem Spiel, gleich den gesamten Schultergürtel basisch eingerieben, um länger und besser Tore zu halten. Auch er wusste aus Erfahrung: „Der saure Muskel macht zu." Mit der Base auf der Haut hat der Sportler für den ersten Säureschub einen Puffer auf der Haut und hält länger durch.

Nach dem Sport und über Nacht ist diese Maßnahme sehr beliebt bei Hand-, Basket- und Volleyballern sowie bei Sportlern mit intensivem Einsatz der oberen Extremitäten, wie Mountainbikern und Schwimmern.

Basisches Dampfbad

Hervorragend zur Regenerierung und für samtweiche Haut ist das basische Dampfbad. Dazu reiben und massieren Sie die großflächigen Partien Ihres Körpers intensiv mit einer Salz-Honig-Paste ein. Diese Paste bereiten Sie aus einem Esslöffel basischem Badesalz und einem Esslöffel flüssigem Honig zu. Streichen Sie dabei stets in Ausscheidungsrichtung des Körpers, wie ich es gleich noch näher erkläre. Die Paste brausen Sie nach dem Dampfbad mit Wasser ab.

Professionelle basische Anwendungen

Zur schnellen Entsäuerung und Regenerierung können Sie sich auch in professionelle Hände begeben. Hier addieren sich zum basischen Faktor noch die durchblutungs- und lymphflussfördernden, entsäuernden, regenerierenden Effekte der eingesetzten Hände, Bürsten, Schröpfgeräte oder Wickel sowie der eingesetzten Öle und Pflanzenextrakte.

Gerade wenn die Zeit zwischen den Trainingseinheiten oder Wettkämpfen knapp ist, nutzen bereits etliche Sportler die basischen Anwendungen in ausgewählten Kosmetikinstituten, Day-Spas sowie Kur- und Wellness-Hotels. So starten Sie wieder bestens erholt in Ihren Sport.

Basische Strümpfe und Stulpen

Über den Tag getragene basische Stulpen und über Nacht getragene basische Strümpfe fördern die Entsäuerung und damit die Regeneration ohne zusätzlichen Zeitaufwand.

▶ Basische Stulpen können an Beinen und Armen getragen werden.

Basische Stulpen empfehlen sich bereits direkt zum Sport und auf jeden Fall danach. Sie können jederzeit getragen werden – Tag und Nacht, sichtbar oder unter der Kleidung, im Beruf und im Alltag. Wenn sie unbedeckt angewendet werden, entfalten sie über die sogenannte „Verdunstungskälte" einen kühlenden Effekt, den man sich bei Wärme zunutze machen kann. Generell sollte das Gewebe aber warm und damit gut durchblutet sein.

Jonas Plass *1986

12 Jahre 400-Meter-Sprinter (2004-2016)

- Bronze, Silber und Gold bei Deutschen Meisterschaften
- Top 10 Platzierungen bei Weltmeisterschaften
- 2x Bronze in der 4x400-Meter-Staffel bei Europameisterschaften
- Olympia 2012
- Seit 2016 Yoga-Lehrer und -Ausbilder
- Seit 2021 Ayurveda-Berater

www.acebe.de

„Als 400-Meter-Sprinter ist die Säure-Basen-Balance entscheidend, da wir durch unsere Tempoläufe extrem hohe Laktatwerte erreichen.

Nach meiner anfänglichen Skepsis gegenüber der basischen Körperpflege, habe ich schnell festgestellt: Sie hilft wirklich und beschleunigt enorm die Regeneration!"

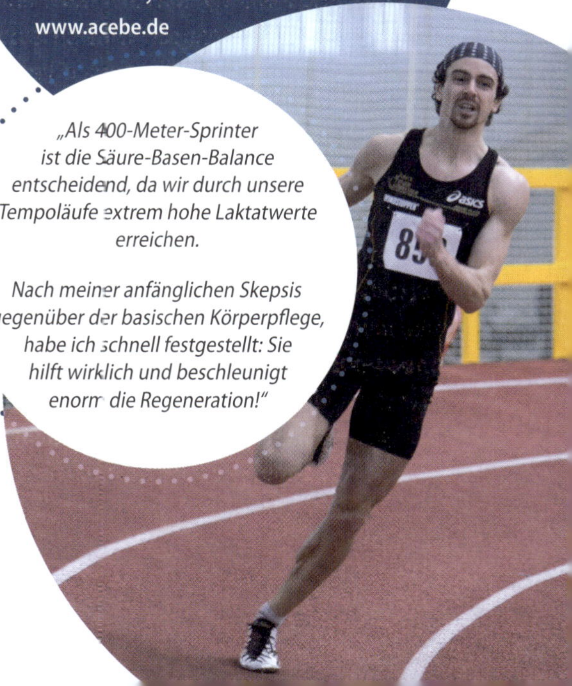

Foto: Axel Kohring

Auf langen Reisen, wie im Flugzeug, lassen sich die basischen Stulpen gut unter Kompressionsstrümpfen tragen. Die Kompression sollte allerdings nur so leicht sein, dass das Blut aufgrund des Bewegungsmangels und durch die dann inaktiven venösen Muskelpumpen nicht in den Beinen versackt. Andererseits sollte die Kompression nicht so stark sein, dass ein regelrechter Gegendruck zum Blutdruck entsteht und die gesamte Durchblutung in den Unterschenkeln eingeschränkt ist.

Die basischen Strümpfe eignen sich hervorragend in allen Ruhephasen am Tag oder während der Nacht und helfen zusammen mit den pflanzlichen Vitalstoffen bei Krämpfen sowie bei Ein- und Durchschlafproblemen. Bewährt haben sie sich auch auf mehrtägigen Turnieren und Events wie der Tour- oder Bike Transalp. Wenn der saure Muskel zumacht, machen die basischen Strümpfe über Nacht wieder auf. Sehr positive Rückmeldungen erhalte ich nach Verletzungen und OPs sowie bei Wassereinlagerungen in den Beinen, z. B. in der Schwangerschaft, nach langem Stehen oder im Alter.

Basische Wickel

Zur gezielten lokalen Anwendung sind basische Wickel besonders gut geeignet. Wenden Sie feuchtwarme basische Wickel an beanspruchten Gelenken, Regionen oder Organen an oder wo und wann es Ihnen hilfreich erscheint.

Bürsten in Ausscheidungsrichtung

Unser Organismus transportiert, oft mit Unterstützung des Lymphsystems, die Säuren und Schadstoffe in Richtung sehr drüsenreicher Hautzonen, damit sie dort ausgeschieden werden. Diese sinnvolle Maßnahme unseres Körpers können wir durch gezielte Bürstenmassagen entlang dieser Ausscheidungsrichtungen unterstützen.

Die Beinsportler, wie Radfahrer, Fußballer, Skifahrer und Läufer, bürsten ihre Unterschenkel in Richtung der Fußspitzen. In den Kniekehlen wird die Ausscheidung mit kreisenden Bürstungen „angekurbelt". Die Oberschenkel bürsten wir zum Leistenbereich hin.

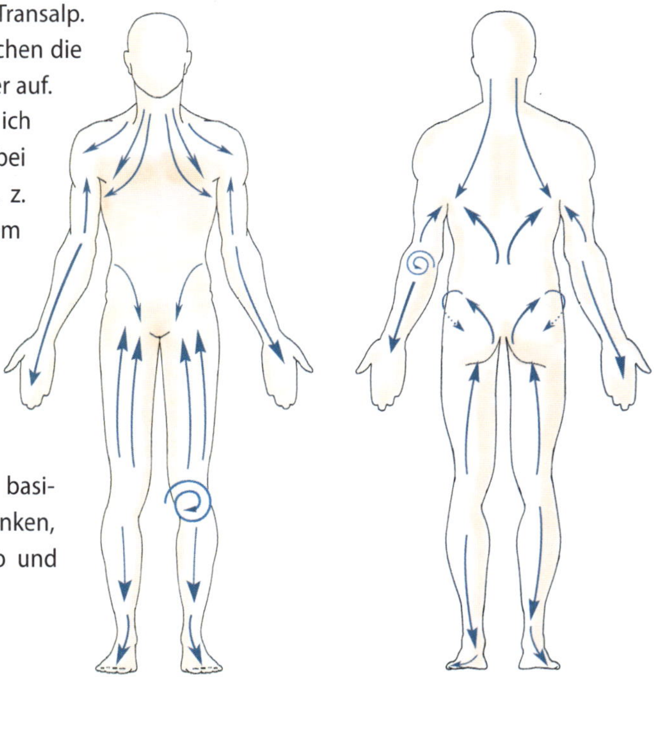

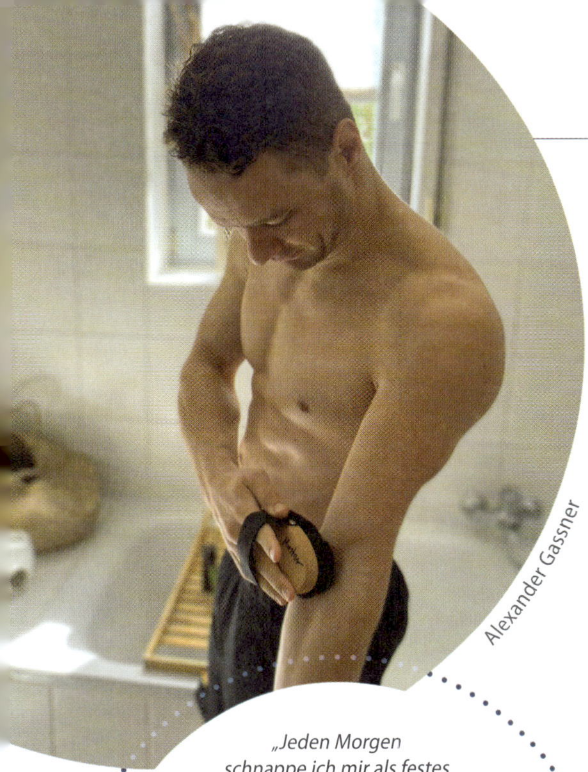

Alexander Gassner

„Jeden Morgen schnappe ich mir als festes Ritual meine Energiebürste und streiche mit 8 bis 10 leichten Zügen jede Extremität aus, von den großen Gelenken erst hin zu den Händen und Füßen und dann in Richtung Körpermitte. Jedes Gelenk selber, wie beispielsweise meine Knie und Schultern, behandle ich zusätzlich mit 4 bis 8 kreisenden Bewegungen. Meinen Oberkörper bürste ich in Richtung Achselhöhlen und meinen Bauch im Uhrzeigersinn. Das macht frisch und bringt meine Körpersäfte in Schwung."

Nach sportlicher Beanspruchung der Arme, wie bei Tennisspielern oder beim Klettern, bürsten wir die Unterarme in Richtung der Fingerspitzen. Die Armbeugen werden zur Ausscheidung „angekurbelt", und die Oberarme bürsten wir in Richtung der Achselhöhlen. In den Achselhöhlen sammeln sich neben den Säuren und Schadstoffen aus den Armen auch diejenigen des Kopfes und des gesamten Oberkörpers.

Zusammenfassung 2. Leitlinie

Unsere Haut ist mit ihren 2 – 3 Millionen Schweißdrüsen, ihren gut 300.000 Talgdrüsen sowie ihrer Fähigkeit zur Schuppenbildung und zum Haarwuchs ein äußerst effektives, jedoch unterschätztes, wenn nicht sogar missverstandenes und unterdrücktes Ausscheidungsorgan. Mit basischer Körperpflege können wir uns die Haut auf vielfältige Art und Weise angenehm zunutze machen. Basische Körperpflege fördert und aktiviert die Ausscheidungsfunktionen der Haut. Die Prinzipien basischer Körperpflege lassen sich kurz und knapp auf den Punkt bringen:

- Je früher nach dem Sport, desto besser!
- Je mehr Hautoberfläche, desto effektiver!
- Je besser die Durchblutung der Haut aufgrund von angenehmer Temperatur, Bürsten in Ausscheidungsrichtung oder professionellen Behandlungen, desto wirkungsvoller und desto angenehmer ist die Selbstfettung der Haut!
- Je länger und öfter die Anwendungen, desto umfangreicher und tiefergehender die Entsäuerung und desto effektiver die Regeneration!
- Je intensiver der Sport und je weniger Alltagsbewegung, desto wichtiger!

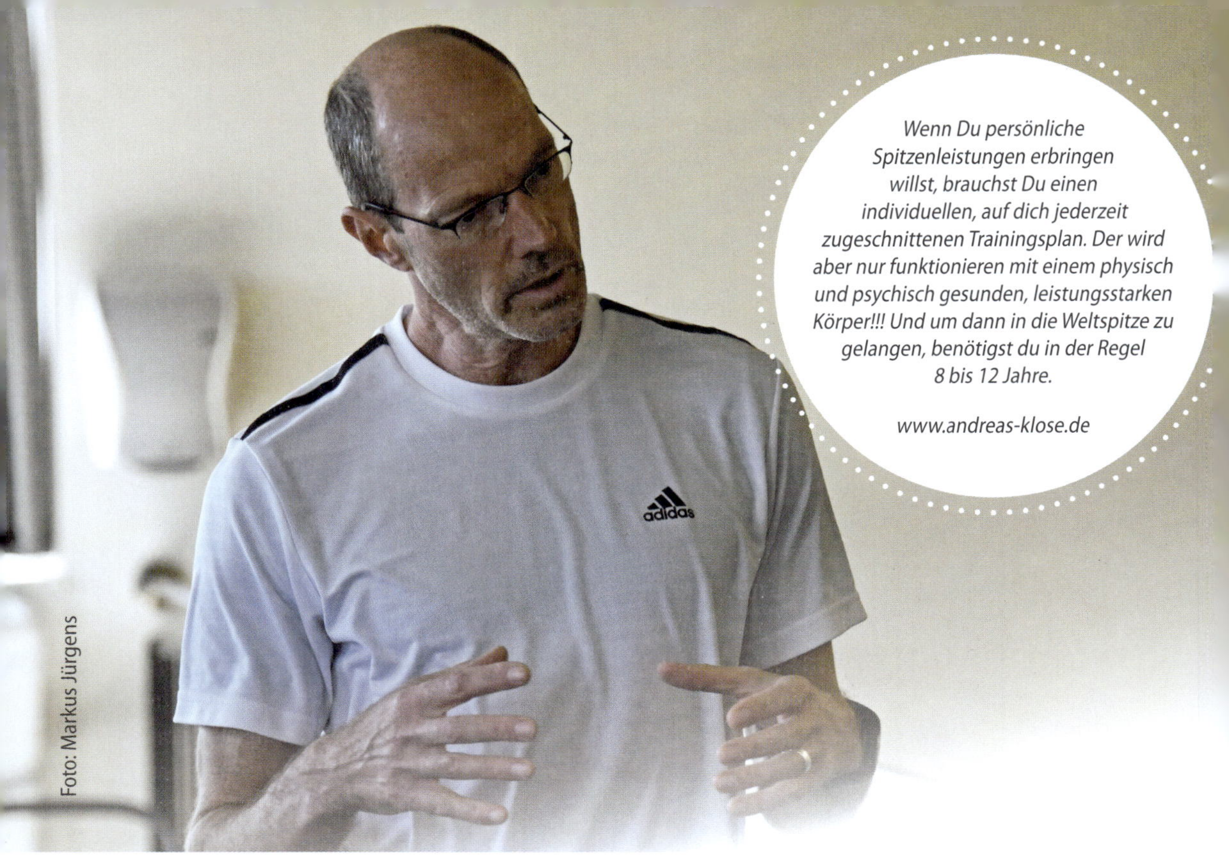

Foto: Markus Jürgens

Wenn Du persönliche Spitzenleistungen erbringen willst, brauchst Du einen individuellen, auf dich jederzeit zugeschnittenen Trainingsplan. Der wird aber nur funktionieren mit einem physisch und psychisch gesunden, leistungsstarken Körper!!! Und um dann in die Weltspitze zu gelangen, benötigst du in der Regel 8 bis 12 Jahre.

www.andreas-klose.de

Die dritte Leitlinie gesunden, erfolgreichen Sports:

Kontinuierlich regenerieren!

Maschinen verschleißen unter Belastung. Wir Menschen dagegen können „an Widerständen wachsen“. Wir können im ersten Schritt regenerieren und uns wiederherstellen. Und noch viel besser: Wir können im zweiten Schritt superkompensieren! Wir sind genetisch so programmiert, dass wir, ausgelöst durch Belastungen, schneller, stärker, ausdauernder, belastbarer … besser werden können.

Superkompensation ist jedoch keine Selbstverständlichkeit, und die dafür nötige Regeneration ist kein Automatismus! Unsere Fähigkeit zu Regeneration und Superkompensation in allen Lebenslagen und selbst nach schwers-

Der entscheidende Unterschied

Maschine = Verschleiß

Mensch = Fähigkeit zu Regeneration und Superkompensation

ten Verletzungen und Krankheiten ist beeindruckend. Es ist jedoch zunächst einmal nur eine Fähigkeit! Die Frage ist, was wir mit dieser Fähigkeit machen und ob wir sie behindern oder gezielt unterstützen und fördern.

Reize sind wichtig – Regeneration ist entscheidend

Zunächst schaden jede intensive Belastung, jedes intensive Training und erst recht jeder Wettkampf unserem Körper und stehen seiner Regeneration im Wege! Jedes Training verbraucht Kalorien und große Mengen wichtiger Vitalstoffe zur Regeneration. Jede intensive Belastung übersäuert den Körper, schwächt und zerstört Zellen, Gewebe und Strukturen. Intensives Training fördert entzündliche Prozesse, schwächt unsere Abwehrkräfte und macht uns besonders infektanfällig. Und je intensiver die Belastung, desto größer ist der Schaden. Genau das sind jedoch die erforderlichen „Reize" zur Regeneration und Superkompensation!

Körperliche Belastungen jeglicher Art, egal ob die Mobilisation unserer Gelenke, die Dehnung unserer Gewebe, das Training und die Übersäuerung unserer Muskeln, egal ob Höhentraining und Sauerstoffdefizit, Hitze, Kälte, Dehydrierung und selbst Infekte, liefern uns seit jeher die erforderlichen Reize zur Regeneration, zur Anpassung, zur Optimierung und zur Verbesserung unserer Leistungsfähigkeit – bis ins Immunsystem!

Training ist jedoch lediglich der Auslöser zur Leistungssteigerung. Die Leistungsverbesserung selbst erfolgt aber nicht während, sondern, wenn überhaupt (!), in der Zeit nach dem Training. Individuelles, intensives und gerade extremes Training ist der Startknopf zum Erfolg oder der Anfang vom Ende. Je nachdem, ob wir die Trainingsreize erfolgreich bis zur Superkompensation umsetzen können oder nicht! Je nachdem, ob wir das Programm zur Regeneration und Superkompensation komplett und im buchstäblichen Sinne „durchlaufen", gezielt unterstützen und aktiv beschleunigen oder ob wir das Programm „verschlafen", ohne die basische Entsäuerung unnötig verzögern, sitzend sowie sauer und vitalstoffarm essend verhindern und/oder mit einem zu frühen nächsten Training vorzeitig abbrechen. Wir können „an Widerständen wachsen", aber auch verschleißen und zerbrechen, wie mit Sehnenrissen, Bandscheibenvorfällen und Ermüdungsbrüchen. Darüber entscheidet unser Säure-Basen-Haushalt und ob wir uns die notwendige Zeit bis zur Superkompensation geben!

Training
= körperliche Belastung (Reiz zur Regeneration und Superkompensation)

Regeneration
= Wiederherstellung (Leistungserhalt)

Superkompensation
= Leistungssteigerung

Im Säure-Basen-Haushalt und über den Faktor Zeit fällt letztlich die Entscheidung über Erfolg oder Misserfolg! Individuell intensives Training führt mit Absicht und zu Recht als Trainingsreiz in die Übersäuerung und kostet uns auf jeden Fall Basen im Sinne von Vitalstoffen. Beide Faktoren gilt es, nach jedem Training und vor jeder neuen Belastung wieder in die Balance zu bringen! Denn allein schon die Übersäuerung, erst recht in Kombination mit einer Unterversorgung an Vitalstoffen, verhindert jede enzym-, pH-Wert- und materialabhängige Regeneration, geschweige denn Superkompensation. Stattdessen führen sie direkt in die Degeneration sowie ins sportliche und gesundheitliche Aus!

Es gibt viel zu tun …

Vordergründig zielt Training zwar nur auf den Erhalt und auf die Zunahme der Leistungsfähigkeit der Muskulatur ab. Zur Steigerung der Leistungsfähigkeit der einzelnen und möglichst aller Muskelzellen muss sich jedoch das gesamte Körpersystem verbessern. Leistungsfähigere Muskeln müssen zur Versorgung mit Sauerstoff und Nährstoffen sowie zur Entsorgung von Kohlensäure, Milchsäure und den anderen sauren Stoffwechselendprodukten besser kapillarisiert werden. Es müssen sich also neue feinste Blutgefäße bilden. Das Blut in seiner Qualität und Quantität muss sich ebenfalls verbessern. Leistungsfähigere Muskeln müssen zur Steuerung und Koordination besser innerviert werden. Die Muskelkraft muss über Sehnen und Bänder auf Knochen, Knorpel, Bandscheiben und Gelenke übertragen werden. Folglich müssen sich auch diese Gewebe anpassen, stärker und besser werden.

Der Stoffwechsel, die Leistungsfähigkeit sowie die Funktionsfähigkeit von jeder Muskelzelle und überhaupt jeder Zelle, von jedem Gewebe und Organ, von unserem gesamten Herz-Kreislauf-System ebenso wie vom unserem Nerven- und Immunsystem können sich verbessern. Dazu müssen wir unserem Körper neben gezielten, entsäuernden, durchblutungs- und stoffwechselanregenden Maßnahmen und dem erforderlichen „Material" aus einer gesunden Ernährung auch die notwendige Zeit dazu geben.

Training
+ basische Körperpflege
+ basenbildende Vitalstoffe
+ Zeit

= Superkompensation und Leistungssteigerung

… packen wir es an

Mit Unterstützung der stoffwechseloptimierenden, basenbildenden Vitalstoffe und der basischen Körperpflege können Sie schnellstmöglich und wirkungsvoll entsäuern und wieder in Ihre Säure-Basen-Balance kommen. Nichtsdestotrotz brauchen diese Aufräumarbeiten Zeit. Bis dahin fördern Säuren degenerative Prozesse und verhindern regenerative. Denn die Grundvoraussetzung zur vollen Funktionsfähigkeit der regenerativen Enzyme und Stoffwechselprozesse sind gewebespe-

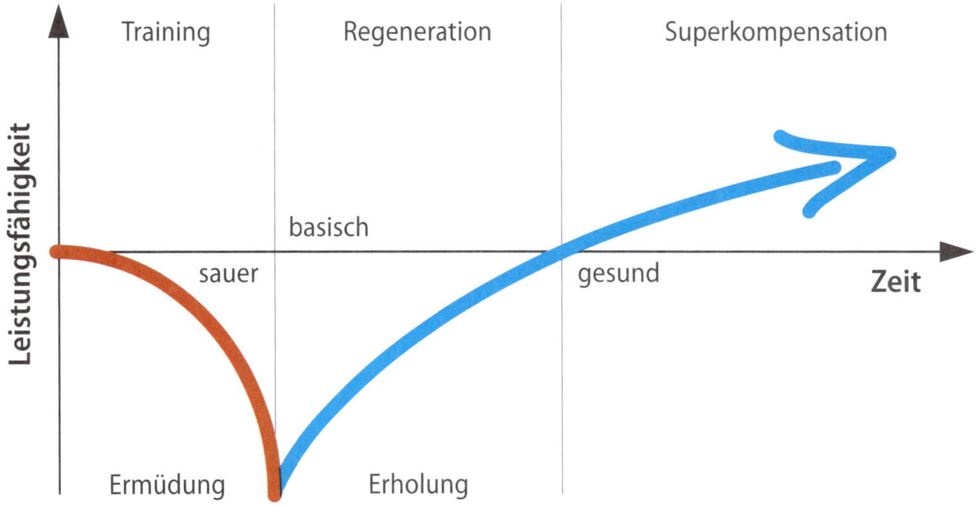

zifisch eher basischere pH-Werte. Zurück in der Säure-Basen-Balance braucht unser Stoffwechsel dann Material und wiederum Zeit, um die Belastungsreize bis zur Superkompensation umzusetzen.

Für die umfangreichen Regenerations- und Aufbauarbeiten benötigt unser Körper zum einen „Bausteine" in Form von Eiweißen, Fetten, Kohlenhydraten und sehr vielen Vitalstoffen. Damit werden auch gleichzeitig die beim Sport aufgebrauchten körpereigenen Mineral- und Vitalstoffspeicher wieder aufgefüllt.

Zum anderen braucht unser Körper aber auch die „Baumeister", die diese Bausteine verarbeiten. Diese Helfer sind die bereits oft genannten Enzyme. Kaum eine Reaktion in unserem Körper findet ohne sie statt. Enzyme bestehen hauptsächlich aus Aminosäuren. Für ihren Aufbau und ihre Funktionen benötigen sie aber wiederum Vitalstoffe. Hier nur ein paar Beispiele: Der Vitalstoff Kalzium wird vom Stoffwechsel unter anderem mithilfe des Vitalstoffes Vitamin D in die Knochen eingebaut. Kalzium ist zudem an mehreren hundert enzymatischen Reaktionen beteiligt, ganz besonders im Säure-Basen-Haushalt. Gleiches gilt für Magnesium. Dieser Vitalstoff dient ebenfalls als Baustoff für die Knochen und als Reaktionsbeschleuniger (Katalysator) für hunderte enzymatische Reaktionen. Die Vitalstoffe Kalzium, Magnesium, Kalium, Eisen, Chrom und Vanadium sowie die Vitamine B_1, B_6, B_{12}, C, D und E sind aktuell erforscht als erforderlich, damit aus Aminosäuren Muskeln werden. Auch werden Aminosäuren unter anderem mithilfe von Vitamin C zu starken kollagenen Fasern aufgebaut, etwa in Sehnen, Bändern, Kapseln und Knorpeln und Bandscheiben, aber auch in Knochen. Vitamin C ist an rund 15.000 enzymatischen Reaktionen beteiligt, auch im Immunsystem…

Gewebespezifische Regenerations-/Wiederherstellungszeiten sowie Umbau-/Anpassungs-/Verbesserungszeiten

Gewebe	Regeneration	Verbesserung
Muskulatur	2–3 Wochen	4–6 Wochen
Bindegewebe, Faszien, Bandscheiben	3–6 Wochen	ca. 2 Jahre
Sehnen, Bänder	6–10 Wochen	ca. 2 Jahre
Kreuzbandriss/neues Kreuzband	Regenerationsbeginn:	4 – 8 Wochen
	Anpassungsbeginn:	ca. 4 Monate
	50 % Belastbarkeit:	ca. 1 Jahr
	80 % Belastbarkeit:	ca. 1,5 Jahre (500 Tage)
Meniskus	ca. 10 Wochen	ca. 2 Jahre
Knochen	sehr variabel	ca. 7-8 Jahre
Knorpel	ca. 12 Wochen	Zellen, Grundsubstanz und Gelenkflüssigkeit 2–4 Wochen, für den Faseranteil reicht i.d.R. die Lebenszeit nicht aus.

Fazit: Je besser ein Gewebe durchblutet ist, desto besser kann es regenerieren, sich anpassen und in seinen Funktionen besser werden.

Um sowohl für die „Bausteine" selbst als auch für die „Baumeister" zu sorgen, ist es wichtig, auch nach dem Sport, also am besten immer, auf eine hohe Zufuhr vitalstoffreicher pflanzlicher Lebensmittel zu achten. Mit der 80:20-Erfolgsernährung decken Sie diesen Bedarf am besten. Sicherstellen können Sie einen erhöhten Vitalstoffbedarf über pflanzliche, omnimolekulare Trockenpulver, Granulate oder Presslinge.

Entscheidend ist letztlich, dass Sie die Regeneration und Ihre regenerativen Maßnahmen auch zeitlich planen. Die meisten Sportler und Trainer konzentrieren sich nur auf das Training, das aber nur den Reiz zur Leistungssteigerung liefert. Die meisten sind Profis im Training, oder zumindest professionell betreut, aber Amateure in der Umsetzung des Trainingsreizes, also in der Pflege, Ernährung, Regeneration und im zeitlichen Leistungsaufbau ihres Körpers. Oft wird die für den Sport eingesetzte Technik wie Rennräder oder Skier besser gepflegt als der Sportler, der damit Leistung erbringen soll.

Eine kontinuierlich vitalstoffreiche Ernährung und speziell die basisch entsäuernde Körperpflege, welche die Regeneration überhaupt erst ermöglichen und gleichzeitig enorm beschleunigen, müssen genauso wie die Trainingseinheiten zeitlich eingeplant werden. Regeneration und besonders Superkompensation brauchen gewebespezifisch ihre Zeit – brauchen Jahre!

Im Trainingsplan ist zu berücksichtigen, dass die Zeit zwischen den einzelnen Belastungen bis zur Superkompensation ausreichen muss. Darüber hinaus ist in der langfristigen Planung zu beachten, dass es sich mit jeder Superkompensation um kleine Verbesserungen handelt und dass es Monate und Jahre braucht, bis alle Gewebe, Organe, das Herz-Kreislauf-System, die Kapillarisierung, Innervierung usw. auf einem Top-Niveau sind.

Roland Abächerli

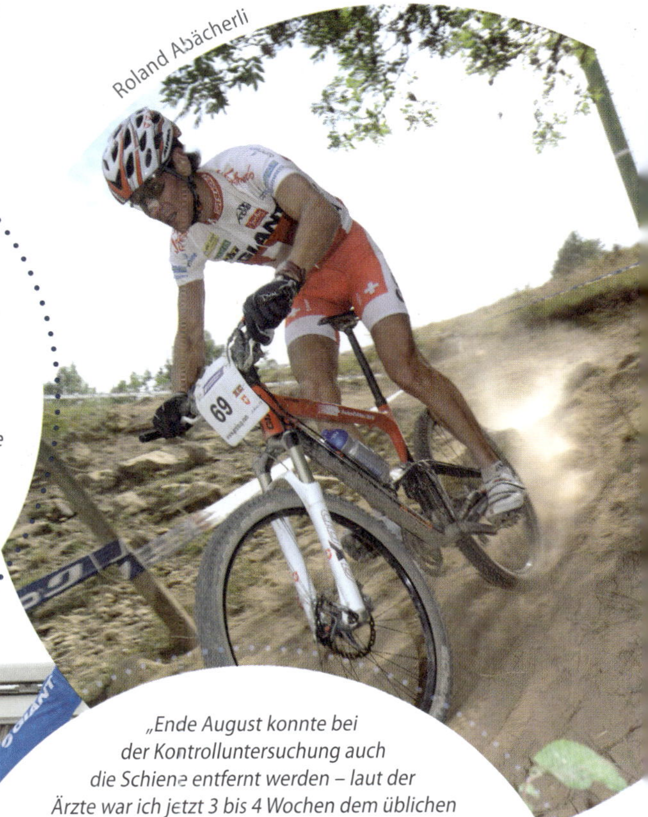

„Anfang August 2007 hatte ich einen schweren Sturz, weil mir die Schulter aufgrund einer alter Verletzung ausgekugelt ist. Mein dreifach gebrochener Unterkiefer erhielt ein Titan-Implantat, und mir wurden mit Hilfe einer Schiene ähnlich einer Zahnspange, mit Hacken nach aussen, die beiden Kiefer zur Fixierung stramm miteinander verbunden.

10 Tage später konnten bei der Kontrolluntersuchung die ersten Fäden von meiner OP entfernt werden – eine Woche vor den üblichen Zeiten.

17 Tage später mussten bei der Kontrolluntersuchung die weiteren Fäden entfernt werden, da sie schon ziemlich eingewachsen waren – laut der Ärzte war ich 2 bis 3 Wochen im Heilungsprozess voraus."

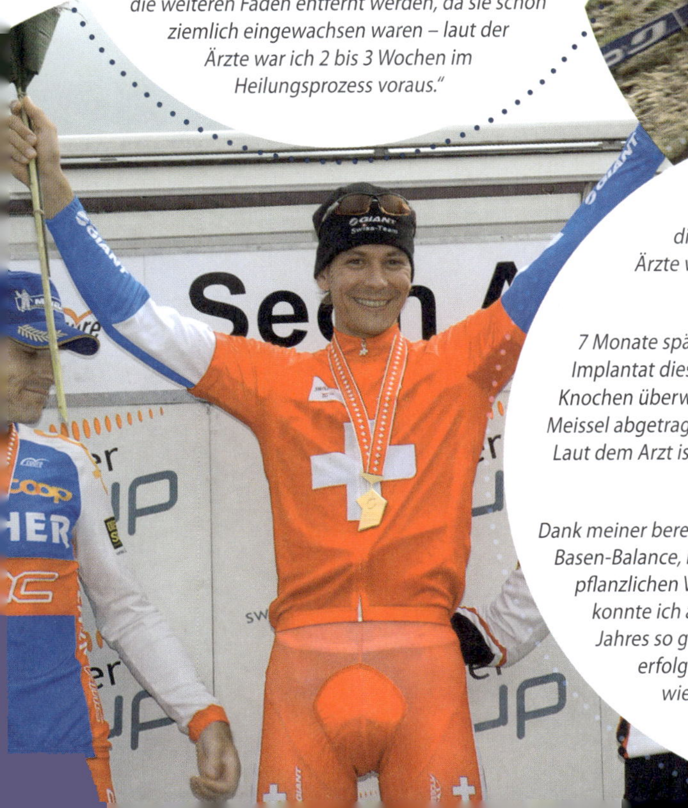

„Ende August konnte bei der Kontrolluntersuchung auch die Schiene entfernt werden – laut der Ärzte war ich jetzt 3 bis 4 Wochen dem üblichen Heilungsprozess voraus.

7 Monate später musste bei dem Kontrolltermin für das Titan-Implantat dieses sofort entfernt werden, da es bereits stark mit Knochen überwachsen war. Es musste Knochenstruktur mit einem Meissel abgetragen werden, um an die Schraubenköpfe zu kommen. Laut dem Arzt ist dies normalerweise frühestens nach einem Jahr in diesem Ausmass der Fall.

Dank meiner bereits jahrelang konsequenten Beachtung meiner Säure-Basen-Balance, mit einer basenüberschüssigen Ernährung, reichlich pflanzlichen Vitalstoffen und intensiver basischer Körperpflege konnte ich auch meine Schulter-Operation im Oktober des Jahres so gut auskurieren und regenerieren, dass ich 2008 erfolgreich meinen Titel verteidigen konnte und wieder Schweizer Meister Masters wurde."

www.abaecherli.com

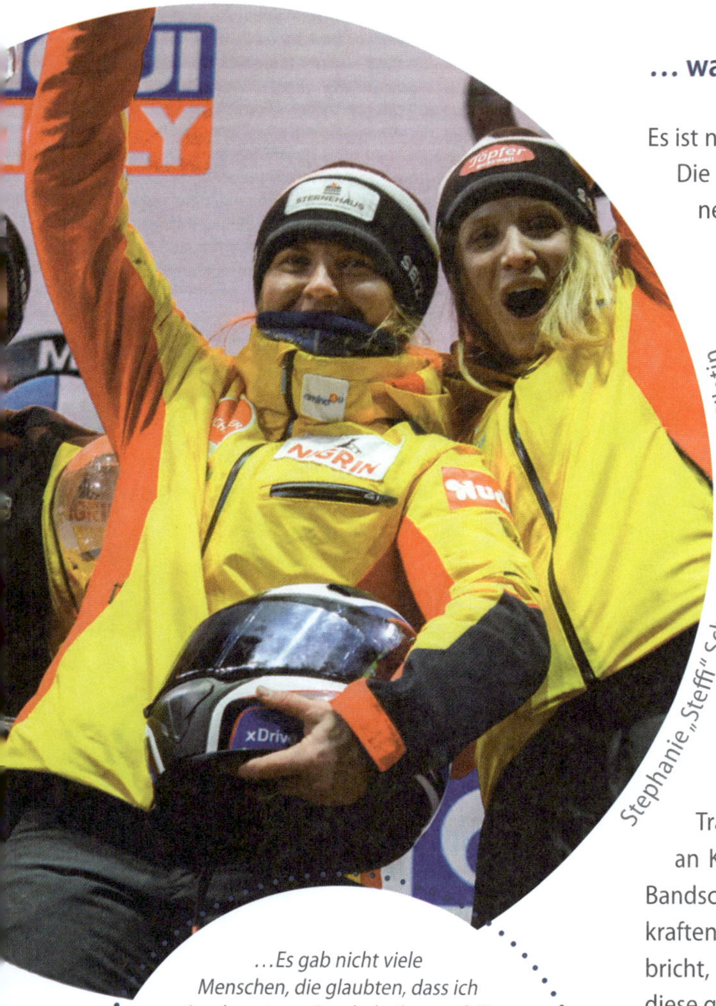

Stephanie „Steffi" Schneider (links), Bob-Pilotin

Foto: Viesturs Lacis

„…Es gab nicht viele Menschen, die glaubten, dass ich (nach meinem Bandscheibenvorfall) überhaupt und dann auch noch so wieder zurückkommen würde…"

Die Philosphie, dass der Mensch alles, was er braucht, in sich und in der Natur findet, um dadurch geistig und körperlich leistungsfähig zu sein, kann ich bestätigen.

Neue Wege zu gehen, das heißt für mich, den Weg zurück zur Natur zu gehen."

… warten wir es ab

Es ist noch kein Meister vom Himmel gefallen: Die sportliche Zukunft gehört nach meinem Verständnis den vermeintlich hyperaktiven Kindern und Jugendlichen. Bis zu einem Weltklasseathleten braucht es dann immer noch 8 bis 12 Jahre, bis alle Gewebe und der gesamte Stoffwechsel auf Olympia-Niveau sind.

Aber auch wer nach Jahren des Bewegungsmangels den gesundheitsfördernden Sport für sich (wieder-)entdeckt, sollte Monate und Jahre für seinen Leistungsaufbau einplanen, auch wenn er nur das Niveau seiner Jugend wieder erreichen möchte. Die Muskulatur passt sich schneller den Trainingsreizen an und gewinnt schneller an Kraft, als Sehnen, Bänder, Gelenke und Bandscheiben diese unter Umständen verkraften können. Bevor hier etwas reißt oder bricht, geben Sie sich und anderen Talenten diese gewebespezifischen Zeiten in der Säure-Basen-Balance. Und jeder gibt sich selbst bitte die Chance und die Zeit, um mit Training in der Säure-Basen-Balance gesund erfolgreich und glücklich alt zu werden. Die Gesundheit gehört den „basisch" Aktiven.

Sauerstoff – der Regenerationsbeschleuniger

Nahezu alle Stoffwechselvorgänge, von der Muskeltätigkeit bis zur Regeneration, benötigen Energie. Deren Erzeugung, in Form von ATP*, in der Zelle funktioniert mit Sauerstoff am effektivsten und ohne dass dabei unnötig belastende Säuren entstehen.

Viele Sportler trainieren sich in ein so großes Sauerstoffdefizit, dass dieses bis weit in die Regenerationszeit hineinreicht. Entsprechend lange fehlen der Sauerstoff sowie die erforderliche Energie für die regenerativen Prozesse.

Erschwerend kommt hinzu, dass „saures Blut" weniger Sauerstoff transportieren kann. Die Sauerstoffsättigung im Blut und damit der Nachschub an Sauerstoff sind dann relativ gering. Wer nach intensiven Belastungen glaubt, er könne „sitzend" regenerieren, bewirkt durch diesen Bewegungsmangel nur eine noch schlechtere Durchblutung und Sauerstoffversorgung, weil dann das Blut in den Beinen regelrecht versackt.

Neben der basischen Körperreinigung und einer basenüberschüssigen Ernährung für ein basischeres Blut sollten Sie nach dem Sport entweder Ihre Beine hochlegen oder, noch viel besser, in Bewegung bleiben: Die bereits beschriebene venöse Muskelpumpe ist dann aktiv, und dadurch verbessern Sie gezielt die Durchblutung und die Sauerstoffversorgung Ihres Organismus.

* Adenosintriphosphat ist der universelle und unmittelbar verfügbare Energieträger in Zellen und wichtiger Regulator energieliefernder Prozesse

Mit dem Einsatz ätherischer Öle können Sie ebenfalls gezielt Ihren Stoffwechsel und die Durchblutung anregen und fördern. Gut geeignet sind dafür ätherisches Kalmus-, Kampfer-, Latschenkiefern-, Lavendel-, Thymian- und Rosmarinöl. Die Öle können einzeln oder kombiniert dem Badewasser zugegeben oder aufgesprüht werden. Einzeln entfalten sie eine fast therapeutische Wirkung. In speziellen Gemischen kombinieren sie entsprechend die Einzelwirkungen und sollten darauf abzielen, Körper, Geist und Seele in Balance zu bringen.

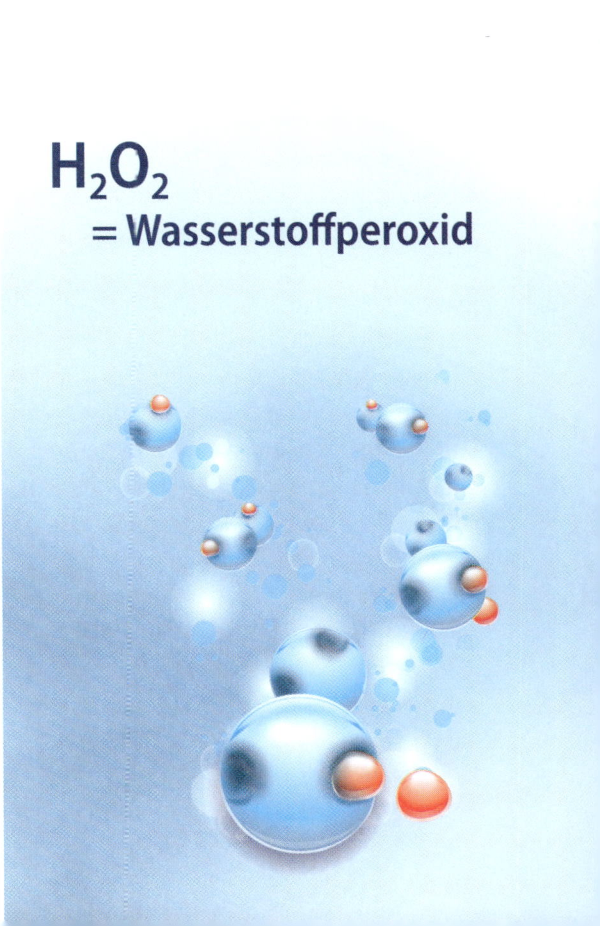

Mein Tipp: Sauerstoffspray mit ätherischen Ölen

Enorm beschleunigen können Sie Ihre Regeneration durch eine erhöhte Sauerstoffzufuhr direkt über die Haut mit einem sauerstoffreichen Hautspray, welches gleichzeitig ätherische Öle enthält. Das enthaltene Wasserstoffperoxid gelangt durch die Oberhaut in tiefere Schichten und wird dort von dem Enzym Katalase in Wasser und frei verfügbaren Sauerstoff aufgespalten.

Als Ritual sollten Sie einfach nach jedem Duschen und nach jeder basischen Anwendung Sauerstoffspray auf die sportlich beanspruchten Gewebe aufsprühen und dadurch spürbar besser regenerieren.

Besonders nach Verletzungen, wenn die betroffenen Gewebe ruhiggestellt und deswegen relativ schlecht durchblutet sind, hat sich häufiges Einsprühen mit Sauerstoffspray und ätherischen Ölen bestens bewährt. Die meisten Rückmeldungen zu einer spürbar besseren Regeneration habe ich dazu aus dem Alpinsport. Sehr leicht kommt es dort aufgrund der hohen Geschwindigkeiten und enormen Kräfte zu Verletzungen.

Auf Basis der omnimolekularen 80:20-Erfolgsernährung und täglicher, intensiver basischer Körperpflege verbessern therapeutische Anwendungen, wohldosierte Bürstenmassagen, professionelle basische Anwendungen und Sauerstoffspray mit ätherischen Ölen enorm die Durchblutung und den Stoffwechsel, beschleunigen die Regeneration und bewirken hier wahre Wunder.

Regenerative Maßnahmen nach dem Sport

- Auslaufen/ausradeln und Wasserhaushalt auffüllen
- Gelenke mobilisieren
- Nach Bedarf, z. B. wenn die Zeit zur nächsten Belastung knapp ist: Glykogenspeicher mit leicht verdaulichen, komplexen Kohlenhydraten auffüllen
- Basisch duschen
- Sauerstoffspray mit ätherischen Ölen aufsprühen, einreiben, einmassieren
- Basenüberschüssig essen
- Basisches Fuß- oder Vollbad, danach ausruhen und hinlegen
- zwischendurch moderate Bewegung (Spaziergänge) und leichte Mobilisation

Die drei Leitlinien gesunden, erfolgreichen Sports auf einen Blick:

1. Vor dem Sport basenbildend mineralisieren!

- Essen Sie überwiegend vollwertig-vegetarisch!
- Essen Sie 80 Prozent basenüberschüssige (= pflanzliche) und neutrale sowie 20 Prozent hochwertige säureüberschüssige Kost!
- Decken Sie einen erhöhten Vitalstoffbedarf natürlich mit Pflanzenpulvern und Granulaten!

2. Nach dem Sport basisch entsäuern!

- Scheiden Sie die Säuren nach Training und Wettkampf schnellstmöglich mit basischen Anwendungen aus!
- Duschen Sie basisch. Nutzen Sie basische Fuß- und Vollbäder, basische Sauna, Dampfbäder, Massagen sowie basische Wickel und Stulpen und gehen Sie mit basischen Strümpfen ins Bett!
- Fördern Sie die Durchblutung, Entsäuerung und Neuversorgung Ihrer Gewebe mit moderater Bewegung, Mobilisation und Sauerstoffspray mit ätherischen Ölen!

3. Kontinuierlich regenerieren!

- Bei kontinuierlicher basenüberschüssiger, vitalstoffreicher Ernährung und konsequent basischer Körperpflege geben Sie Ihrem Körper noch genügend Zeit, dann haben Sie die Regeneration und Superkompensation inklusive!
- Basische Körperpflege holt im ersten Schritt der Regenerierung die Säuren aus dem Körper! Basenbildende Vitalstoffe unterstützen die Enzyme, Systeme und Organe der Entsäuerung, ebenso wie die Enzyme als die Baumeister der Regeneration. Gleichzeitig dienen die Vitalstoffe auch als Bausteine zur Regenerierung. Beide Maßnahmen zusammen mit dem Faktor Zeit unterstützen und beschleunigen die Regeneration bis zur Superkompensation!
- Führen Sie regelmäßig den „Dreisprung der Entschlackung" als bewährten „Ölwechsel" durch!

Entschlacken – der Ölwechsel für den Körper

Mensch	**≠ Maschine**
Maschine	= Ölwechsel
Mensch	= Dreisprung der Entschlackung

Zu einem passenden Zeitpunkt sollten Sie Ihrem Körper einen kompletten „Ölwechsel" gönnen. In Ihrem Stoffwechsel entstehen immer Säuren und Stoffwechselendprodukte, und zwar umso mehr, je intensiver Sie trainieren und je weniger Sie sich bewegen. Ohnehin können wir uns vor Säuren und Schadstoffen aus der Nahrung und der Umwelt nicht mehr schützen. Säuren wirken dann über die Zeit im Körper wie „Sand im Getriebe":

- Die Leistungsfähigkeit sinkt, und immer früher macht der saure Muskel zu.
- Der Motor läuft heiß, zumal ihm im übertragenen Sinne gutes Öl in Form von Vitalstoffen für seine Enzyme und einen reibungslosen Stoffwechsel fehlt, und immer häufiger kommt es zu Entzündungen und Schmerzen.
- Der Verschleiß wird gefördert, und die Gewebe werden schwach. Es kommt zu Rissen und Brüchen.

Wie ein Auto brauchen auch Sportler nach einer gewissen Zeit oder „Laufleistung" einen Ölwechsel. Empfehlenswert ist dieser beispielsweise in der Zwischensaison oder nach intensiven Phasen, nach Wettkämpfen und spätestens nach der Saison. Empfehlenswert, wenn nicht sogar verpflichtend, ist ein Ölwechsel auf jeden Fall für ältere, sportliche Neueinsteiger und für alle, die den Sport nach Jahren der Abstinenz wiederentdecken. Bevor ein „Oldtimer", der lange in der Garage stand, sportlich durchstartet, braucht er erstmal einen Ölwechsel, der ihm den „Sand aus dem Getriebe" holt, und neues, bestes Öl. „Ersatzteile" kann er sich dann über das Training und seine dadurch aktivierte Fähigkeit zur Regeneration aus den Vitalstoffen selbst bauen.

Wissenschaftlich betrachtet, ist der geforderte Ölwechsel der sogenannte **Dreisprung der Entschlackung.** Mein Vater, Dr. h. c. Peter Jentschura, hat erstmals die drei Stoffwechselschritte erforscht, die für eine erfolgreiche Entschlackung zu berücksichtigen sind:

1. Die gezielte Spaltung der Schlacken in ihre ursprünglichen Bestandteile und dadurch die Reaktivierung der bislang neutralisierten Säuren und Gifte durch Schlackenlöser. Ganz natürlich und über Jahrhunderte bewährt haben sich für diesen Vorgang Kräutertees. Kräutertee ist ein perfekter Zellspüler. Gemäß dem alten, aber nach wie vor aktuellen Spruch: „Gegen alles ist ein Kraut gewachsen", löst eine Teemischung durch die gezielte Kombination mehrerer Kräuter die unterschiedlichen Schlacken.

2. Die von dem Tee als „Hochdruckreiniger" „aufgewirbelten" und damit reaktivierten Säuren und anderen Schadstoffe werden im zweiten Stoffwechselschritt mit Unterstützung basenbildender Vitalstoffe neutralisiert, abtransportiert und auch teilweise bereits ausgeschieden. Unsere Puffer- und Entsäuerungssysteme, -enzyme und -organe, besonders die Leber und die Nieren, benötigen während einer Entschlackungskur die besondere Unterstützung durch basenbildende Mineral- und Vitalstoffe aus Pflanzen zur aktiven Entgiftung und Entsäuerung.

3. Im dritten Schritt fördert die basische Körperpflege die Ausscheidung von Säuren und sonstigen Schadstoffen über die Haut und über die Schleimhäute. Basische Körperpflege löst den eventuell vorhandenen Ausscheidungsengpass von Nieren, Darm und Lunge. Gleichzeitig werden diese Organe umso mehr entlastet, je mehr Säuren und Schadstoffe über die Haut ausgeschieden werden können.

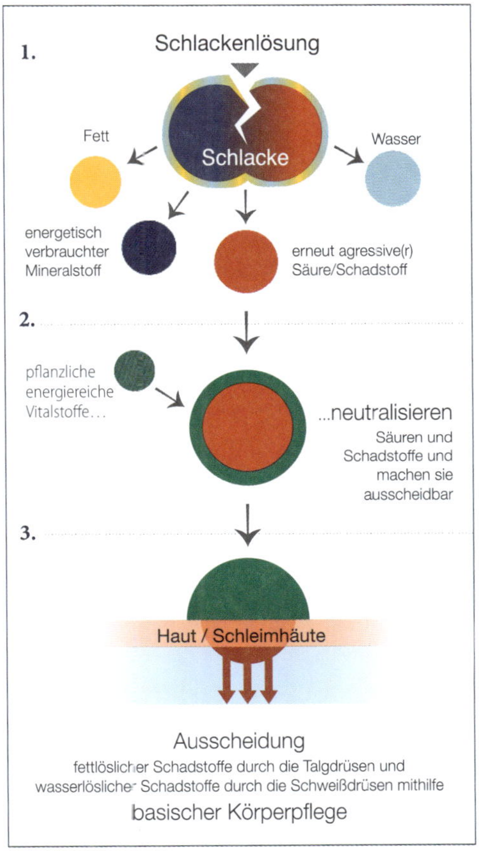

Die Voraussetzungen für einen erfolgreichen Ölwechsel sind freie Kapazitäten sowohl Ihrer Puffer- und Transportsysteme als auch Ihrer Ausscheidungsorgane. Gleichzeitig müssen genügend basenbildende Vitalstoffe aus Pflanzen für die Neutralisierung der Säuren vorhanden sein. Vitalstoffe wirken außerdem über die Entsäuerung hinaus für den Menschen wie „Öl" für den Motor, denn sie sorgen als Co-Faktoren und Co-Enzyme für einen reibungslosen, bestmöglichen Stoffwechsel. Die kontinuierliche Zufuhr von basenbildenden Vitalstoffen liefert folglich sowohl die erforderlichen „Bausteine" zur Regenerierung als auch gleichzeitig neues „Öl" für den menschlichen Motor für einen reibungslosen Stoffwechsel. Das Ergebnis ist ein wirklich kompletter Ölwechsel und ein sauberer, entschlackter, regenerierter und leistungsstarker Organismus. Mit diesem haben Sie dauerhaft Freude und Spaß an Ihrem Sport.

Schlusswort

Eine chronisch latente Übersäuerung hat weitreichende Konsequenzen, die ich Ihnen verständlich und bewusst machen wollte. Es liegt mir am Herzen, dass Sie dabei Ihre persönliche und entscheidende Rolle im Säure-Basen-Spiel erkennen, sodass Sie Ihre Verantwortung wahrnehmen und übernehmen können – für sich und auch gerne für andere. Lassen Sie uns Vorbilder und Leuchttürme sein!

Jetzt sind Sie gefragt, Ihre sportliche Zukunft zu gestalten. Viele kleine Rituale führen zum großen Erfolg. Wortwörtlich jeder Schritt bringt Sie Ihrem Ziel näher. Mit den Rückmeldungen, Erfahrungen und Erfolgen der letzten Jahrzehnte weiß ich, dass Training in der Säure-Basen-Balance funktioniert.

In diesem Sinne freue ich mich auf Ihre konstruktive Kritik zu diesem Buch und zu meinem Körperverständnis. Ich freue mich über Ihre Erfahrungsberichte und Erfolgsgeschichten.

Ihr Roland Jentschura

info@verlag-jentschura.de

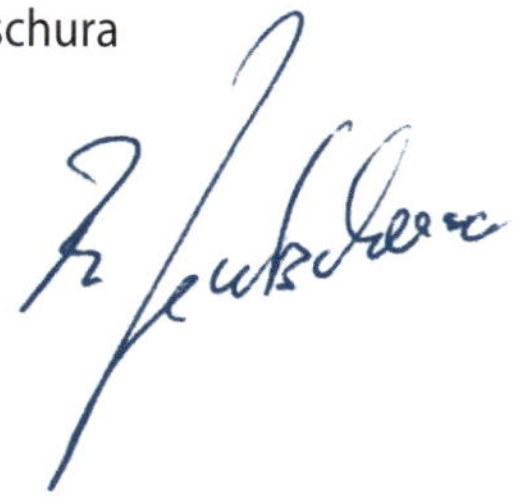

Wer entscheidet darüber

- wie oft und wie intensiv ich trainiere?
- wie viel ich mich bewege?
- was ich esse?
- ob ich mich sauer oder basisch pflege?
- …?

Schreiben Sie Ihre Antwort auf:

Wer entscheidet? ________________ !

Wer entscheidet also über

- meine Säure-Basen-Balance?
- meine Regenerations- und Superkompensationsfähigkeit?
- meine sportliche und geistige Leistungsfähigkeit?
- meine Erfolge, meine Gesundheit?
- …?

Schreiben Sie auch hier Ihre Antwort auf:

Wer entscheidet? ________________ !

Glossar

Alkalität/Basizität/Base/Lauge

Flüssigkeiten oberhalb des Neutralpunktes von pH 7 enthalten mehr alkalische/basische Stoffe (OH^--Ionen) als saure Wasserstoffprotonen (H^+-Ionen). Sie werden auch als Basen oder Laugen bezeichnet. Die Alkalität bezeichnet die Reaktion chemischer Verbindungen, Stoffe oder Substanzen oberhalb des Neutralpunktes von pH 7, messbar im Badewasser z. B. mit einem pH-Streifen. Je höher der Wert über pH 7 liegt, desto stärker ist die Alkalität/Basizität/Base/Lauge.

Unser Blut ist mit pH-Werten im Bereich von pH 7,35 – 7,45 „leicht" bzw. „schwach" basisch. Das Fruchtwasser der gesunden Schwangeren ist mit einem pH-Wert von ca. 8,5 deutlich basisch. Oberhalb von pH 9,5 und bis zum messbaren Endpunkt von pH 14 wird es für uns Menschen unnatürlich und ungesund sowie ätzend basisch (Ätznatron).

ATP, ADP

ATP ist die Kurzform für Adenosintriphosphat. Es ist ein aus drei Komponenten bestehendes Molekül, aus Adenin, Ribose und einem Triphosphatrest, das in allen Zellen eines Lebewesens vorkommt. Dort stellt es für sämtliche Vorgänge die erforderliche Energie zur Verfügung. Mit dieser Energie werden alle Arbeitsprozesse im Körper ermöglicht. Damit Energie frei wird, wird ATP enzymatisch in ADP (= Adenosindiphosphat) umgewandelt. Diese Reaktion ist umkehrbar.

Antibiotikum (singular), Antibiotika (plural)

Der Begriff Antibiotikum ist aus dem Griechischen abgeleitet und bedeutet „gegen das Leben", aus **ἀντί-** anti- „gegen" und **βίος** bios „das Leben". Dabei handelt es sich um Substanzen, die das Wachstum bestimmter Mikroorganismen hemmen oder diese abtöten. Solche Substanzen produziert unser Körper und unsere gesunde Darmflora, unser Mikrobiom, selbst. Als Präparat eingesetzt werden Antibiotika bei Infektionen durch Bakterien. Sie wirken nicht gegen Erkrankungen durch Viren. Zu beachten ist, dass Antibiotika auch die physiologischen Bakterien unserer Darmflora, unseres Mikrobioms in ihrer gesunden und uns Menschen gesunderhaltenden Menge und Vielfalt reduzieren.

Azidität/Säuren

Flüssigkeiten unterhalb von pH 7 enthalten mehr saure Protonen (H^+-Ionen) als alkalische/basische Stoffe (OH^--Ionen). Sie werden auch als Säuren bezeichnet. Die Azidität bezeichnet die Reaktion chemischer Verbindungen, Stoffe oder Substanzen unterhalb des Neutralpunktes von pH 7, messbar im Urin z. B. mit einem pH-Streifen. Je niedriger der Wert unter pH 7 liegt, desto stärker und somit aggressiver ist die Säure.

Azidose

Sinkt der pH-Wert des Blutes unter pH 7,35, spricht die Medizin von einer Azidose (abgeleitet aus dem lateinischen acidum = „Säure"). Eine Azidose ist die Entgleisung des Säure-

Basen-Haushaltes. Dabei sind die unmittelbar für das Blut relevanten Entsäuerungs- und Pufferkapazitäten für Säuren erschöpft. Es besteht die Gefahr, dass bei einem Absinken des pH-Wertes unter pH 7,25 und dem Abrutschen weiterer Blutparameter die Roten Blutkörperchen, unsere Erythrozyten, bis zur sogenannten Erythrozytenstarre versteifen und/oder so stark miteinander verklumpen, bis das Blut dermaßen eindickt, sodass es seine Fließfähigkeit verliert.

Basen

Als Basen bezeichnet man Flüssigkeiten mit einem pH-Wert höher als pH 7, in denen die Anzahl der basisch reagierenden OH^--Ionen gegenüber den sauer reagierenden Wasserstoffprotonen (= H^+-Ionen) überwiegt. Basen fungieren als sogenannte Protonenakzeptoren, das heißt, dass sie saure Wasserstoffionen (H^+) von ihren Reaktionspartnern an ihren OH--Ionen aufnehmen können.

Basisch/basenüberschüssig/basenbildend

Unsere Nahrungsmittel können stark vereinfacht als „basisch" oder „sauer" bezeichnet werden. Ein klassisches Beispiel dafür ist unsere sauer schmeckende Zitrone, welche von einem gesunden Organismus basisch verstoffwechselt wird.

Natürliche Lebensmittel enthalten immer sowohl basenbildende Mineralstoffe wie Kalium, Kalzium, Magnesium, Natrium und Zink sowie basisch wirkendes Zitrat als auch Säuren in Form von Aminosäuren, Fettsäuren, Fruchtsäuren und zahlreichen Vitaminen wie Ascorbinsäure (Vit. C) oder Nikotinsäure (Vit. B_3). Basenüberschüssig sind Lebensmittel, wenn sie nach ihrer Verdauung mehr basische Substanzen enthalten und im Stoffwechsel mehr basische Wirkungen entfalten als saure.

Die Vitalstoffe können Säuren direkt binden, z. B. als basischer Mineralstoff. Vitalstoffe wie Zink können Säuren auch indirekt, als Bestandteil von Enzymen, verstoffwechseln und/oder ausscheiden.

Creatinin-Kinase

Die Creatinin-Kinase (CK) ist ein Enzym, das maßgeblich am Energiestoffwechsel in den Muskelzellen beteiligt ist. Bei der Zerstörung von Muskelzellen wird es aus diesen freigesetzt und im Blut messbar. Bei Sport, aber auch nach einem Herzinfarkt, dient es als Gradmesser der Zellzerstörung und wird zur Trainingssteuerung eingesetzt.

Enzyme

Enzyme sind dreidimensionale Eiweißmoleküle (Proteine), die als sogenannte Biokatalysatoren biochemische Reaktionen im Organismus ermöglichen, diese extrem beschleunigen und steuern, ohne sich dabei selbst zu verändern. Sie sind in allen Körperzellen enthalten, an fast allen Stoffwechselprozessen beteiligt und sind unerlässlich für alle Körperfunktionen. Hochrechnungen gehen von ca. 50.000 verschiedenen Enzymen aus, die sich jeweils milliardenfach in unseren Zellen, Geweben und Organen befinden.

Extrakte/Isolate

Die Extraktion ist die älteste der Menschheit bekannte Aufbereitungsform von Heilpflanzen, die früher auch als „dröge“ = trocken bezeichnet wurden und woraus sich die Bezeichnung Drogerie ableitet. Der Gebrauch von Heilpflanzen für die Herstellung öliger, alkoholischer oder wässriger Extrakte (Kräuertees) wird bereits seit Jahrtausenden dokumentiert und hat sich bestens bewährt.

In der Pharmazie und Medizin versteht man unter dem Begriff „Extrakt“ eine pharmazeutische Zubereitungsform, die durch ein Extraktionsverfahren mit Hilfe eines Lösungsmittels (Wasser, Alkohol, Chemie) aus unterschiedlichen Rohstoffen gewonnen wird.

In Nahrungsergänzungsmitteln kommen natürliche und naturidentische Extrakte isoliert zum Einsatz. Dadurch können hohe, allerdings auch unnatürlich hohe Dosierungen erreicht werden mit dem Vorteil der schnellen Behebung von Defiziten, jedoch dem Nachteil der möglichen Überdosierung. Die Vielfalt an Vitalstoffen, wie sie nur in der ganzen Pflanze enthalten ist, und die natürlichen Balancen und Synergieeffekte der Vitalstoffe zu- und miteinander gehen bei der Extraktion bzw. synthetischen Herstellung von Extrakten/Isolaten verloren.

Glykogen- oder Glukosespeicher

Der Glykogenspeicher (auch als Glykogendepot bekannt) des menschlichen Körpers bezeichnet die in Form von Glykogen gespeicherten Kohlenhydrate bzw. Glukosemoleküle. Das gespeicherte Glykogen befindet sich, je nach Muskelmasse, zu 1/3 in der Leber und zu 2/3 in der Muskulatur. Das Leberglykogen dient vorwiegend zur Aufrechterhaltung unseres Blutzuckerspiegels und damit als wesentlicher Energielieferant für unsere Blutzellen, unser Gehirn und unsere Nerven sowie bei Bedarf für unsere Muskulatur. Das Muskelglykogen wird durch Bildung des „Zelltreibstoffs“ ATP ausschließlich zur Energiebereitstellung für die Muskelarbeit benutzt. Es kann nicht unendlich viel Glykogen gespeichert werden. Überschüssige Glucose wird in Fett umgewandelt.

Glykolyse

Die Glykolyse ist der wichtigste Abbauprozess der Kohlenhydrate im Stoffwechsel und findet in jeder Zelle statt. Sie dient der Energiegewinnung der Zelle. Hat die Zelle keine Mitochondrien und steht nicht genügend Sauerstoff zur Verfügung, so verläuft die Glykolyse anaerob und es entsteht Milchsäure, welche zur Bildung von Kohlensäure, Laktat und lediglich zwei ATP führt. Sind Mitochondrien und genügend Sauerstoff vorhanden, so verläuft die Glykolyse im aeroben, deutlich effektiveren Bereich mit der Bildung von mehr als 30 ATP sowie CO_2 und H_2O.

Glykosaminoglykane

Glykosaminoglykane (GAGs) sind lange Polysaccharid (Mehrfachzucker)-Ketten, mit einem geringen Proteingehalt. Sie sind aufgrund ihrer hohen Anzahl an enthaltenen OH^--Ionen stark negativ geladen und können dadurch bei geringem Eigengewicht sehr viel Wasser und positiv geladene Mineralstoffe wie Natrium, Kalium, Kalzium und Magnesium binden, ebenso wie auch saure Wasserstoff-Ionen (H^+-Ionen).

Latente Übersäuerung/chronisch latente Übersäuerung

Unser Blut muss immer basisch bleiben, denn nur in dem leicht basischen Bereich von pH 7,35 – 7,45 kann Blut physiologisch fließen und seine zahlreichen, lebenswichtigen Aufgaben erfüllen. Unterhalb von pH 7,35 spricht man von einer Azidose. Säuren dürfen also im Blut in den pH-Werten nicht messbar werden. Zum Schutz seiner Alkalität pflegt unser Körper den Säure-Basen-Haushalt, an dem zahlreiche Puffer- und Entsäuerungssysteme, -mechanismen und -organe beteiligt sind.

Für ein besseres Verständnis und zur deutlicheren Abgrenzung zur medizinischen Definition der Azidose befinden sich bei der sogenannten latenten Übersäuerung die Blut-pH-Werte im Normbereich, sind also nicht messbar zu sauer, sondern „versteckt" (= latent). Jedoch stoßen die Pufferkapazitäten für weitere Säuren des Blutes und der übrigen Gewebe an ihre Grenzen.

Einmalige und selbst regelmäßige latente Übersäuerungen, wenn auch nicht so extrem wie bei einem Laktat-Stufentest, gehören zum Training als beabsichtigter und erforderlicher „Reiz" zur Regeneration und Superkompensation dazu, ebenso wie natürlich zum Wettkampf. Für immer mehr Menschen wird jedoch aufgrund der in diesem Buch beschriebenen Ursachen die latente Übersäuerung zu einem Dauerzustand, also chronisch.

Mit der „chronisch latenten Übersäuerung" ist die Zeit vor der akuten Azidose gemeint. Meist sind es viele Jahre. In dieser Phase schafft es unser Säure-Basen-Haushalt noch, das chronische Übermaß an Säuren und Schadstoffen zu kompensieren. Dieses Kompensieren hat jedoch weitreichende Symptome der Übersäuerung zur Folge, die wir als solche verstehen müssen und nicht als typische Begleit- und Verschleißerscheinungen beim Sport oder als Alterungsprozesse. Denn genau diese Symptome kosten uns auf Dauer unsere Erfolge, unsere Regenerationsfähigkeit, Schönheit und Gesundheit!

Lipolyse

Lipolyse (griechisch: lipos = Fett; lysis = Auflösung) ist die enzymatische Spaltung von Triglyzeriden (Fetten) in freie Fettsäuren und Glyzerin sowie deren Freisetzung ins Blut. Die Lipolyse ist nicht zu verwechseln mit der anschließenden Verbrennung der freien Fettsäuren zur Energiegewinnung vor allem in der Muskulatur und der Triglyzerid- oder Glukoseneubildung (Gluconeogenese) aus dem freigesetzten Glyzerin in der Leber.

Das Stresshormon Adrenalin und ein Insulinmangel fördern die Lipolyse. Hohe Insulinspiegel, wie sie durch den Verzehr von einfachen Kohlenhydraten (Weißmehlprodukten) und Zucker entstehen, hemmen die Lipolyse.

Die freigesetzten Fettsäuren und das Glyzerin können die Entwicklung einer Ketoazidose verstärken. Eine schwerwiegende Stoffwechselentgleisung bei der Erkrankung Diabetes mellitus.

Makronährstoffe

Als Makronährstoffe (Makros = griech. „groß") werden in der Ernährungswissenschaft die energieliefernden Nährstoffe definiert. Diese Nährstoffe sind Kohlenhydrate, Fette und Eiweiße. Letztere verbrennt unser Organismus äußerst ungern. Natürlich nutzt er die Möglichkeit zur Energiegewinnung aus der Eiweißverbrennung bei einem Mangel an Kohlenhydraten und Fett oder bei einem massiven Überangebot. Jedoch ist die Eiweißverbrennung zur Energiegewinnung sowohl relativ uneffektiv als auch eine enorme Belastung für den Säure-Basen-Haushalt aufgrund der entstehenden Stoffwechselendprodukte und Säuren wie z.B. Harnsäure, Harnstoff usw.

Mikrobiom/Darmflora

Die Ausdrücke Mikrobiom und Mikrobiota bezeichnen im weitesten Sinn die Gesamtheit aller Mikroorganismen der Erde, welche die Erdkruste, die Gewässer und die Erdatmosphäre besiedeln. Im engeren Sinn ist die Gesamtheit aller Mikroorganismen gemeint, die ein Lebewesen wie den Menschen natürlicher- und physiologisch nützlicherweise besiedeln.

Ein gesundes Darm-Mikrobiom, also die Gesamtheit aller Mikroorganismen in unserem Verdauungstrakt, bildet die Grundlage für unser allgemeines Wohlbefinden.

100 Billionen Mikroorganismen bevölkern unseren Darm: Überwiegend Bakterien (1.000 bis 1.500 verschiedene Spezies), aber auch Viren und Pilze. Diese Lebensgemeinschaft von Mikroorganismen wird Darmflora oder auch Mikrobiom genannt.

Mikronährstoffe = Vitalstoffe

Als Mikronährstoffe (Mikros = griech. „klein") werden in der Ernährungswissenschaft die nicht energieliefernden bzw. nicht zur Energiegewinnung benötigten Nährstoffe bezeichnet. Die essenziellen Fett- und Aminosäuren, die Mineralstoffe, Vitamine, sekundären Pflanzenstoffe sowie, je nach Betrachtungsweise, auch die Ballaststoffe und andere Probiotika, sind jedoch erforderlich für einen optimalen, reibungslosen Stoffwechsel und dienen als regenerative Bausteine unserer Gewebe.

Milchsäure

Die Milchsäure entsteht bei der anaeroben Energiegewinnung aus Glukose. Die gebildeten sauren Wasserstoffprotonen (H^+) werden im Blut messbar.

Nährstoffdichte

Die Nährstoffdichte gibt das Verhältnis vom Nährstoffgehalt in einem Lebensmittel zum Energiegehalt dieses Lebensmittels an. Nährstoffdichte = Nährstoffgehalt = Energiegehalt. Die Ernährungsempfehlung, Lebensmittel mit hoher Nährstoffdichte zu verzehren, besagt also, dass man Lebensmittel verzehren sollte, die gleichermaßen energiearm wie auch nährstoffreich sind.

Nährstoffvielfalt/Vitalstoffvielfalt

Ein Lebensmittel, das reich an vielen verschiedenen Nähr- bzw. Vitalstoffen wie z. B. Vitaminen, Mineralstoffen und sekundären Pflanzenstoffen ist, enthält eine hohe Nährstoffvielfalt.

Orthomolekular

Orthomolekular bedeutet so viel wie „das richtige Molekül" bzw. „die richtige Substanz" und ist aus dem Altgriechischen abgeleitet: **ὀρθός** orthós bedeutet „richtig" und molekular. Die orthomolekulare Medizin oder Orthomolekularmedizin ist eine maßgeblich von dem Nobelpreisträger Linus Pauling beeinflusste alternativmedizinische Methode. Die Brockhaus Enzyklopädie definierte die orthomolekulare Medizin in ihrer Ausgabe von 2002 als „die Erhaltung guter Gesundheit und Behandlung von Krankheiten durch die Veränderung der Konzentrationen von Substanzen im menschlichen Körper, die normalerweise im Körper vorhanden und für die Gesundheit erforderlich sind". Im Mittelpunkt steht die – teilweise hochdosierte – Verwendung von Vitaminen, Mineralstoffen und Spurenelementen zur Vermeidung und Behandlung von Krankheiten. Zur schnellen Behebung diagnostizierter Defizite und auf Basis einer „omnimolekularen" Grundversorgung mit Vitalstoffen kann die orthomolekulare Medizin Gutes bewirken, so z. B. in der Krebsbehandlung.

Omnimolekular

Omnimolekular bedeutet so viel wie „alle Moleküle" bzw. „alle Substanzen", abgeleitet aus dem lateinischen „omnes" = alle. Über eine sowohl omnimolekulare als auch basenüberschüssige Ernährung soll der Organismus möglichst mit allen erforderlichen Vitalstoffen, mit essenziellen Fett- und Aminosäuren, Mineralstoffen, Vitaminen, sekundären Pflanzenstoffen und mit anderen Elementen versorgt werden, aus denen er besteht und mit denen er arbeitet.

Die essenziellen Fett- und Aminosäuren, die Mineralstoffe und die Vitamine sind zumindest, was Mangelzustände und Krankheiten angeht, gut erforscht. Für optimale Werte gibt es zahlreiche Meinungen. Für die Wechselwirkungen der Vitalstoffe untereinander tauchen ständig neue Erkenntnisse auf. Mit den sekundären Pflanzenstoffen eröffnet sich der Wissenschaft gerade ein neues Feld für die Erforschung deren antioxidativer, antikanzerogener und weiterer Wirkungen. Von den vermuteten 250.000 sekundären Pflanzenstoffen sind 5.000 bis 10.000 für den Menschen relevant.

Sokrates folgend, sollten wir uns bewusstmachen: „Ich weiß, dass ich nichts weiß!" Der Evolution folgend, sollten wir uns bewusstmachen, dass wir heute wie seit Jahrtausenden abhängig sind von einer möglichst natürlichen, naturbelassenen, abwechslungsreichen sowie biologischen und damit vitalstoffreichen sowie säure-, fremd- und schadstoffarmen Ernährung.

Oxalacetat

Oxalacetat entsteht aerob aus Pyruvat als ein weiteres Zwischenprodukt im Kohlenhydrat-

Stoffwechsel. Es ist wichtig für den Zitratzyklus, denn nur mit ausreichend Oxalacetat kann Acetyl-CoA (= aktivierte Essigsäure) aus dem Fettstoffwechsel weiter verstoffwechselt werden.

Bei einem erhöhten Energiebedarf wird Pyruvat anaerob zu Milchsäure, danach zu Laktat verstoffwechselt, so dass Oxalacetat für den Zitratzyklus fehlt. Ebenso kann es fehlen, wenn z. B. in einem Wettkampf der Nachschub an Kohlenhydraten fehlt und auch die körpereigenen Glykogenspeicher leerlaufen. Ein Mangel an Oxalacetat im Zitratzyklus führt dann zu einem Stau an Acetyl-CoA (= aktivierte Essigsäure) und folglich in die Übersäuerung, zu einem Leistungsverlust und Leistungsabbruch.

pH-Wert

pH-Wert „potentia Hydrogenii", die Kraft des Wasserstoffes. Als pH-Wert wird der Konzentrations- bzw. Verdünnungsgrad der freien Wasserstoffionen(H^+), also der Säureträger, bezeichnet. Die pH-Skala reicht von pH 0 bis pH 14. Jeder pH-Schritt auf der Skala nach oben bedeutet „zehnmal so basisch". Jeder Schritt auf der pH-Skala nach unten bedeutet „zehnmal so sauer". Zwei Schritte bedeuten „hundertmal" so basisch bzw. so sauer usw. Neutral ist eine Flüssigkeit bei pH 7, wenn gleich viele saure wie alkalische Bestandteile vorliegen. Die größtmögliche Säurekonzentration liegt bei pH 0 vor; die geringste H^+-Säurekonzentration bei pH 14.

Präbiotika

Präbiotika sind lt. Definition der WHO „spezifische unverdauliche Stoffe (Lebensmittelbestandteile), die selektiv Bifidobakterien und möglicherweise andere Mikroorganismen in ihrem Wachstum fördern und dadurch positive gesundheitliche Wirkungen erzielen".

Die pH-Skala

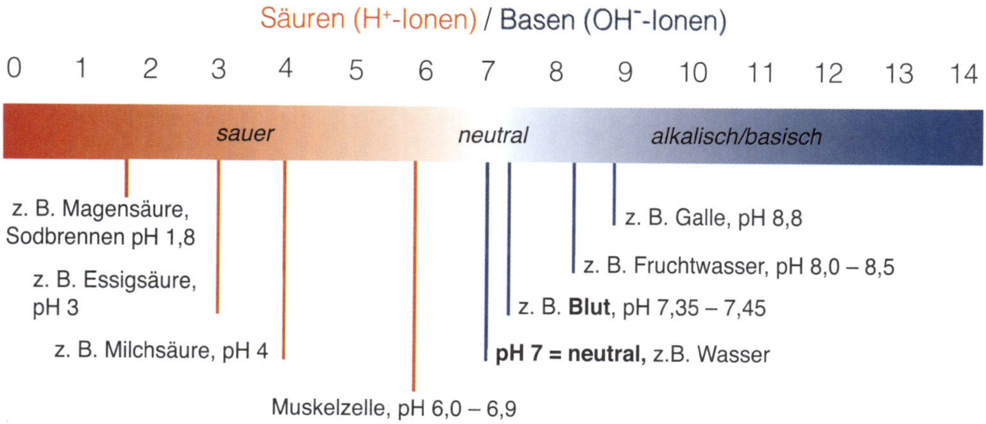

Präbiotika sind für uns Menschen unverdaulich und erreichen den Dickdarm ohne enzymatisch aufgespalten zu werden. Diese sog. unlöslichen Ballaststoffe wie Inulin, Pektin und resistente Stärke dienen den „guten" Darmbakterien als Nahrung. Die Anzahl der Bifidobakterien und Milchsäurebakterien im Darm kann mit einer präbiotikareichen Ernährung erhöht werden.

Präbiotika werden im Dickdarm bzw. Enddarm von den Darmbakterien aufgespalten, u.a. zu kurzkettigen Fettsäuren. Die daraus resultierende erhöhte Säureproduktion führt zu einem erwünschten Absinken des pH-Wertes im Dickdarm. 90 % der kurzkettigen Fettsäuren werden im Dickdarm resorbiert und dienen als Energiesubstrat.

Probiotika

Probiotika sind lt. Definition der WHO „lebende Mikroorganismen, die, wenn Sie in ausreichender Menge eingenommen werden, einen gesundheitsfördernden Nutzen für den Körper haben". Die am längsten als Probiotika angewendeten Organismen sind Milchsäurebakterien, z.B. für die Herstellung von Joghurt, Sauerkraut und fermentiertem Gemüse. Aber auch Hefen und andere Spezies sind in Gebrauch, z.B. in der Herstellung von Kombucha-Getränken.

Proteoglykane, Hyaluronsäure und Glykosaminoglykane

Alle drei Substanzen befinden sich überall im Körper im sogenannten Bindegewebe und dort in der „Grundsubstanz", der „Matrix", die auch als interstitielles Gewebe, Interstitium, Interzellularraum oder Pischinger Raum bezeichnet wird. Alle drei Substanzen werden von den gewebespezifischen Zellen selbst produziert und sind mehr oder weniger stark negativ geladen. Dadurch können sie bei geringem Eigengewicht sehr viel Wasser binden ebenso wie positiv geladene Mineralstoffe in Form von Natrium, Kalium, Kalzium und Magnesium und auch positiv geladene saure Wasserstoff-Ionen (H^+-Ionen). Zusammen mit diesen bilden sie ein dreidimensionales Geflecht.

Proteoglykane sind stark verzweigte Strukturen und sehen aus wie eine Flaschenbürste. Rund um ein „Kernprotein", um einen langen Proteinstrang, sind zahlreiche Glykosaminoglykane angeordnet, welche zum überwiegenden Teil aus Kohlenhydraten bestehen, mit einem kleinen Anteil Proteinen.

Glykosaminoglykane (GAGs) sind lange Polysaccharid (Mehrfachzucker)-Ketten, mit einem geringen Proteingehalt. Sie sind aufgrund ihrer hohen Anzahl an enthaltenen OH^--Ionen stark negativ geladen

Pyruvat

Pyruvat entsteht als ein Zwischenprodukt der Glykolyse im Kohlenhydratstoffwechsel. Entweder wird es danach anaerob zu Milchsäure verstoffwechselt oder aerob über die Zwischenstufe von Oxalacetat im Zitratzyklus weiter verbrannt.

Regeneration

Regeneration bedeutet die Erneuerung und Wiederherstellung verbrauchter physischer und psychischer Kräfte und zerstörter Strukturen auf das Ursprungsniveau.

Säure-Basen-Balance

Unter der Säure-Basen-Balance versteht man das ausgeglichene Verhältnis der Säuren und Basen im Körper zueinander. Die Säure-Basen-Balance ist jedoch kein statischer Zustand, sondern das Ergebnis permanenter, dynamischer Regulationsprozesse, ein sog. Fließgleichgewicht. Ständig entstehen im Stoffwechsel Säuren oder werden von außen zugeführt und müssen kompensiert, d.h. neutralisiert werden. Zum Schutz der lebenswichtigen Balance zwischen Säuren und Basen ist in unserem Körper der Säure-Basen-Haushalt mit seinen Puffersystemen verantwortlich.

Säure-Basen-Haushalt

Am Säure-Basen-Haushalt sind zahlreiche Puffer-, Entsäuerungs- und Entgiftungssysteme, -mechanismen und -organe beteiligt. Diese sorgen dafür, dass in den verschiedenen Geweben die jeweils physiologischen, also gesunden pH-Bereiche erhalten bleiben. Insbesondere unser Blut muss unter allen Umständen in dem leicht basischen pH-Bereich zwischen 7,35 bis 7,45 bleiben.

Säureüberschüssig/säurebildend

Säureüberschüssige Lebensmittel enthalten mehr sauer als basisch wirkende Bestandteile. Werden über die Ernährung zu wenig basenbildende Vitalstoffe zugeführt, so bedient sich der Körper zur Säureneutralisierung der Mineralstoffe und Laugen aus den körpereigenen Basendepots.

Säuren

Säuren sind chemische Verbindungen mit einem pH-Wert unter 7. Säuren sind im engeren Sinne alle Verbindungen, die in der Lage sind, Protonen (H^+-Ionen) an einen Reaktionspartner zu übertragen. Sobald die Anzahl von Wasserstoff-Ionen (H^+-Ionen) in einer wässrigen Flüssigkeit die Zahl der OH^--Hydroxylionen übersteigt, spricht man von einer Säure.

Sportlersäuren

Als sog. Sportlersäuren bezeichnet man die Säuren, die während des anaeroben Sports oder Trainings durch die Muskelbeanspruchung entstehen. Dazu gehören beispielsweise die Milch- und die Harnsäure.

Superkompensation

Das Prinzip der Superkompensation besagt, dass der Körper nach einer Trainingsbelastung nicht nur die Bereitschaft zur Erbringung des gleichen Leistungsniveaus wiederherstellt, sondern im Verlauf der Erholung (Regeneration) die Leistungsfähigkeit über das ursprüngliche Niveau hinaus steigert und über einen bestimmten Zeitraum auf diesem hohen Niveau hält.

Zitratzyklus

Der Zitratzyklus, auch Zitronensäurezyklus oder Tricarbonsäurezyklus, ist ein Kreislauf biochemischer enzymatischer Reaktionen, der eine wichtige Rolle im aeroben Energiestoffwechsel der Zellen spielt. Dieser Zyklus dient hauptsächlich dem oxidativen Abbau von Kohlenhydraten über Pyruvat und Oxalacetat sowie der Bildung von freien Fettsäuren über Acetyl-CoA zum Zweck der Energiegewinnung sowie der Bereitstellung von Zwischenprodukten für die körpereigene Herstellung (Biosynthese) weiterer Substanzen.

Stichwortverzeichnis

A

B

C

D

E

F

G

H

I

K

L

M

N

O

P

R

S

T

U

V

Z

Danksagung

Sehr vielen Menschen gebührt mein Dank für die Entstehung dieses Buches.

Besonders bedanken möchte ich mich bei meinem Vater für die Inspiration und die Möglichkeiten, mich intensiv für die Gesundheit der Menschen einsetzen zu können.

Ein großes Dankeschön an Andreas Klose für unseren sehr intensiven, fachlichen Austausch, Deine bahnbrechende, bereichernde Ausbildung in der „Medizinischen Trainingstherapie (MTT)" und dass ich mit gut 50 Jahren nun endlich erleben durfte, was wahrer Muskelkater ist.

Danke an Dr. Jens Freese, dass Du mein Säure-Basen-Verständnis wissenschaftlich in Frage gestellt hast, so dass ich mir meiner Aussagen in diesem Buch sehr bewusst bin.

Danke an meine Kollegen aus der Grafikabteilung, besonders an David Hölker, für euer überragendes Engagement.

Herzlich bedanken darf ich mich bei meiner lieben Frau Ute für ihren fachlichen Input als Diätassistentin, Dipl. Oecotrophologin und Heilpraktikerin. Gleichzeitig muss ich mich bei Dir sowie unseren Kindern Julius und Elena entschuldigen, dass ich so viel Zeit mit diesem Buch verbracht habe. Danke für eure Geduld!

Euer Roland

Vita

Nach einer erfolglosen Cortison-Therapie als Neurodermitiker fand der sportbegeisterte Roland Jentschura (Jahrgang 1971) bereits während seiner Schulzeit viele Heilungsansätze in der Ernährung sowie letztendlich im Säure-Basen-Haushalt. Gesundheit und gesunde Ernährung waren in seiner Zeit als Tischler sein Hobby. 1996 entschloss er sich zum vertiefenden Studium der Oecotrophologie (Ernährungswissenschaft).

Seit 2001 ist er Referent und Seminarleiter auf internationalen Veranstaltungen, Messen und Kongressen. Mittlerweile hält er gut 100 Schulungen und Vorträge im Jahr.

Roland Jentschura ist Autor zahlreicher, auflagenstarker Ratgeber:

- „Sport – aber richtig!"
- „Ernährung in der Säure-Basen-Balance", zusammen mit Ute Jentschura
- „Wie entschlacke ich erfolgreich", zusammen mit Ute Jentschura

2007 erschien mit dem Beginn seiner Beratertätigkeit des GIANT SWISS TEAMs und des Österreichischen Skiverbandes (ÖSV) die erste Ausgabe seines Säure-Basen-Sportratgebers, aus dem nunmehr dieses Buch entstanden ist.

Roland Jentschura hat die Thematik „Säure-Basen-Haushalt" in den letzten Jahren besonders in qualifizierten Fitnessstudios und im Sport platziert, bei zahlreichen Rennrad-, Mountainbike-, Triathlon-, Marathon- und Fitness-events oder als Berater von Spitzenathleten und Sportverbänden, wie dem Österreichischen Skiverband (ÖSV). Dabei geht es immer um die Themen Ernährung, Entsäuerung und Regeneration. Die Erfolge zahlreicher Spitzensportler geben seinem Körperverständnis recht.

Trotz des unspektakulären Themas „Säure-Basen-Balance", mit umstrittenen Begriffen wie Übersäuerung und Verschlackung, Entsäuerung und Entschlackung, haben seine YouTube-Filme über 2 Millionen Klicks.

Bestseller der Gesundheitsliteratur

von Dr. h. c. Peter Jentschura und Josef Lohkämper

Gesundheit durch Entschlackung

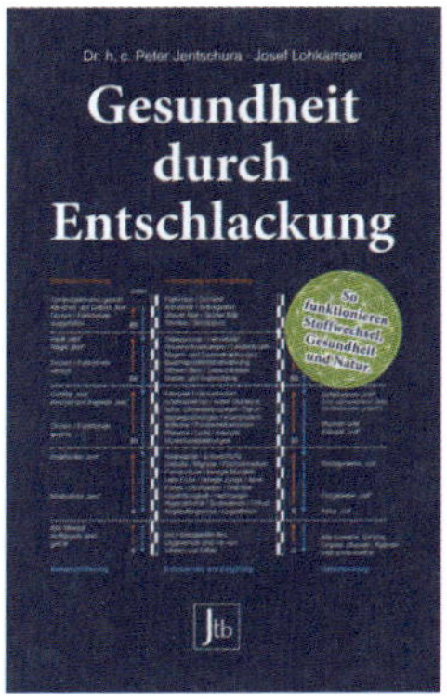

Unser Körper macht nichts falsch! Die Autoren betrachten die Entstehung von Krankheit aus einer ganz neuen Perspektive. Sie zeigen auf, wie wir die Sprache unseres Körpers besser verstehen, und ihm durch kluge Ernährung und richtige Körperpflege helfen, dauerhaft gesund zu bleiben.

320 Seiten, Taschenbuch
ISBN: 978-3-933874-73-3

zivilisatoselos

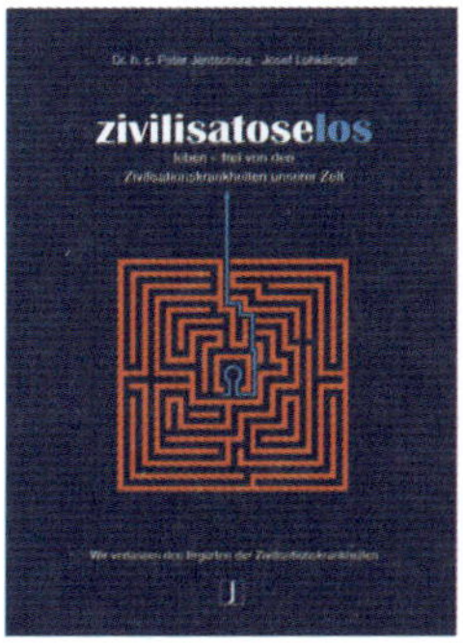

Die modernen Zivilisationskrankheiten gelten z. Zt. als unheilbar. Die Autoren empfehlen jedoch als Heilungsansätze die Reinhaltung, Reinigung und Regenerierung des Organismus auf der Basis der von ihnen erforschten drei Stoffwechselgruppen unserer menschlichen Spezies.

380 Seiten, Fadenheftung, fester Einband
ISBN: 978-3-933874-30-6

Die Pflanze, unsere Lehrmeisterin

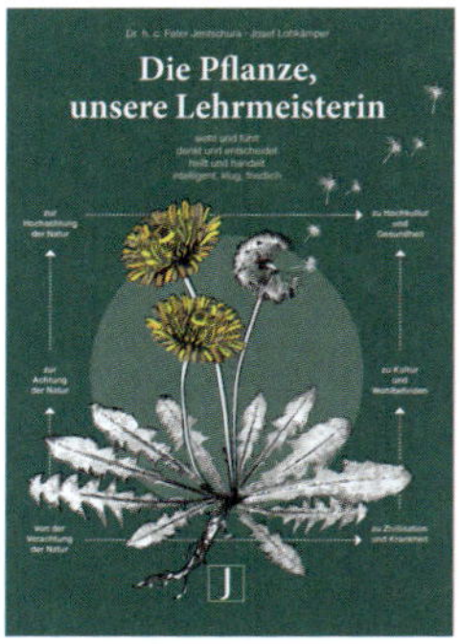

Von der Naturverachtung zur Naturhochachtung. Die Pflanzen unserer Erde sind nicht nur dazu da, um das menschliche Auge zu erfreuen. Wir können von ihnen viel über und für das Leben lernen. Lesen Sie in diesem Buch, was uns die Pflanze lehren und wie uns diese Entwicklung hin zur Naturhochachtung gelingen kann.

224 Seiten mit über 70 hilfreichen Teerezepten,
Fadenheftung, fester Einband
ISBN: 978-3-933874-22-1